现代临床医疗护理与管理

刘佩珍等　主编

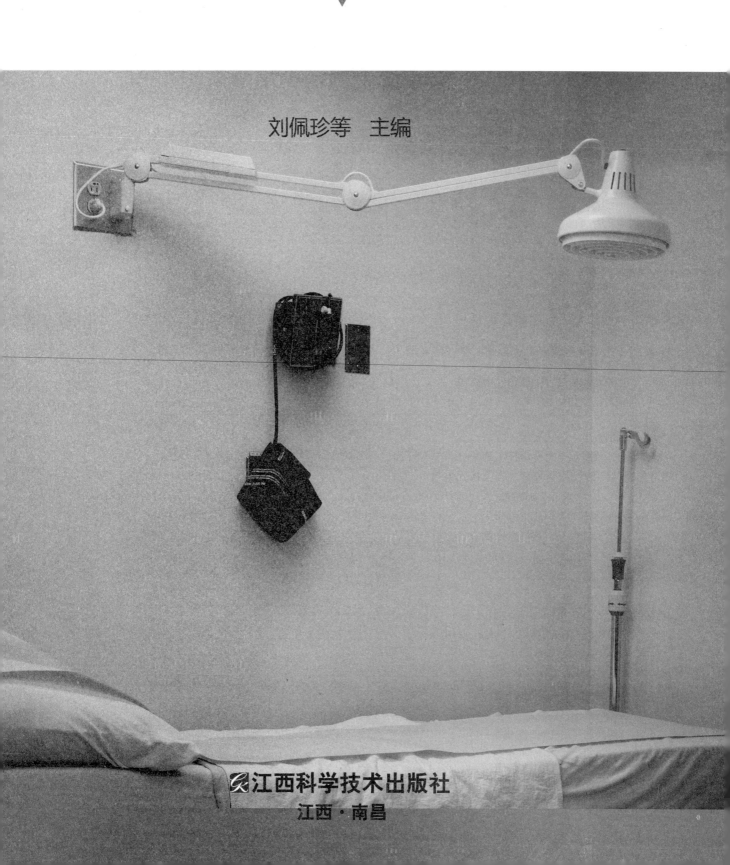

江西科学技术出版社

江西·南昌

图书在版编目（CIP）数据

现代临床医疗护理与管理 / 刘佩珍等主编 . — 南昌：
江西科学技术出版社，2019.10 （2024.1 重印）
ISBN 978-7-5390-6991-3

Ⅰ . ①现… Ⅱ . ①刘… Ⅲ . ①医院 - 护理 - 管理
Ⅳ . ① R47

中国版本图书馆 CIP 数据核字（2019）第 205441 号

选题序号：ZK2019197

责任编辑：宋　涛

现代临床医疗护理与管理
XIANDAI LINCHUANG YILIAO HULI YU GUANLI

刘佩珍等　主编

封面设计	卓弘文化	
出　　版	江西科学技术出版社	
社　　址	南昌市蓼洲街 2 号附 1 号	
	邮编：330009　电话：（0791）86623491　　86639342（传真）	
发　　行	全国新华书店	
印　　刷	三河市华东印刷有限公司	
开　　本	880mm×1230mm　1/16	
字　　数	308 千字	
印　　张	9.5	
版　　次	2019 年 10 月第 1 版　2024年1月第1版第2次印刷	
书　　号	ISBN 978-7-5390-6991-3	
定　　价	88.00 元	

赣版权登字：-03-2019-300

编　委　会

获取临床医生的在线小助手

开拓医生视野
提升医学素养

微信扫码

临床科研 〉介绍医学科研经验，提供专业理论。

医学前沿 〉生物医学前沿知识，指明发展方向。

临床资讯 〉整合临床医学资讯，展示医学动态。

临床笔记 〉记录读者学习感悟，助力职业成长。

医学交流圈 〉在线交流读书心得，精进提升自我。

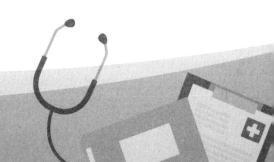

前　言

现代护理学是集医学科学、社会科学、人文科学及管理科学于一体的综合学科，在保护人类健康、防治重大疾病、提高人口素质方面发挥了重要作用，而且广大护理工作者在协助临床诊疗、救治生命、促进康复、减轻疼痛及增进医患和谐方面肩负着大量工作。随着现代医学科学技术的快速发展，诊疗技术的不断更新，临床护理技术也在不断提高。为了将最新的护理技术运用到临床中，快速减轻患者的痛苦，提高护士的护理水平，本书编委会特组织一线临床工作者认真编写此书，望通过此书与广大临床医护人员共同进步。

本书从基础出发，简述了手术室基础护理，并围绕着急诊科、神经科、呼吸内科、内分泌科、肾脏内科、耳鼻喉科、普外科、精神科等各科室临床常见疾病症状和体征分别做了叙述，最后介绍了护理安全管理的有关内容。本书还应用了医学基础理论，阐述了各个疾病发生的病理、病因，该疾病可能发生的相关症状及该症状的临床表现，并通过全面收集患者的主、客观资料进行综合的护理评估，制定护理目标，实施可行的护理方案。本书知识新颖、时代感强，内容丰富，切合实用，力求开拓护理学的新思路，指导临床护理实践。

在编写过程中我们参考了大量有关专著和资料，吸收了先进的护理理论，并将其与实践相结合，使书中内容具有一定的深度及广度。由于编者水平有限，难免有疏漏之处，恳请广大读者见谅，并给予批评指正。

编　者

2019 年 10 月

目　录

第一章
手术室基础护理

第一节　消毒与灭菌原则、要求及常用消毒剂的应用

一、消毒与灭菌原则及要求

（一）选择消毒与灭菌方法的原则

（1）使用经卫生行政部门批准的消毒药、器械，并按照批准使用的范围和方法在医疗机构及疫源地等消毒中使用。

（2）根据物品污染后的危害程度选择消毒灭菌方法。

（3）根据物品上污染微生物的种类、数量和危害程度选择消毒灭菌的方法。

（4）根据消毒物品的性质选择消毒方法。

（二）实施要求

（1）凡进入人体组织、无菌器官、血液或从血液中流过的医疗用品必须达到灭菌要求，如外科器械、穿刺针、注射器、输液器、穿刺包、人体移植植入物、需灭菌内镜及附件（腹腔镜、胸腔镜、关节镜、胆道镜、膀胱镜、宫腔镜、前列腺电切镜、经皮肾镜、鼻窦镜等）、活检钳、血管介入导管、口腔科直接接触患者伤口的器械和用品等。灭菌方法：压力蒸汽灭菌；环氧乙烷灭菌；过氧化氢低温等离子灭菌；2%碱性戊二醛浸泡10h。

（2）接触破损皮肤、黏膜而不进入无菌组织内的医疗器械、器具和物品必须达到高消毒水平，如体温表、氧气湿化瓶、呼吸机管道、需消毒内镜（胃镜、肠镜、支纤镜等）、压舌板、口腔科检查器械等。

消毒方法：100℃煮沸消毒20~30min；2%戊二醛浸泡消毒20~45min；500mg/L有效氯浸泡30min（严重污染时用1000~5000mg/L）；0.2%过氧乙酸浸泡消毒20min以上；3%过氧化氢浸泡消毒20min以上。

（3）一般情况下无害的物品，只有当受到一定量致病菌污染时才造成危害的物品，仅直接或间接地和健康无损的皮肤相接触，一般可用低效消毒方法，或只做一般的清洁处理即可，仅在特殊情况下才做特殊的消毒要求。如生活卫生用品和患者、医护人员生活和工作环境中的物品（毛巾、面盆、痰杯、地面、墙面、床面、被褥、桌面、餐具、茶具；一般诊疗用品如听诊器、血压计袖带等）。

消毒方法：地面应湿式清扫，保持清洁，当有血迹、体液等污染时，应及时用含氯消毒剂拖洗；拖洗工具使用后应消毒、洗净，再晾干。

二、常用消毒剂的应用

（一）应用原则

（1）选择消毒剂的原则

1）根据物品污染后的危害程度选择：进入人体组织、无菌器官、血液或从血液中流过的医疗用品为高度危险性物品，必须选择灭菌剂；接触人体黏膜或破损皮肤的医疗用品为中度危险性物品，选择高、中效消毒剂；仅和人体完整皮肤接触的物品为低度危险性物品，选择去污清洁剂或低效消毒剂（无病原

微生物污染的环境和场所不必每天使用消毒剂消毒）。

2）根据消毒物品的性质选择：消毒剂的种类繁多，用途和方法各不相同，杀菌能力和对物品的损害也有所不同。根据消毒物品的性质，选择消毒效果好、对物品损失小的消毒剂。

（2）根据使用说明书正确使用：阅读消毒剂使用说明书，了解其性能、使用范围、方法及注意事项。

（3）通常情况下需结合消毒对象、污染后危害性及物品性质选择：高危险性物品首选压力蒸汽灭菌法，不能压力灭菌的可以选择环氧乙烷或过氧化氢低温等离子灭菌法，化学消毒剂或灭菌剂是最后的选择。一般情况下，消毒剂浓度高、作用时间长，消毒效果增加，但对物品的损坏性也增加；相反，消毒剂浓度降低，作用时间短，消毒效果下降，对物品的损坏也较轻。

（4）加强监测，防止消毒剂及灭菌剂的再污染。

（5）充分考虑对消毒剂消毒灭菌效果的其他影响因素，如时间、温度、酸碱度、微生物污染程度、消毒剂的种类与穿透力等；尤其重视物品清洁程度对消毒灭菌效果的影响，确保物品在消毒灭菌前清洗符合要求。

（6）配置消毒液应使用量杯，根据要求进行配置。

（二）常用消毒剂应用注意事项

（1）消毒剂对人体有一定毒性和刺激性，对物品有损伤作用，大量频繁使用可污染环境，应严格按照说明书规定的剂量使用。

（2）掌握消毒剂的使用浓度及计算方法，加强配置的准确性；配置及使用时应注意个人防护，必要时戴防护眼镜、口罩和手套等。

（3）注意消毒剂的使用有效期，置于阴凉避光处保存。

（4）对易分解、易挥发的消毒剂，应控制购入及储存量。

（5）消毒剂仅用于物体及外环境的消毒处理，切忌内服，不能与口服药品混合摆放。消毒剂和药品应分开存放。

（三）常用消毒剂的杀菌谱及影响因素

（1）高效消毒剂包括含氯消毒剂、过氧乙酸、二氧化氯、甲醛、戊二醛、次氯酸钠、稳定型过氧化氢、琥珀酸脱氢酶，能杀灭芽孢、分枝杆菌、病毒、真菌和细菌。其消毒效果与浓度、接触时间、温度、有机物的出现、pH 值、钙或镁的出现有关。

（2）中效消毒剂包括酚类衍生物、碘类、醇类和异丙醇类，能杀灭结核菌、病毒、真菌和细菌。其消毒效果与浓度、接触时间、温度、有机物的出现、pH 值、钙或镁的出现有关。

（3）低效消毒剂包括季胺类、双胍类，能杀灭细菌繁殖体（分枝杆菌除外）和亲脂病毒。其消毒效果与浓度、接触时间、温度、有机物的出现、pH 值、钙或镁的出现有关。

（四）常用消毒剂的配置使用及注意事项

1. 戊二醛　灭菌剂，适用于医疗器械和耐湿忌热的精密仪器等的消毒与灭菌。灭菌使用常为 2% 的碱性戊二醛。

（1）使用方法：灭菌，2% 戊二醛加盖浸泡 10h; 消毒，2% 戊二醛加盖浸泡 20~45min。

（2）注意事项

1）pH 值为 7.05~8.5 时杀菌作用强。

2）对碳钢制品有腐蚀性，金属器械及内镜消毒灭菌时需加防锈剂。

3）对皮肤黏膜有刺激，可引起过敏性皮炎。

4）器械消毒灭菌前须彻底清洗干净，干燥后再浸没于消毒液中，以免稀释失效并减少有机物对消毒剂的影响，保证足够的浓度和消毒灭菌时间。

5）消毒或灭菌时必须加盖，器械使用前必须用无菌蒸馏水或无菌生理盐水冲洗干净残留物，灭菌容器每周灭菌 1 次，2 周更换消毒液或按消毒剂的说明执行；配制及使用过程中应加强消毒剂浓度检测，戊二醛浓度测试卡应在有效期内使用。

6）打开戊二醛时，须注明开瓶时间及加入活化剂日期，活化后保存时间不能超过 2 周。超过时间，戊二醛聚合效果明显下降或无效。

7）不能用于空气、皮肤和手的消毒。

2. 84消毒液或其他含氯消毒剂 高效消毒剂，有广谱、速效、低毒或无毒，对金属有腐蚀性，对织物有漂白作用，但受有机物影响很大，且水剂不稳定等特点。

（1）使用方法

1）浸泡法：对一般细菌繁殖体污染物品，用含有效氯500mg/L的消毒液作用10min以上；对分枝杆菌和致病性芽孢菌污染物品，用含有效氯2000~5000mg/L的消毒液作用30min以上。

2）擦拭法：对大件不能用浸泡法消毒的物品，可用擦拭法。消毒液浓度和作用时间参见"浸泡法"。

3）喷洒法：对一般物品表面，用含有效氯500~1000mg/L的消毒液均匀喷洒作用30min以上；对芽孢和分枝杆菌污染的物品，用含有效氯2 000mg/L的消毒液均匀喷洒，作用60min以上。

（2）注意事项

1）不稳定，易挥发，应置于阴凉、干燥处密封保存。

2）配置使用时应测定有效含氯量，并现配现用。

3）浸泡消毒物品时应将待消毒物品浸没于消毒液内，加盖，且在有效期内使用。

4）消毒剂有腐蚀、漂白、脱色、损坏的作用，不应做有色织物的消毒。

5）浓度高对皮肤、黏膜有刺激性和氯臭味，配置时应戴口罩和手套。

6）有机物可消耗消毒剂中有效氯，降低其杀菌作用，应提高使用浓度或延长作用时间。

7）其他含氯消毒剂按照说明使用。

3. 过氧乙酸灭菌剂 原液浓度16%~20%。

（1）使用方法

1）浸泡法：一般污染用0.05%过氧乙酸作用30min；细菌芽孢用1%消毒浸泡5min，灭菌30min；对病毒和结核杆菌0.5%作用30min。

2）擦拭法：对大件不能用浸泡法消毒的物品，可用擦拭法。消毒液浓度和作用时间参见"浸泡法"。

3）喷洒法：对一般物品表面，用0.2~0.4%，作用30~60min以上。

4）熏蒸法：按1~3g/m³计算，当室温在20℃，相对湿度70%~90%时，对细菌繁殖体用1g/m³，熏蒸60min；对细菌芽孢用量为3g/m³，熏蒸90min。

5）空气消毒：房屋密闭后，用15%过氧乙酸原液7mL/m³或1g/m³，置于瓷或玻璃器皿中加热蒸发消毒2h，即可开窗通风；或以2%过氧乙酸溶液8mL/m³，气溶胶喷雾消毒，作用30~60min。

（2）注意事项

1）原液浓度低于12%时禁止使用。

2）易挥发，注意阴凉保存，开瓶后，每放置保存1个月，浓度减少3%。

3）谨防溅入眼内或皮肤黏膜上，一旦溅入，立即清水冲洗。

4）对金属有腐蚀性，对织物有漂白作用，消毒后立即用清水冲洗干净。

5）配置溶液时，忌与碱性或有机物混合；注意有效期，稀释液现配现用。

4. 络合碘 中效消毒剂，有效碘含量为5000~5500mg/L。主要用于皮肤黏膜的消毒。

（1）使用方法

1）外科手术及注射部位皮肤消毒为原液，涂擦2次，作用5min，待干后才能操作。

2）口腔黏膜消毒为500mg/L涂擦，作用5min。

3）阴道黏膜消毒250mg/L涂擦，作用5min。

4）烧伤创伤消毒250~500mg/L涂擦，作用5min。

（2）注意事项

1）避光、阴凉、防潮、密封保存，若受热高于40℃时，即分解碘蒸气而使之失效。

2）对二价金属制品有腐蚀性，不应作相应金属制品的消毒。

3）碘过敏者忌用。

5. 酒精 中效消毒剂，用于消毒其含量为 75%。主要用于皮肤消毒。

注意事项：

（1）易燃，忌明火。

（2）必须使用医用酒精，严禁使用工业酒精。

（3）注明有效期。

6. 过氧化氢 高效消毒剂，临床上使用消毒浓度为 3%。主要用于外科伤口清洗消毒、口腔含漱及空气消毒。

（1）使用方法

1）浸泡法：物品浸没于 3% 过氧化氢容器中，加盖，浸泡 30min。

2）擦拭法：对大件不能用浸泡法消毒的物品，可用擦拭法。消毒液浓度和作用时间参见"浸泡法"。

3）其他方法：用 1% 过氧化氢漱口，用 3% 过氧化氢冲洗伤口。

（2）注意事项

1）通风阴凉保存，用前应测有效含量。

2）稳定性差，现配现用；稀释时忌与还原剂、碱、碘化物等强氧化剂混合。

3）对金属有腐蚀性，对织物有漂白作用。

4）使用浓溶液时，谨防溅入眼内及皮肤黏膜上；一旦溅入，立即用清水冲洗。

5）消毒被血液、脓液污染的物品时，需适当延长时间。

7. 速效手消毒剂 为 0.5%~4% 洗必泰酒精，用于外科手消毒、工作和生活中的卫生手消毒。

（1）使用方法

1）接连进行检查、治疗和护理患者时用本品原液 3mL 置于掌心，两手涂擦 1min 晾干。

2）外科洗手完毕后，用 5~10mL 原液置于掌心，两手涂擦手和前臂 3min。晾干后带上无菌手套。

3）日常工作后的手消毒：先用抑菌液或皂液揉搓双手，冲净后，将 3mL 原液置于掌心，揉搓 1min。

（2）注意事项

1）本品为外用消毒剂，不得口服，入眼。

2）本品含有酒精，对伤口、黏膜有一定的刺激性。

3）洗手后，必须将抑菌液或皂液冲净后再使用本品消毒。

4）置于阴凉、通风处保存：有效期 12~24h。详见产品说明书。

第二节 洗手、刷手技术

一、基本概念

外科刷手术：指手术人员通过机械刷洗和化学药物作用以去除并杀灭手部皮肤表面上的污垢和附着的细菌，从而达到消毒手的目的。

外科手消毒：指用消毒剂清除或杀灭手部及上肢暂居菌和减少常居菌的过程。常居菌：也称固有性细菌，能从大部分人的皮肤上分离出来的微生物，是皮肤上持久的微生物。这种微生物是寄居在皮肤上持久的固有的寄居者，不易被机械的摩擦清除。如凝固酶阴性葡萄球菌、棒状杆菌类、丙酸菌属、不动杆菌属等。

暂居菌：也称污染菌或过客菌丛，寄居在皮肤表层，是常规洗手很容易被清除的微生物。接触患者或被污染的物体表面可获得，可随时通过手传播。

二、刷手前的准备

（1）穿洗手衣裤、隔离鞋，最好脱去本人衣衫；如未脱者，衣领衣袖应卷入洗手衣内，不可外露。

（2）戴口罩、帽子，头发、口鼻不外露。轻度上呼吸道感染者戴双层口罩，严重者不可参加手术。

（3）剪短指甲（水平观指腹不露指甲为度），去除饰物，双手及前臂无疖肿和破溃。

（4）用肥皂或洗手液洗手，清除手上污垢。常用刷手液及使用方法见表1-1。

表1-1 常用刷手液及使用方法

刷手液	消毒液	机械刷手（次/min）	浸泡时间（min）	涂擦	特点
2% 肥皂液	75% 酒精	3/10	5	2	偶有过敏现象，耗时，对皮肤有刺激、着色重
0.5% 碘伏		2/5			
氯己定醇洗手液	—	1/3	—	1	偶有过敏现象，快捷

由于肥皂液在存放过程中容易滋生微生物，加上刷手时间长、繁琐等原因，逐渐被淘汰。目前市售的氯己定醇洗手液最大的特点是方便、快捷，容器多为一次性使用，不易受细菌污染，有的还具有芳香味及护肤作用等特点，已广泛应用于手的刷洗和消毒。

三、外科刷手法

外科刷手方法分3个步骤：机械刷洗、擦拭水迹、手的消毒。下面介绍氯己定醇洗手液刷手法。

（一）机械刷洗与消毒

1. 刷手方法

（1）取消毒毛刷。

（2）用毛刷取洗手液5~10mL，刷洗手及上臂。顺序为：指尖→指蹼→甲沟→指缝→手腕→前臂→肘部→上臂。刷手时稍用力，速度稍快。范围包括双手、前臂、肘关节上10cm（上臂下1/3~1/2）处的皮肤，时间约3min。

（3）刷手毕，用流动水冲洗泡沫。冲洗时，双手抬高，让水从手、臂至肘部方向淋下，手不要放在最低位，避免臂部的水流向手部，造成污染。现部分医院采用的是七步揉搓洗手法，先用流动水弄湿双手。取适量洗手液，揉搓双手。方法为：第一步是掌心擦掌心；第二步是手指交叉，掌心擦掌心；第三步是手指交叉，掌心擦掌心，两手互换；第四步是两手互握，互擦指背；第五步是指尖摩擦掌心，两手互换；第六步是拇指在掌心转动，两手互换；第七步是手指握腕部摩擦旋转向上至上臂下1/3~1/2。手朝上，肘朝下冲洗双手。按此方法洗3遍，时间不少于10min。

2. 擦拭手臂　用灭菌毛巾或一次性纸巾依次擦干手、臂、肘。擦拭时，先擦双手，然后将毛巾折成三角形，搭在一侧手背上，对侧手持住毛巾的两个角，由手向肘顺势移动，擦去水迹，不得回擦；擦对侧时，将毛巾翻转，方法相同。见图1-1。

3. 消毒手臂　取消毒液按七步洗手法揉擦双手至上臂下1/3~1/2，待药液自行挥发至干燥，达到消毒目的。

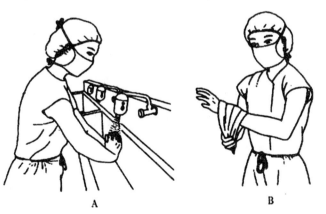

图1-1 外科刷手法

A. 洗手；B. 擦手

（二）注意事项

（1）修剪指甲，指甲长度不得超过 0.1cm。

（2）用洗手液清洗双手一定要冲洗、擦干后，方能取手消毒液。

（3）刷洗后手、臂、肘部不可碰及他物，如误触他物，视为污染，必须重新刷洗消毒。

（4）采用肥皂刷手、酒精浸泡时，刷手的毛刷可不换，但每次冲洗时必须洗净刷子上原有的肥皂液。

（5）采用酒精浸泡手臂时，手臂不可触碰桶口，每周需测定桶内酒精浓度 1 次。

（6）刷子最好选用耐高温的毛刷，用后彻底清洗、晾干，然后采用高压或煮沸消毒。

四、连台手术的洗手原则

当进行无菌手术后的连台手术时，若脱去手术衣、手套后手未沾染血迹、未被污染，直接用消毒液涂抹 1 次即可。当进行感染手术后的连台手术时，脱去手术衣、手套，更换口罩、帽子后，必须重新刷手和消毒。

第三节　穿手术衣、戴无菌手套、无菌桌铺置原则和方法

一、穿手术衣

常用的无菌手术衣有 2 种：一种是对开式手术衣；另一种是折叠式手术衣。它们的穿法不同，无菌范围也不相同。

（一）对开式手术衣穿法

（1）手消毒后，取无菌手术衣，选择较宽敞的空间，手持衣领面向无菌区轻轻抖开。

（2）将手术衣轻抛向上的同时，顺势将双手和前臂伸入衣袖内，并向前平行伸展。

（3）巡回护士在其身后协助向后拉衣、系带，然后在手术衣的下摆稍用力拉平，轻推穿衣者的腰背部提示穿衣完毕。见图 1-2。

（4）手术衣无菌区域为：肩以下，腰以上的胸前、双手、前臂，腋中线的侧胸。

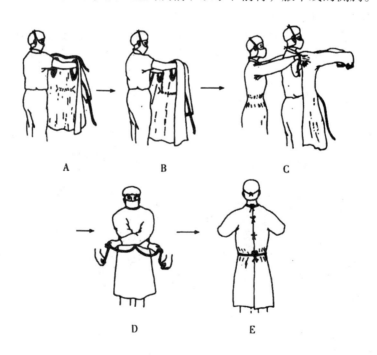

图 1-2　对开式手术衣穿法

（二）折叠式手术衣穿法

（1）（2）同"对开式手术衣穿法"。

（3）巡回护士在其身后系好颈部、背部内侧系带。

（4）戴无菌手套。

（5）戴无菌手套将前襟的腰带递给已戴好手套的手术医生，或由巡回护士用无菌持物钳夹持腰带绕穿衣者一周后交给穿衣者自行系于腰间。

（6）无菌区域为：肩以下，腰以上的胸前、双手、前臂、左右腋中线内，后背为相对无菌区。见图1-3。

（三）注意事项

（1）穿手术衣必须在手术间进行，四周有足够的空间，穿衣者面向无菌区。

（2）穿衣时，不要让手术衣触及地面或周围的人或物，若不慎接触，应立即更换。巡回护士向后拉衣领、衣袖时，双手均不可触及手术衣外面。

（3）穿折叠式手术衣时，穿衣人员必须戴好手套，方可接触腰带。

（4）穿好手术衣、戴好手套，在等待手术开始前，应将双手放在手术衣胸前的夹层或双手互握置于胸前，不可高于肩低于腰，或双手交叉放于腋下。

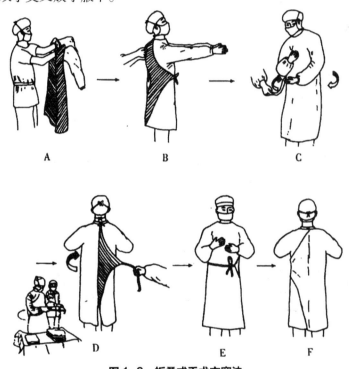

图1-3　折叠式手术衣穿法

（四）连台手术衣的更换方法

进行连台手术时，手术人员应洗净手套上的血迹，然后由巡回护士松解背部系带，先后脱去手术衣及手套。脱手术衣时注意保持双手不被污染，否则必须重新刷手消毒。

（五）脱手术衣的方法

1. 他人帮助脱衣法　脱衣者双手向前微屈肘，巡回护士面对脱衣者，握住衣领将手术衣向肘部、手的方向顺势翻转、扯脱。此时手套的腕部正好翻于手上。见图1-4。

2. 个人脱衣法　脱衣者左手抓住右肩手术衣外面，自上拉下，使衣袖由里向外翻。同样方法拉下左肩，然后脱下手术衣，并使衣里外翻，保护手臂、洗手衣裤不被手术衣外面所污染，将手术衣扔于污物袋内。见图1-5。

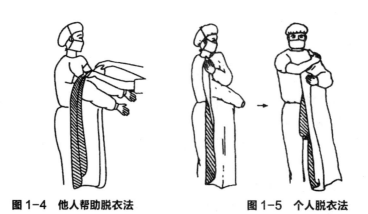

图1-4　他人帮助脱衣法　　　　　　图1-5　个人脱衣法

二、戴手套

由于手的刷洗消毒仅能去除、杀灭皮肤表面的暂居菌，对深部常驻菌无效。在手术过程中，皮肤深部的细菌会随术者汗液带到手的表面。因此，参加手术的人员必须戴手套。

（一）戴手套的方法

1. 术者戴手套法

（1）先穿手术衣，后戴手套。

（2）打开手套包布，显露手套，将滑石粉打开，轻轻擦于手的表面。

（3）右手持住手套返折部（手套的内面），移向手套包布中央后取出，避免污染。

（4）戴左手，右手持住手套返折部，对准手套五指，插入左手。

（5）戴右手，左手指插入右手套的返折部内面（手套的外面）托住手套，插入右手。

（6）将返折部分向上翻，盖住手术衣袖口。见图1-6。

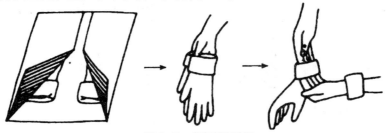

图1-6　术者戴手套法

2. 协助术者戴手套法

（1）洗手护士双手手指（拇指除外）插入手套返折口内面的两端，四指用力稍向外拉出，手套拇指朝外上，小指朝内下，呈外"八"字形，扩大手套入口，有利于术者穿戴。

（2）术者左手对准手套，五指向下，护士向上提。同法戴右手。

（3）术者自行将手套返折翻转压住手术衣袖口。见图1-7。

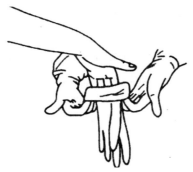

图1-7　协助术者戴手套法

（二）注意事项

（1）持手套时，手稍向前伸，不要紧贴手术衣。

（2）戴手套时，未戴手套的手不可触及手套外面，已戴手套的手不可触及手套内面。

（3）戴好手套后，应将翻边的手套口翻转过来压住袖口，不可将腕部裸露；翻转时，戴手套的手指不可触及皮肤。

（4）若戴手套时使用了滑石粉，应在参加手术前用无菌盐水冲洗手套上的滑石粉。

（5）协助术者戴手套时，洗手护士应戴好手套，并避免触及术者皮肤。

（三）连台手术脱手套法

先脱去手术衣，将戴手套的右手插入左手手套外面脱去手套，注意手套不可触及左手皮肤，然后左手拇指伸入右手鱼际肌之间，向下脱去右手手套。此时注意右手不可触及手套外面，以确保手不被手套外面的细菌污染。脱去手套后，双手需重新消毒或刷洗消毒后方可参加下一台手术。见图1-8。

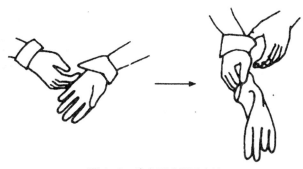

图1-8 连台手术脱手套法

三、无菌桌铺置原则、方法

手术器械桌要求结构简单、坚固、轻便及易于清洁灭菌，有轮可推动。手术桌一般分为大、小两种。大号器械桌长110cm，宽60cm，高90cm（颅脑手术桌高120cm）。小号器械桌长80cm，宽40cm，高90cm。准备无菌桌时，应根据手术的性质及范围，选择不同规格的器械桌。

无菌桌选择清洁、干燥、平整、规格合适的器械桌，然后铺上无菌巾4~6层，即可在其上面摆置各种无菌物品及器械。

（一）铺无菌桌的步骤

（1）巡回护士将器械包放于器械桌上，用手打开包布（双层无菌巾），只接触包布的外面，由里向外展开，保持手臂不穿过无菌区。

（2）无洗手护士时，由巡回护士用无菌持物钳打开器械布或由洗手护士穿好手术衣、戴好无菌手套再打开，先打开近侧，后打开对侧，器械布四周应下垂30cm。

（3）洗手护士将器械按使用先后次序及类别排列整齐放在无菌桌上。

（二）铺无菌桌的注意事项

（1）无菌桌应在手术开台前铺妥。

（2）备用（第二、第三接台手术）无菌桌所需用物。

（3）铺无菌桌的无菌单应下垂桌缘下30cm以上，周围的距离要均匀。桌缘下应视为污染区。

（4）未穿无菌手术衣及戴无菌手套者，手不得穿过无菌区及接触无菌包内的一切物品。

（三）使用无菌桌原则

（1）铺好备用的无菌桌超过4h不能再用。

（2）参加手术人员双手不得扶持无菌桌的边缘：因桌缘平面以下不能长时间保持无菌状态，应视为有菌区。

（3）凡垂落桌缘平面以下物品，必须重新更换。

（4）术中污染的器械、用物不能放回原处：如术中接触胃肠道等污染的器械应放于弯盘等容器内，勿与其他器械接触。

（5）如有水或血渗湿者，应及时加盖无菌巾以保持无菌效果。

（6）手术开始后该无菌桌仅对此手术患者是无菌的，而对其他患者使用无菌物品，则属于污染的。

（7）洗手护士应及时清理无菌桌上器械及用物，以保持无菌桌清洁、整齐、有序，并及时供应手术人员所需的器械及物品。

（8）托盘：为高低可调之长方形托盘。横置于患者适当部位之上，按手术需要放 1~3 个，如为胸部手术，则托盘横过骨盆部位；颈部手术，则置于头部以上。在手术准备时摆好位置，以后用双层手术单盖好，其上放手术巾，为手术时放置器械用品之用。

第二章
急诊科护理

第一节　休克的急救护理

休克（Shock）即由于各种严重创伤、失血、感染等导致神经体液因子失调，心输出量及有效循环血容量不足，微循环灌注量明显下降，因而无法维持重要生命脏器的灌流，以致缺血、缺氧、代谢紊乱等引起一系列病理、生理变化的综合征。休克的原因很多，有效循环血容量锐减是其共同特点。

一、休克分类

休克可因病因不同分为以下 6 种。

（1）低血容量休克：包括失血、失液、烧伤、过敏、毒素、炎性渗出等。

（2）创伤性休克：创伤后除血液丢失外，组织损伤大量液体的渗出，毒素的分解释放、吸收，以及神经疼痛因素等，都可导致休克。

（3）感染性休克：多见于严重感染，体内毒素产物吸收所致等。

（4）心源性休克：见于急性心肌梗死、严重心肌炎、心律失常等。

（5）过敏性休克：为药物或免疫血清等过敏而引起。

（6）神经源性休克：见于外伤、骨折和脊髓麻醉过深等。

二、休克病理机制

各种原因引起的休克虽各有特点，但最终导致的生理功能障碍大致相同，有效循环血容量不足是重要因素，心输出量下降是直接过程，血管床的容积扩大，微循环淤血、器官功能障碍是最终结果。

休克的分期：

（1）休克早期又称缺血性缺氧期：此期实际上是机体的代偿期，微循环受休克动因的刺激，使儿茶酚胺、血管紧张素、加压素、TXA 等体液因子大量释放，导致末梢小动脉、微循环、毛细血管前括约肌、微静脉持续痉挛，使毛细血管前阻力增加，大量真毛细血管关闭，故循环中灌流量急剧减少。上述变化使血液重新分布，以保证心脏等重要脏器的血供，故具有代偿意义。随着病情的发展，某些血管中的微循环动静脉吻合支开放，使部分微循环血液直接进入微静脉（直接通路）以增加回心血量。此期患者表现为精神紧张，烦躁不安，皮肤苍白、多汗，呼吸急促，心率加快，血压正常或偏高，如立即采取有效措施容易恢复，若被忽视，则病情很快恶化。

（2）休克期又称淤血期或失代偿期：此期系小血管持续收缩，组织明显缺氧，经无氧代谢后大量乳酸堆积，毛细血管前括约肌开放，大量血液进入毛细血管网，造成微循环淤血，血管通透性增强，大量血浆外渗，此外，白细胞在微血管上黏附，微血栓形成，使回心血量明显减少，故血压下降，组织细胞缺氧及血管受损加重。除儿茶酚胺，血管加压素等体液因素外，白三烯（LTS）纤维连接素（Fn）、肿瘤坏死因子（TNF），白介素（TL）、氧自由基等体液因子均造成细胞损害，也为各种原因休克的共同规律，被称为"最后共同通路"。临床表现为表情淡漠、皮肤黏膜发绀、中心静脉压降低、少尿或无尿，及一些脏器功能障碍的症状。

（3）休克晚期又称DIC期：此期指在毛细血管淤血的基础上细胞缺氧更严重，血管内皮损伤后胶原暴露，血小板聚集，促发内凝及外凝系统，在微血管形成广泛的微血栓。细胞经持久缺氧后胞膜损伤，溶酶体释放，细胞坏死白溶，并因凝血因子的消耗而播散出血。同时，因胰腺、肝、肠缺血后分别产生心肌抑制因子（MDF）、血管抑制物质（VDM）及肠因子等物质，最终导致重要脏器发生严重损伤，功能衰竭，此为休克的不可逆阶段。

三、主要临床表现

（1）意识和表情：休克早期，脑组织血供尚好，缺氧不严重，神经细胞反应呈兴奋状态，患者常表现为烦躁不安。随着病情的发展，脑细胞缺氧加重，患者的表情淡漠，意识模糊，晚期则昏迷。

（2）皮肤和肢端温度：早期因血管收缩口唇苍白，四肢较冷、潮湿。后期因缺氧或淤血口唇发绀，颈静脉萎缩，甲床充盈变慢。

（3）血压是反映心输出压力和外周血管的阻力，不能代表组织的灌流情况。在休克早期，由于外周血管阻力增加，可能有短暂的血压升高现象，此时舒张压升高更为明显，心输出量低，收缩压相对减低，因而脉压减小，这是休克早期较为恒定的血压变化，只有代偿不全时，才出现血压下降。

（4）脉搏：由于血压低，血容量不足，心搏代偿增快，以维持组织灌流，但由于每次心搏出量都较少，这样更加重心肌缺氧，心肌收缩乏力，所以在临床常常是脉搏细弱。

（5）呼吸：多由缺氧和代谢性酸中毒引起呼吸浅而快，晚期由于呼吸中枢受抑制，呼吸深而慢甚至不规则。

（6）尿量：早期是肾前性，尿量减少反映血容量不足，肾血灌注不足，后期有肾实质性损害，不但少尿，重者可发生无尿。

以上为各类休克共同的症状和体征，临床上战创伤休克突出的表现有"5P"。即皮肤苍白（pallor），冷汗（prespiration），虚脱（prostration），脉搏细弱（pulselessness），呼吸困难（pulmonary deficiency）。

四、病情评估

评估的目的是根据临床各项资料，及早发现休克的前期表现及病情的变化情况，为休克的早期诊治争取有利时机。

1. 病情判断

（1）病史收集：重点了解休克发生的时间、程度、受伤史、伴随症状；是否进行抗休克治疗；目前的治疗情况等。

（2）实验室检查

1）测量红细胞计数，血红蛋白和血细胞比容，了解血液稀释或浓缩的程度。

2）测量动脉血气分析和静脉血二氧化碳结合力，帮助了解休克时酸碱代谢变化的过程和严重程度。

3）测定动脉血乳酸含量，反映细胞内缺氧的程度，也是判断休克预后的一个重要指标，正常值为1.3mmol/L。

4）测定血浆电解质，有助于判断休克时机体内环境与酸碱平衡是否稳定。

5）测定肝、肾功能，有助于了解休克状态下肝肾等重要脏器的功能。

6）测定血小板计数，凝血酶原时间与纤维蛋白原以及其他凝血因子等，有助于了解是否有发生DIC的倾向。

（3）失血量的估计可通过以下3种方法估计

1）休克指数：脉率/收缩压，正常值0.5左右。休克指数为1，失血量约1000mL；指数为2，失血量约2000mL。

2）收缩压10.7kPa（80mmHg）以下，失血量为1500mL以上。

3）凡有以下一种情况，失血量约1500mL以上：①苍白口渴。②颈外静脉塌陷。③快速输入平衡液

1000mL，血压不回升。④一侧股骨开放性骨折或骨盆骨折。

（4）休克程度估计临床上可将休克分为轻、中、重三度（表2-1）。

表2-1　休克的程度估计

休克程度	估计出血量（mL）（占全身血容量%）	皮肤温度	肤色	口渴	神志	血压（mmHg）	脉搏（次/分）	血细胞比容	中心静脉压	尿量（mL）
休克前期	760（<15%）	正常	正常或苍白	正常或兴奋	清楚	正常或略快	0.42	正常	正常或略少	
轻度休克	1 250（15%~25%）	发凉	苍白	轻	神志清楚，精神紧张	90~100/60~70	100~120	0.38	降低	少尿
中度休克	1750（25%~35%）	发凉	苍白	口渴	神志尚未清楚，表情淡漠	60~90/40~60	>120	0.34	明显降低	5~15
重度休克	2 250（35%~45%）	冷湿	发绀	严重口渴	意志模糊，甚至昏迷	40~60/15~40	>120	<0.3	0	

（5）休克早期诊断：休克早期表现为：①神志恍惚或清醒而兴奋。②脉搏>100次/分，或异常缓慢。③脉压2.6~4.0kPa（20~30mmHg）。④换气过度。⑤毛细血管再充盈时间延长。⑥尿量<30mL/h（成人）。⑦直肠与皮温差3℃以上。若出现以上一项须警惕，两项以上即可诊断。

有明确的受伤史和出血征象的伤员出现休克，诊断为休克并不困难。对伤情不重或无明显出血征象者，可采用一看（神志、面色），二摸（脉搏、肢温），三测（血压），四量（尿量）等综合分析。

2. 临床观察

（1）神志状态：反映中枢神经系统血流灌注情况，患者神志清楚，反应良好表示循环血量已能满足机体需要。休克早期可表现为兴奋状态，随着休克程度的加重，可转为抑制状态，甚至昏迷。

（2）肢体温度、色泽：肢体温度和色泽能反映体表灌流的情况，四肢温暖，皮肤干燥，轻压指甲或口唇时局部暂时苍白而松压后迅速转为红润，表示外周循环已有改善，黏膜由苍白转为发绀，提示进入严重休克；出现皮下瘀斑及伤口出血，提示DIC的可能。

（3）体温不升或偏低：但发生感染性休克时，体温可高达39℃。

（4）脉搏：休克时脉搏细速出现在血压下降之前，是判断早期休克血压下降的可靠依据。

（5）呼吸浅而快，伴有酸中毒时呼吸深而慢。晚期可出现进行性呼吸困难。

（6）尿量：观察尿量就是观察肾功能的变化，它是反映肾脏毛细血管灌注的有效指标，也是反映内脏血流灌注情况的一个重要指标。早期肾血管收缩，血容量不足，可出现尿量减少；晚期肾实质受损，肾功能不全，少尿加重，甚至出现无尿。

（7）血压与脉压差，观察血压的动态变化对判断休克有重要作用。休克早期由于外周血管代偿性收缩，血压可暂时升高或不变，但脉压差减小；失代偿时，血压进行性下降。脉压差是反映血管痉挛程度的重要指标。脉压差减小，说明血管痉挛程度加重；反之，说明血管痉挛开始解除，微循环趋于好转。

五、治疗

由于休克可危及生命，应紧急采取有效的综合抢救措施以改善血管的组织灌流，防止生命攸关的器官发生不可逆的损害，其治疗原则必须采取综合疗法，尽早去除病因，及时、合理、正确地选用抗休克药物，以尽快恢复有效循环血量，改善组织灌流，恢复细胞功能。

1. 紧急处理和急救　对心跳、呼吸停止者立即行心肺复苏术。对严重的战创伤者采取边救治边检查边诊断或先救治后诊断的方式进行抗休克治疗。同时采取：

（1）尽快建立2条以上静脉通道补液和血管活性药。

（2）吸氧，必要时气管内插管和人工呼吸。

（3）监测脉搏、血压、呼吸、中心静脉压、心电图等生命体征及测量指标。

（4）对开放性外伤立即行包扎、止血和固定。

（5）镇痛，肌内注射或静注吗啡5~10mg，但严重颅脑外伤，呼吸困难，急腹症患者在诊断未明时禁用。

（6）尽快止血：一般表浅血管或四肢血管出血，可能采用压迫止血或止血带方法进行暂时止血，待休克纠正后再行根本性止血；如遇内脏破裂出血，可在快速扩容的同时积极进行手术止血。

（7）采血标本送检，查血型及配血。

（8）留置导尿管监测肾功能。

（9）全身检查，以查明伤情，必要时进行胸、腹腔穿刺和做床旁B超，X线摄片等辅助检查明确诊断，在血压尚未稳定前严禁搬运患者。

（10）对多发伤原则上按胸、腹、头、四肢顺序进行处置。

（11）确定手术适应证，作必要术前准备，进行救命性急诊手术，如气管切开，开胸心脏按压，胸腔闭式引流，剖腹止血手术等。

（12）适当的体位，取休克位即头和腿部各抬高30°，以增加回心血量及减轻呼吸时的负担，要注意保暖。

（13）向患者或陪伴者询问病史和受伤史做好抢救记录。

2. 液体复苏

（1）复苏原则：休克液体复苏分为3个阶段，根据各阶段的病理、生理特点采取不同的复苏原则与方案。

第一阶段为活动性出血期，从受伤到手术止血约8h，此期的重要病理生理特点是急性失血（失液）。治疗原则主张用平衡盐液和浓缩红细胞复苏，比例为2.5∶1，不主张用高渗盐液，全血及过多的胶体溶液复苏，是因为高渗溶液增加有效循环血容量升高血压是以组织间液、细胞内液降低为代价的，这对组织细胞代谢是不利的。不主张早期用全血及过多的胶体是为了防止一些小分子蛋白质在第二期进入组织间，引起过多的血管外液体扣押，同时对后期恢复不利，如患者大量出血，血色素很低，可增加浓缩红细胞的输注量。

第二阶段为强制性血管外液体扣押期，历时1~3d。此期的重要病理生理特点是全身毛细血管通透性增加，大量血管内液体进入组织间，出现全身水肿，体重增加。此期的治疗原则是在心肺功能耐受情况下积极复苏，维持机体足够的有效循环血量。同样此期也不主张输注过多的胶体溶液，特别是清蛋白。此期关键是补充有效循环血量。

第三阶段为血管再充盈期，此期集体功能逐渐恢复，大量组织间液回流入血管内。此期的治疗原则是减慢输液速度，减少输液量。同时在心肺功能监护下可使用利尿剂。

（2）复苏液体选择：一个理想的战创伤复苏液体应满足以下几个要素：①能快速恢复血浆容量，改善循环灌注和氧供。②有携氧功能。③无明显不良反应，如免疫反应等。④易储存、运输，且价格便宜。

1）晶体液：最常用的是乳酸钠林格液，钠和碳酸氢根的浓度与细胞外液几乎相同，平衡盐溶液和生理盐水等也均为常用。

扩容需考虑3个量，即失血量，扩张血管内的容积，丢失的功能细胞外液，后者必须靠晶体纠正，休克时宜先输入适量的晶体液以降低血液黏稠度，改善微循环。但由于晶体液的缺陷在于它不能较长时间停留在血管内以维持稳定的血容量，输入过多反可导致组织水肿，故应在补充适量晶体液后应补充适量的胶体液如清蛋白、血浆等。

2）胶体液：常用的有706代血浆，中分子右旋糖酐，全血，血浆，清蛋白等，以全血为最好。全血有携氧能力，对失血性休克改善贫血和组织缺氧特别重要。补充血量以维持人体血细胞比容0.30左右为理想，但胶体液在血管内只维持数小时，同时用量过大可使组织间液过量丢失，且可发生出血倾向，常因血管通透性增加而引起组织水肿。故胶体输入量一般为1 500~2 000mL。中度和重度休克应输一部分全血。右旋糖酐40也有扩容，维持血浆渗透压，减少红细胞凝聚及防治DIC的作用。但它可干扰血型配合和凝血机制，对肾脏有损害，且可引起变态反应，故不宜大量应用，每天500~1000mL即可。晶体液体和胶体液他们有各自的优势，也有自己的不足（表2-2）。

表 2-2　几种复苏液体的优劣

种类	常见液体	适应证	优点	不足
晶体液	生理盐水林格氏液 7.5%NaCl 溶液	低血容量休克，脱水 失血性休克	等渗，易储存，价格便宜 小量高效，有增加心肌收 缩力作用，作用时间长于 生理盐水	输入量多，为失血量的 3 倍， 易致血液稀释，水肿、凝血功 能障碍，过量使用有高氯血症 危险
高渗盐胶 体混合液	高渗盐右旋糖酐 (HSD)、 高渗盐羟乙基淀粉	失血性休克	小量高效，有增加心肌收 缩力作用，作用时间长于 生理盐水，高渗盐羟乙基 淀粉小量高效	过量使用有高氯血症危险，影 响凝血功能，有过敏反应，影 响配血
胶体液	清蛋白、右旋糖酐，6% 羟乙基淀粉、明胶基质液	失血性休克	扩容作用强，1：1 替代 血液，作用时间长	清蛋白过量使用，漏入组织， 影响组织功能；其他影响凝血 功能，有过敏反应，影响配血
血液	出血		携氧	储存，血型，交叉配血，输血 反应，感染，免疫原性
人造血	血红蛋白溶液、氟碳代血 液	出血	易储存，无血型	仅在实验阶段

（3）液体补充量：常为失血量的 2~4 倍，不能失多少补多少。晶体与胶体比例 3：1。中度休克直输全血 600~800mL，当血球比积低于 0.25 或血红蛋白低于 60g/L 时应补充全血。

（4）补液速度：原则是先快后慢，第一个 30min 输入平衡液 1500mL，右旋糖酐 500mL，如休克缓解可减慢输液速度，如血压不回升，可再快速输注平衡液 1000mL，如仍无反应，可输全血 600~800mL，或用 7.5% 盐水 250mL，其余液体在 6~8h 内输入。在抢救休克患者时，不仅需要选择合适的液体，还需以适当的速度输入，才能取得满意的效果。然而，快速输液的危险性易引起急性左心衰竭和肺水肿，故必须在输液的同时监测心脏功能，常用的方法是监测中心静脉压（CVP）与血压或肺动脉楔压（PAWP）。

（5）监测方法：临床判断补液量主要靠监测血压、脉搏、尿量、中心静脉压、血细胞比容等。有条件应用 Swan-Ganz 导管行血流动力学监测。循环恢复灌注良好指标为尿量 300mL/h；收缩压 >13.3kPa（100mmHg）；脉压 >4kPa（30mmHg）；中心静脉压为 0.5~1kPa（5.1~10.2mmHg）。

3. 抗休克药物的应用

（1）缩血管药物与扩血管药物的应用：缩血管药物可以提高休克伤员的血压，以受体兴奋为主的去甲肾上腺素 3mg 左右或间羟胺（阿拉明）10~20mg，加在 500mL 液体内静脉滴注，维持收缩压在 12~13.3kPa（90~100mmHg）左有为宜，如组织灌注明显减少，仅为权宜之计，仅用于血压急剧下降，危及生命时，应尽快输血输液恢复有效血容量。

扩血管药物可在扩容的基础上扩张血管以增加微循环血容量，常用的有：异丙肾上腺素，多巴胺，妥拉唑啉，山莨菪碱，硝普钠等，尤其适用于晚期休克导致心力衰竭的伤员。

血管活性药物必须在补足血容量的基础上使用，应正确处理血压与组织灌注流量的关系。血管收缩剂虽可提高血压，保证心脑血流供应，但血管收缩本身又会限制组织灌流，应慎用。血管扩张剂虽使血管扩张血流进入组织较多，但又会引起血压下降，影响心脑血流供应。在使用时应针对休克过程的特点灵活应用。例如使用适量的阿拉明等既有 α 受体，又有 β 受体作用的血管收缩剂维持灌流压，同时使用小剂量多巴胺维持心、脑、肾血流量是较为合理而明智的。

（2）肾上腺皮质激素：肾上腺皮质激素可改善微循环，保护亚细胞结构，增强溶酶体膜的稳定性，并有抗心肌抑制因子的作用，严重休克时主张大剂量、早期、静脉、短期使用肾上腺皮质激素。常用甲基强的松龙，每次 200~300mg；地塞米松，每次 10~20mg；氢化可的松，每次 100~200mg，隔 4~6h 静脉注射 1 次。应注意的是大剂量糖皮质激素会使机体抗感染能力下降，延迟伤口愈合，促进应激性溃疡的发生，故应限制用药时间，一般为 48~72h，有糖尿病或消化道溃疡出血危险者应慎用。

（3）盐酸钠洛酮：盐酸钠洛酮具有阻断 β 内啡呔的作用，可使休克时血压回升，起到良好的抗休克作用。此外，它还能稳定溶酶体膜，抑制心肌抑制因子，增加心输出量。其主要的不良反应为疼痛，一定程度上限制了休克的治疗。

4. 纠正酸中毒和电解质紊乱　酸中毒贯穿于休克的始终。因此，应根据病理生理类型结合持续监测的血气分析，准确掌握酸中毒及电解质的异常情况，采取措施。

（1）代谢性酸中毒：缺碱 $HCO_3^->5mmol/L$ 时，常非单纯补液能纠正，应补充碱性药物，常用的药物为碳酸氢钠，乳酸钠和氨丁三醇。

（2）呼吸性酸中毒并发代谢性酸中毒：一般暂不需要处理，若同时伴有血中标准碳酸盐（SB）和pH值增高时则需要处理。对气管切开或插管的患者，可延长其外管以增加呼吸道的无效腔，使 PCO_2 增至4kPa（30mmHg）以上以降低呼吸频率。

（3）呼吸性酸中毒：常为通气不足并发症进行性充血性肺不张所致。应早清理气道以解除呼吸道梗阻，及早行气管切开术，启用人工呼吸器来维持潮气量12~15mL/kg，严重时应采用呼气末正压呼吸（PEEP）。

休克时酸中毒主要是乳酸聚积引起的乳酸性酸中毒，故二氧化碳结合力作为判定酸中毒和纠正酸中毒的指标可能更为合理，也可采用碱剩余计算补碱量，计算公式如下。

所需补碱量 =（要求纠正的二氧化碳结合力 – 实测的二氧化碳结合力）× 0.25 × 千克体重

所需补碱量 =（2.3 – 实测碱剩余值）× 0.25 × 千克体重

由于缺氧和代谢性酸中毒，容易引起细胞内失钾，尽管血钾无明显降低，但机体总体仍缺钾，因此应在纠酸的同时补钾。

5. 对症治疗

（1）改善心功能：由于各类休克均有不同程度的心肌损害，除因急性心肌梗死并发休克者外，当中心静脉压和肺动脉楔压升高时可考虑使用洋地黄强心药，并应注意合理补液，常用药为毛花甙C（西地兰）0.2~0.4mg 加入 25% 葡萄糖液 20mL 内，静脉缓慢推注。

（2）DIC 的防治：DIC 的治疗原则以积极治疗原发病为前提，改善微循环应尽早使用抗凝剂以阻止DIC 的发展。常用的药物为肝素。此药物可阻止凝血酶原转变为凝血酶，从而清除血小板的凝集作用，DIC 诊断一经确定，即应尽早使用，用量为 0.5~1mg/kg，加入 5% 葡萄糖液 250mL 中，静脉滴注每 4~6h1 次。以便凝血时间延长至正常值的 1 倍（即 20~30min）为准。

（3）氧自由基清除剂：休克时组织缺氧可产生大量氧自由基（OFR），它作用于细胞膜的类脂，使其过氧化而改变细胞膜的功能，并能使中性白细胞凝聚造成微循环的损害。在休克使用的 OFR 清除剂有：超氧化物歧化酶（superoxide dismutase，SOD），过氧化氢酶（CAT），维生素 C、E，谷胱甘肽与硒等。

（4）抗休克裤：它能起到自身输血作用，自身回输 750~1000mL 的储血，以满足中枢循环重要脏器的血供。同时还有固定骨折、防震、止痛及止血的作用，一般充气维持在 2.7~5.3kPa（20~40mmHg）即可，是战时现场休克复苏不可缺少的急救设备。

（5）预防感染：休克期间人体对感染的抵抗力降低，同时还可以发生肠道细菌易位，肠道内的细菌通过肠道细菌屏障进入人体循环引起全身感染等。对严重挤压伤或多处伤，并发胸腹部损伤者应在抢救开始即开始早期大剂量应用抗生素，预防损伤部位感染。

六、监护

1. 一般情况监护　观察患者有无烦躁不安，呼吸浅快，皮肤苍白，出冷汗，口渴，头晕，畏寒，休克的早期表现，加强体温，脉搏，呼吸，血压的监护，尤其要重视脉压的变化。

2. 血流动力学监测

（1）心电监测：心电改变显示心脏的即时状态。在心功能正常的情况下，血容量不足及缺氧均会导致心动过速。

（2）中心静脉压（CVP）监测：严重休克患者应及时进行中心静脉压的监测以了解血流动力学状态。中心静脉压正常值为 0.49~1.18kPa（5~12cmH2O），低于 0.49kPa（5cmH2O）时常提示血容量不足；>1.47kPa（15cmH2O）则表示心功能不全，静脉血管床收缩或肺静脉循环阻力增加；>1.96kPa（20cmH2O）

时，提示充血性心力衰竭。在战伤休克情况下，应注意中心静脉压和动脉压以及尿量三者的关系，决定血容量补足与否，扩容速度快慢，右心排血功能，是否应该利尿。中心静脉压是休克情况下补液或脱水的重要指标。

（3）肺动脉楔压（PAWP）及心排量（CO）监测：肺动脉楔压有助于了解肺静脉，左心房和左心室舒张末期的压力以此反映肺循环阻力的情况；有效的评价左右心功能。为使用心肌收缩药，血管收缩剂或扩张剂等心血管药物治疗提供依据及判断疗效。肺动脉楔压正常值为 0.8~2kPa（6~15mmHg），增高表示肺循环阻力增高。肺水肿时，肺动脉楔压大于 3.99kPa（30mmHg）。当肺动脉楔压升高，即使中心静脉压无增高，也应避免输液过多，以防引起肺水肿。

心排出量一般用漂浮导管，测出心血排量。休克时心排量通常降低，但在感染性休克有时较正常值增高。

（4）心脏指数监测：心脏指数指每单位体表面积的心输出量可反映休克时周围血管阻力的改变及心脏功能的情况。正常值为 3~3.5L/（min·m^2）。休克时，心脏指数代偿性下降，提示周围血管阻力增高。

3. 血气分析监测 严重休克由于大量失血，使伤员处于缺氧及酸中毒状态，如伴有胸部伤，可以导致呼吸功能紊乱。因此，血气分析监测已成为抢救重伤员不可缺少的监测项目。随着休克加重，会出现低氧血症，低碳酸血症，代谢性酸中毒，也存在多种情况复合并发出现，故而需多次反复监测血气分析才能达到治疗的目的。

4. 出凝血机制监测 严重休克时，由于大量出血，大量输液，大量输注库存血，常导致出血不止，凝血困难，出现 DIC。故应随时监测凝血酶原时间，纤维蛋白原及纤维蛋白降解产物等，帮助诊断。

5. 肾功能监测 尿量反映肾灌注情况的指标，同时也反映其他血管灌注情况，也是反映补液及应用利尿，脱水药物是否有效的重要指标。休克时，应动态监测尿量、尿比重、血肌酐、血尿素氮、血电解质等，应留置导尿管，动态观察每小时尿量，抗休克时尿量应 >20mL/h。

6. 呼吸功能监测 呼吸功能监测指标包括呼吸的频率，幅度，节律，动脉血气指标等，应动态监测。使用呼吸机者根据动脉血气指标调整呼吸机使用。

7. 微循环灌注的监测 微循环监测指标如下：①体表温度与肛温：正常时两者之间相差 0.5℃，休克时增至 1~3℃，两者差值越大，预后越差。②血细胞比容：末梢血比中心静脉血的血细胞比容大 3% 以上，提示有周围血管收缩，应动态观察其变化幅度。③甲皱微循环：休克时甲皱微循环的变化为小动脉痉挛，毛细血管缺血，甲皱苍白或色暗红。

七、预防

（1）对有可能发生休克的伤病员，应针对病因，采取相应的预防措施。活动性大出血者要确切止血；骨折部位要稳妥固定；软组织损伤应予包扎，防止污染；呼吸道梗阻者需行气管切开；需后送者，应争取发生休克前后送，并选用快速而舒适的运输工具，运送途中注意保暖。

（2）充分做好手术患者的术前准备，包括纠正水与电解质紊乱和低蛋白血症；补足血容量；全面了解内脏功能；选择合适的麻醉方法。

（3）严重感染患者，采用敏感抗生素，静脉滴注，积极清除原发病灶，如引流排脓等。

第二节 急腹症的急救护理

一、疾病介绍

急腹症（acute abdomen）是以急性腹痛为突出表现，需要早期诊断和紧急处理的急性腹部疾患的总称，包括内、外、妇、儿、神经、精神等多学科或各系统的疾病。外科急腹症具有起病急、变化多、进展快、病因复杂的特点，因此，及时、准确地对急腹症做出诊断和救护是非常重要的，一旦延误诊断，抢救不及时，就会给患者带来严重的危害，甚至危及生命。

1. 定义 急腹症（acute abdomen）是指腹腔内、盆腔和腹膜后组织和脏器发生了急剧的病理变化，从而产生以腹部的症状和体征为主，严重时伴有全身反应的腹部疾患的总称。

2. 病因

（1）功能紊乱：是指神经－体液调节失常而出现的脏器功能紊乱，临床表现为急性腹痛，但往往查不到形态学的改变。

（2）炎症病变：炎症是机体对于损伤的一种以防御保护为主的生物学反应，常有较明显的局部症状，全身则出现发热、自细胞计数增加以及随之而来的各系统功能变化。常见病包括：急性阑尾炎、急性腹膜炎、急性胆囊炎、输卵管炎、盆腔炎等。

（3）梗阻性疾病：梗阻是指空腔脏器及管道系统的通过障碍。急腹症中，以梗阻为主要病理变化的疾病如肠梗阻、胆管梗阻、尿路梗阻等。

（4）穿孔病变：穿孔是指空腔脏器穿破。常见的有急性胃十二指肠溃疡穿孔，肠穿孔、异位妊娠和卵巢破裂等。

（5）出血性疾病：腹内各脏器破裂出血。其机制主要是血管破裂，或毛细血管损伤而发生的渗血等。

3. 发病机制 腹痛的主要发病机制包括腹内空腔脏器阻塞、腹膜刺激、血管功能不全、黏膜溃疡、胃肠蠕动改变、包膜牵张、代谢异常、神经损伤、腹壁损伤或腹外脏器病变等。按病理生理机制主要分为3大类：内脏性腹痛、躯体性腹痛、牵涉痛，前两者是腹痛的基本原因。

（1）内脏性腹痛：大多由于空腔脏器或实质性脏器的包膜受牵张所致，其神经冲动由内脏传入纤维传入大脑中枢，产生痛感。内脏传入纤维为很细的无髓神经细胞纤维，传导速度慢，定位不准确，多为钝痛，伴反射性恶心、呕吐等特点。早期轻重不一，轻者可仅表现为含糊的不适感，重者可表现为剧痛或绞痛，可为持续性疼痛，也可为阵发性或间断性疼痛。如受累脏器与运动有关，疼痛多为间断性或阵发性、绞痛或痉挛性疼痛。为大多数内科疾病所致的急性腹痛的发病机制。

（2）躯体性腹痛：是由壁层腹膜受到缺血、炎症或伸缩刺激产生的痛感。由有髓传入纤维传导疼痛刺激至同一脊神经节段，与体表分布区一致。因此，躯体性腹痛多可定位疼痛刺激的部位，疼痛剧烈，主要是锐痛、刀割样痛、持续性疼痛，咳嗽或活动可能会引起疼痛加重，疼痛持续时间较长。躯体性原因引起的腹痛体检时可出现压痛或触痛、反跳痛、肌紧张。阑尾炎的典型表现涉及内脏和躯体痛，早期表现为脐周痛（内脏性疼痛），但当炎症扩展至腹膜（躯体性疼痛）时，疼痛可准确定位在右下腹部。

（3）牵涉痛：又称放射痛或感应痛，是由于有些内脏传入纤维和躯体传入纤维共同使用同一神经元，使2个似乎不相干的部位同时感觉有疼痛。如胆管疾病（如胆囊炎）引起右肩背部牵涉痛；膈肌刺激（如脾破裂）产生肩痛；胸内疾病如急性下壁心肌梗死可伴上腹痛、恶心、呕吐等症状。

4. 临床表现

（1）腹痛：是急腹症的主要临床症状，其临床表现、特点和程度随病因或诱因、发生时间、始发部位、性质、转归而不同。

1）炎性腹痛：起病慢，腹痛由轻逐渐加重，以后呈持续性疼痛，有固定的压痛点，有的伴有全身症状，如体温升高，白细胞计数升高。主要是炎性物质渗出，刺激腹膜引起。此类多见于急性阑尾炎、急性胆囊炎和急性胆管炎、急性胰腺炎等疾病。

2）穿孔性腹痛：起病急，腹痛突然加重，呈持续性疼痛。同时伴有压痛、反跳痛、腹肌紧张等腹膜刺激征，肠鸣音减弱。全身症状有体温升高，脉搏增快，白细胞升高。临床上以急性阑尾炎、胃十二直肠穿孔最重，肠穿孔中毒症状较重，而疼痛较轻，更要重视。

3）腹腔内出血：常见于外伤性肝、脾及宫外孕破裂等病。特点是病情急而重，危及生命，以失血性休克为主，表现为头晕、烦躁、面色苍白、脉搏细速，血压下降甚至血细胞检查示急性贫血。若腹穿抽出不凝血，则为实质性脏器破裂出血，应该立即准备急诊手术。

4）急性梗阻：呈阵发性腹痛，间歇期仍有隐痛，伴有频繁呕吐。腹部检查主诉明显，但体征不明显。早期体温、血常规一般无变化。胆管梗阻伴有黄疸、发热，尿路梗阻伴有血尿，肠梗阻肛门停止排便、排气。

5）缺血性腹痛：内脏急性缺血可产生剧烈腹痛，一般为持续性绞痛，阵发性加剧，有明显的腹膜刺激征，有时还可以扪及腹部包块。缺血性腹痛的原因主要有 2 类：①血管栓塞：如肠系膜动脉急性栓塞；②内脏急性扭转造成缺血：多见于肠扭转、肠套叠、卵巢囊肿蒂扭转等。

（2）伴随症状

1）恶心、呕吐：早期为反射性，是内脏神经受刺激所致。如阑尾炎早期，胃、十二指肠溃疡穿孔等。由于胃肠道通过障碍导致呕吐，称为逆流性呕吐，一般表现较晚、较重，如晚期肠梗阻。也有因毒素吸收，刺激中枢所致，晚期出现呕吐。呕吐物的性质对诊断有重要参考价值。

2）大便情况：询问有无排气及大便，大便性状及颜色。如腹痛发作后停止排气、排便，多为机械性肠梗阻。反之，若出现腹泻或里急后重，可能是肠炎或痢疾。柏油样便常为上消化道出血，小儿果酱样便应考虑肠套叠。

3）其他：绞痛伴有尿频、尿急、尿痛或血尿，多考虑泌尿系统感染或结石；腹痛伴有胸闷、咳嗽、血痰或伴有心律失常，应考虑胸膜、肺部炎症或心绞痛等；伴寒战、高热，可见于急性化脓性胆管炎症、腹腔脏器脓肿、大叶性肺炎、化脓性心包炎等；伴黄疸，可见于急性肝、胆管疾病，胰腺疾病，急性溶血等；伴休克，常见于急性腹腔内出血、急性梗阻性化脓性胆管炎症、绞窄性肠梗阻、消化性溃疡急性穿孔、急性胰腺炎、急性心肌梗死等；伴肛门坠胀感、阴道不规则流血、停经等见于妇科急腹症。

（3）辅助检查：如超声波，胸腹 X 线检查，心电图，血、尿、便三大常规检查，将结果综合分析，做出鉴别，以达到分诊准确，同时为医生的进一步诊断奠定基础。

1）血、尿、便的常规检查有助于诊断：是每个腹痛患者皆需检查的项目。血白细胞总数及中性粒细胞增高提示炎症病变，尿中出现大量红细胞提示泌尿系统结石、肿瘤或外伤，有蛋白尿和白细胞则提示泌尿系统感染，脓血便提示肠道感染，血便提示狭窄性肠梗阻、肠系膜血栓栓塞、出血性肠炎等。

2）血液生化检查：血清淀粉酶增高提示为胰腺炎，是腹痛鉴别诊断中最常用的血生化检查。血糖与血酮的测定可用于排除糖尿病酮症酸中毒引起的腹痛。血清胆红素增高提示胆管疾病。肝、肾功能及电解质的检查对判断病情亦有帮助。

3）X 线检查：腹部 X 线平片检查在腹痛的诊断中应用最广。膈下发现游离气体，胃肠道穿孔几乎可以确定。肠腔积气扩张、肠中多处液平面则可诊断肠梗阻。输尿管部位的钙化影可提示输尿管结石。腰大肌影模糊或消失的提示后腹膜炎症或出血。X 线钡餐造影或钡灌肠检查可以发现胃、十二指肠溃疡，肿瘤等，但疑有肠梗阻时应禁忌钡餐造影。胆囊、胆管造影，内镜下的逆行胰胆管造影及经皮穿刺胆管造影对胆系及胰腺疾病的鉴别诊断甚有帮助。

4）B 超检查：主要用于检查胆管和泌尿系结石、胆管扩张、胰腺及肝脾肿大等。对腹腔少量积液、腹内囊肿及炎性肿物也有较好的诊断价值。

5）内镜检查：可用于胃肠道疾病的鉴别诊断，在慢性腹痛的患者中常有此需要。

6）CT 检查：CT 对急腹症的诊断与 B 超相似，且不受肠内气体干扰，常应用于某些急腹症的诊断和鉴别诊断。

7）腹腔穿刺：腹痛诊断未明而发现腹腔积液时，可考虑做腹腔穿刺检查。穿刺所得液体应送常规及生化检查，必要时还需做细菌培养。

8）心电图：对年龄较大者，应做心电图检查，以了解心肌供血情况，排除心肌梗死和心绞痛。

5. 治疗要点 根据患者病情的轻重缓急而采取不同的救治方法。通过检查探明病因，标本兼治（表2-3）。

表2-3 各类急腹症临床特点及处理原则比较

疾病原因	临床特点	处理原则
血管堵塞、腹腔大出血、脏器穿孔、急性胰腺炎	突然发作的剧烈持续性疼痛、腹肌紧张迅速出现休克	积极液体复苏，支持治疗，纠正休克尽快手术（急性胰腺炎多采用非手术治疗）
梗阻类疾病（肠梗阻、胆管梗阻、尿路结石梗阻）	剧烈的阵发性疼痛，伴有胃肠道症状	积极配合诊断，可允许一定时间的观察治疗。但是梗阻如果血运受到影响，则很快发展到坏死、休克（绞窄性梗阻），需尽快手术胆管、尿路结石可先给予止痛剂、解痉剂等保守治疗，观察

疾病原因	临床特点	处理原则
腹腔各部位炎症	炎症变化从几小时至几天，没有得到治疗，腹痛会逐渐加剧，部位更加局限，并有发热白细胞计数升高，进一步发展出现腹膜炎	在诊断明确之前，或决定手术之前，不要给予止痛剂。积极抗炎治疗，根据病情发展情况决定是否手术
糖尿病酮症酸中毒、铅中毒等	有时会有腹痛	对症病因治疗而无需手术

（1）一般处理

1）体位：在无休克的情况下，急腹症患者宜采用半卧位或斜坡卧位，可使腹肌松弛，改善呼吸、循环，减轻腹胀，控制感染等。并发休克者需采用休克卧位。

2）饮食：未明确诊断的患者，应当禁食。对病情较轻，确定采用非手术治疗者，可给流质或易消化的半流质饮食，但需要严格控制进食量。对于胃肠穿孔，已出现肠麻痹等病情较重者，必须禁食。疑有空腔脏器穿孔、破裂或腹胀明显者，应禁食水并放置胃肠减压管。

3）纠正水、电解质紊乱和酸碱失衡：防止休克，建立静脉通路，补充血容量，并应用抗生素防治感染，为手术治疗创造条件。

4）观察期间应避免使用掩盖病情变化的药物和处置：严禁使用麻醉类镇痛药物。禁用泻药及做灌肠处理，以免刺激肠蠕动，使炎症扩散或诱发穿孔。必要时可用解痉剂来缓解疼痛。

5）对症治疗：根据不同病因、病情，采用相应的对症处理。

（2）非手术治疗适应证

1）急性腹痛好转或疼痛>3d而无恶化。

2）腹膜刺激征不明显或已局限。

3）有手术指征但患者不能耐受手术者，在积极采用非手术治疗的同时，尽量创造条件，争取尽早手术。非手术治疗必须在严密观察病情及做好手术准备的情况下进行，若经短期非手术治疗后急腹症的症状、体征未见缓解反而加重者，应及时采用手术疗法。

（3）手术治疗的适应证

1）诊断明确，需立即处理者。如急性化脓性阑尾炎、异位妊娠破裂等。

2）诊断不明，但腹痛和腹膜炎体征加剧，全身中毒症状加剧者。

3）腹腔内脏器大出血。

4）急性肠梗阻疑有绞窄坏死者。

二、护理评估及观察要点

1. 护理评估

（1）病史

1）年龄与性别：儿童腹痛，常见的病因是蛔虫症、肠系膜淋巴结炎与肠套叠等。青壮年则多见溃疡病、肠胃炎、胰腺炎。中老年则多胆囊炎、胆结石，此外还需注意胃肠道疾病、肝癌与心肌梗塞的可能性。肾绞痛较多见于男性，而卵巢囊肿扭转、黄体囊肿破裂则是妇女急腹症的常见病因，如系育龄期妇女，则宫外孕应予以考虑。

2）既往史：有些急腹症与过去疾病密切相关。如胃、十二指肠溃疡穿孔史，腹部手术、外伤史，胆管疾病，泌尿道结石，阑尾炎，女性患者月经史、生育史等。

3）腹痛：询问过往有无腹痛的经历，此次腹痛有无前驱或伴随症状，如发热、呕吐等，起病的缓急、症状出现的先后；腹痛的最明显的部位有无转移和放射；腹痛的性质为持续性、阵发性或者持续疼痛伴有阵发性加重；疼痛的程度；诱发和缓解因素。

4）起病急剧而一般情况迅速恶化者，多见于实质性脏器破裂、空腔脏器穿孔或急性梗阻、急性出血坏死性胰腺炎、卵巢囊肿蒂扭转、宫外孕破裂等；开始腹痛较轻而后逐渐加剧者多为炎症病变，如阑尾炎、胆囊炎等。

（2）身体评估

1）全身状况：有无痛苦表情，生命体征是否平稳。

2）腹部检查：触诊时从不痛部位逐渐检查至疼痛部位，手法要轻柔（冬季手要温暖）以免引起腹肌紧张，而影响判断，同时了解腹部有无压痛、反跳痛、肌紧张及有无移动性浊音，肠鸣音等，观察患者面色，精神和意识的变化。

2. 观察要点

（1）生命体征的变化：定时测量体温、脉搏、呼吸、血压，观察神志变化。注意有无脱水、电解质失衡及休克表现。

（2）消化道功能状态：如饮食、呕吐、腹泻、排气、排便，以及腹痛的部位、性质和范围的变化。

（3）腹部体征的变化：如腹胀、肠蠕动、压痛、反跳痛、肌紧张、肝浊音界以及移动性浊音等。

（4）重要脏器：如心、肝、肺、肾、脑等功能的变化。

（5）加强病情的动态观察，注意新的症状和体征。

（6）保持输液管道及各导管的通畅，准确记录出入量。

三、急诊救治流程

急腹症急诊救治流程详见图2-1。

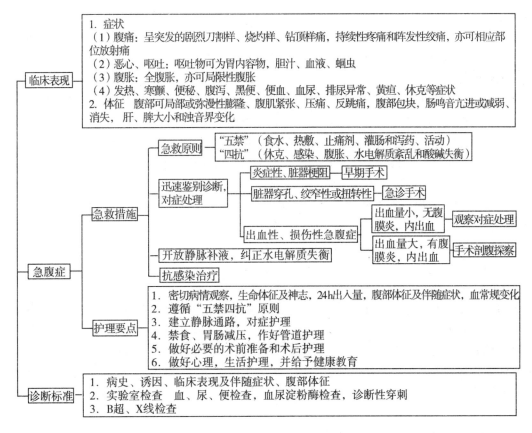

图2-1　急腹症急诊救治流程图

第三节 急性一氧化碳中毒的急救护理

一、疾病介绍

（一）定义

急性一氧化碳中毒（acute carbon monoxide poisoning）是指人体短时间内吸入过量 CO 所造成的脑及全身其他组织缺氧性疾病，严重者可引起死亡。

（二）病因

（1）职业性中毒：如矿山采掘放炮、煤矿瓦斯爆炸、火灾现场、钢铁冶炼、化肥生产、制造甲醇、制造丙酮等都可产生大量的一氧化碳，若通风防护不当，吸入可致中毒。

（2）生活性中毒：日常生活中，煤炉产生的气体中一氧化碳含量达 6%~30%，室内门窗紧闭，火炉无烟囱或烟囱堵塞、漏气都可引起一氧化碳中毒。

（三）发病机制

一氧化碳被人体吸入进入血液后，85% 与血红蛋白（Hb）结合形成稳定的碳氧血红蛋白。由于碳氧血红蛋白的亲和力是氧合血红蛋白比氧大 240 倍，而碳氧血红蛋白解离却比正常 Hb 慢 3600 倍，因此，血液中一氧化碳与氧竞争 Hb 时，大部分血红蛋白成为碳氧血红蛋白。碳氧血红蛋白携氧能力差，引起组织缺氧，而碳氧血红蛋白解离曲线左移，血氧不易释放更加重组织缺氧。此外，一氧化碳还可与还原型细胞色素氧化酶的二价铁结合，抑制该酶活性，影响组织细胞呼吸与氧化过程，阻碍对氧利用。脑和心脏（对缺氧最敏感的器官）最易遭受损害。脑内小血管迅速麻痹扩张。脑内 ATP 无氧情况下耗尽，钠泵运转不灵，钠离子蓄积于细胞内而诱发脑细胞内水肿。

（四）临床表现

一般有明确的一氧化碳吸入史，中毒的程度与吸入时间的长短、吸入的浓度、机体对一氧化碳的敏感性、耐受性密切相关。一氧化碳急性中毒的临床表现根据碳合血红蛋白形成的程度可分为 3 级：

（1）轻度中毒：血液中碳合血红蛋白占 10%~20%，患者有头痛、眩晕、心悸、恶心、呕吐、四肢无力，可有短暂的晕厥，还可诱发心绞痛发生，及时吸入新鲜空气后症状会迅速消失。

（2）中度中毒：血液中碳合血红蛋白占 30%~40%，除上述症状外，患者还可昏睡或浅昏迷，瞳孔对光反应迟钝，皮肤和黏膜出现典型樱桃红色，及时抢救，呼吸新鲜空气或氧气后可较快清醒，各种症状数小时内消失，一般不留后遗症。

（3）重度中毒：血液中碳合血红蛋白达到 50% 以上，患者呈深昏迷，各种反射消失，瞳孔散大，血压下降，呼吸不规则，皮肤黏膜苍白或发绀，中毒性肝炎，休克，急性肾功能不全，最终呼吸停止，患者可数小时甚至数天不能清醒，死亡率高。

（4）迟发性脑病（神经精神后发症）：急性 CO 中毒患者在清醒后，经过 2~60d 的"假愈期"，可出现下列临床表现：①精神意识障碍，出现幻视、幻听、忧郁、烦躁等精神异常，少数可发展为痴呆。②锥体外系神经障碍，出现震颤麻痹综合征，部分患者逐渐发生表情缺乏，肌张力增加，肢体震颤及运动迟缓。③锥体系神经损害及大脑局灶性功能障碍，可发生肢体瘫痪、大小便失禁，失语，失明等。

（五）治疗要点

（1）现场急救

1）迅速脱离中毒现场：迅速将患者转移到空气新鲜的地方，卧床休息，保暖；保持呼吸道通畅。

2）转运：清醒的患者，保持无障碍呼吸，有条件者应持续吸氧；昏迷中的患者，除持续吸氧外，应注意呼吸道护理，避免呼吸道异物阻塞。

（2）院内救护：纠正缺氧：迅速纠正缺氧状态。吸入高浓度氧气可加速 CO Hb 解离，增加一氧化碳的排出。目前高压氧舱治疗效果最好。呼吸停止时，应及早进行人工呼吸，或用呼吸机维持呼吸。危重患者可考虑血浆置换。

（3）进一步治疗：首先建立静脉通道，遵医嘱用药，防止并发症的发生。

1）20% 甘露醇：严重中毒后，脑水肿可在 24~48h 发展到高峰。脱水疗法很重要。目前最常用的是 20% 甘露醇静脉快速滴注，也可注射呋塞米脱水。

2）能量合剂：常用药物有三磷酸腺苷、辅酶 A、细胞色素 C 和大量维生素 C 等，促进脑细胞功能恢复。

3）血管扩张剂：常用的有 1% 普鲁卡因 500mL 静脉滴注，川芎嗪注射液 80mg 溶于 250mL 液体内静脉滴注等，防治迟发性脑病。

（4）做好急诊监护

1）应密切观察患者的生命体征，包括体温、脉搏、呼吸、血压、面色、神志、瞳孔的变化，尤其是中、重度中毒以呼吸困难、呼吸肌麻痹为主者，所以需要密切观察患者呼吸的频率、深浅度的变化；严密观察患者有无呕吐现象，观察患者的血压、神志意识及瞳孔的变化，监测水、电解质平衡，纠正酸中毒，并预防吸入性肺炎或肺部继发感染。

2）防治并发症和后发症，加强昏迷期间的护理。保持呼吸道通畅，必要时行气管切开。定时翻身以防发生压疮和肺炎。注意营养，必要时鼻饲。高热者可采用物理降温方法，如头部用冰帽，体表用冰袋，使体温保持在 32℃ 左右。如降温过程中出现寒战或体温下降困难时，可用冬眠药物；严重中毒患者清醒后应继续高压氧治疗，绝对卧床休息，密切监护 2~3 周，直至脑电图恢复正常为主，预防迟发性脑病。

二、护理评估与观察要点

（一）护理评估

（1）病史评估：一氧化碳接触史。

（2）身体评估：生命体征、意识状态、瞳孔大小、头痛程度。

（3）实验室及其他检查：脑电图可见弥漫性低波幅慢波，与缺氧性脑病进展相平行。

（4）高压氧治疗的效果。

（5）有无焦虑等心理改变。

（二）观察要点

（1）现存问题观察：CO 中毒的后果是严重的低氧血症，从而引起组织缺氧，吸入氧气可加速 Hb-CO 解离，增加 CO 的排出。严密观察患者意识、瞳孔变化，生命体征，重点是呼吸和体温，缺氧情况，尿量改变，准确记录出入量。氧浓度过高肺表面活性物质相对减少，易出现肺不张。应严格执行给氧浓度和给氧时间，根据病情随时调整用氧流量，清醒者可间歇给氧。CO 中毒 6h 内给予高压氧治疗，可减少迟发性病的发生，并能促进昏迷患者觉醒。

（2）并发症的观察

1）吸入性肺炎及肺水肿：常于中毒 2~4d 发生肺水肿、肺炎、清除呼吸道分泌物及呕吐物，严密观察体温、心率、血压等变化，应用抗生素控制感染。并发肺水肿时，控制液体滴速，给予强心利尿，准确记录出入液量。

2）脑水肿：中毒严重者，脑水肿一般在 24~48h 发展到高峰，应密切观察患者有无呕吐现象，呕吐时是否为喷射状，并及时认真听取患者的主诉，一旦发现患者瞳孔不等大、呼吸不规则、抽搐等提示脑疝形成，应给予及时抢救处理。输液过程中密切观察体液的速度和量，观察是否有药液外渗，避免输液量过快、过多、防止发生急性脑水肿。应用脱水剂后观察膀胱充盈情况，对于昏迷不能自行排尿者，给予留置导尿，并要准确记录出入量，注意尿量及颜色的变化。

3）心律失常：保证持续氧气吸入，纠正缺氧状态，应用抗心律失常药及营养心肌药物，严密监测心率（律）、血压变化，迅速处理危急情况。

4）急性肾衰竭：严密观察尿量及液体出入量，纠正休克及缺氧，必要时给予利尿药，血液透析时做好相应护理。

三、急诊救治流程

急性一氧化碳中毒急诊救治流程详见图2-2。

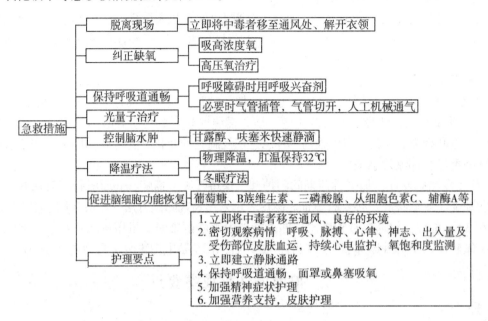

图2-2 急性一氧化碳中毒急诊救治流程图

第四节 有机磷农药中毒的急救护理

一、疾病介绍

有机磷杀虫药是一种被广泛地应用于农林业的主要农药之一，工作中防护不当、农作物残留、污染食物和意外服用均可导致急性中毒。我国每年农药中毒患者在5万~10万之间，其中有机磷农药中毒占70%，死亡率在10%左右。有机磷农药中毒是医院急诊科的一种常见急症，病情危重、变化快、并发症多、死亡率高。

（一）定义

有机磷农药中毒是短期内大量有机磷农药进入人体，抑制了胆碱酯酶的活性，造成组织中乙酰胆碱大量积聚，出现以毒蕈碱样、烟碱样和中枢神经系统症状为主要表现的全身性疾病。

按有机磷农药对人体的毒性可分四类：①剧毒类：如甲拌磷（3911）、对硫磷（1605）、内吸磷（1059）等。②高毒类：如敌敌畏、甲基对硫磷、氧乐果、甲胺磷等。③中毒类：如乐果、敌百虫、乙硫磷等。④低毒类：如马拉硫磷、辛硫磷等。

有机磷农药是目前农业使用最广的杀虫药，对人畜具有一定毒性，大多呈油状（敌百虫为白色结晶），淡黄或棕色，有大蒜味，不溶于水而易溶于有机溶剂中，在碱性或高温条件下易分解失效。但敌百虫易溶于水，在碱性溶液中则变为毒性更强的敌敌畏。

（二）病因

（1）生产性中毒：生产过程中，操作者手套破损，衣服和口罩污染，或生产设备密闭不严，化学物质泄露，杀虫药经皮肤或呼吸道进入人体引起中毒。

（2）使用性中毒：喷洒杀虫药时，防护措施不当致使药液污染皮肤或吸入空气中杀虫药而引起中毒。另外，配药浓度过高或用手直接接触杀虫药原液也可引起中毒。

（3）生活性中毒：主要由于误服或自服杀虫药，饮用被杀虫药污染的水源或食入污染的食品所致。滥用有机磷杀虫药治疗皮肤病或驱虫也可发生中毒。

（三）发病机制

有机磷农药主要是抑制神经系统胆碱酯酶活性，使乙酰胆碱大量堆积，作用于效应细胞的胆碱能受体，产生相应的临床表现。此外，有机磷农药亦直接作用于胆碱能受体。有的毒物经氧化后毒性增强，如对硫磷（1605）氧化为对氧磷，其抑制胆碱酯酶的活性增强 300 倍，内吸磷氧化为亚砜，其抑制胆碱酯酶的活性增强 5 倍；敌百虫侧链脱氧化后为敌敌畏。毒物及其代谢产物排泄较快，多在 24h 内排泄。主要经尿液以代谢产物排出，少数以原药排出。

（四）临床表现

（1）病史：生产性中毒，接触史较明确，非生产性中毒有的隐瞒服农药史，有的为误服，有的间接接触或摄入，要注意询问陪伴人员：患者近来情绪、生活、工作情况，现场有无药瓶、呕吐物气味等。

（2）症状和体征：有机磷的毒性强，吸收后 6~12h 血浓度达最高峰，病情发展迅速，表现复杂。

1）毒蕈碱样症状：主要是副交感神经末梢兴奋所致，表现为平滑肌收缩和腺体分泌增加。临床表现有恶心、呕吐、腹痛、多汗，尚有流泪、流涕、流涎、腹泻、尿频、大小便失禁、心跳减慢和瞳孔缩小。支气管痉挛和分泌物增加，咳嗽、气急，严重患者出现肺水肿。

2）烟碱样症状：又称 N 样症状，是由于乙酰胆碱在横纹肌神经肌肉接头处过度蓄积，持续刺激突触后膜上烟碱受体所致。临床表现为：颜面、眼睑、舌、四肢和全身横纹肌发生肌纤维颤动，甚至强直性痉挛，伴全身紧缩和压迫感。后期出现肌力减退和瘫痪，严重时并发呼吸肌麻痹，引起周围性呼吸衰竭。乙酰胆碱还可刺激交感神经节，促使节后神经纤维末梢释放儿茶酚胺，引起血压增高、心跳加快和心律失常。

3）中枢神经系统表现：中枢神经系统受乙酰胆碱刺激后可出现头晕、头痛、疲乏、共济失调、烦躁不安、谵妄、抽搐、昏迷等症状。

4）中毒程度分级可分为：①轻度中毒：有头痛、头晕、恶心、呕吐、腹痛、胸闷、乏力、出汗、视力障碍。全血胆碱酯酶活力降低至正常值的 50%~70%。②中度中毒：除上述症状外，尚有肌束颤动、瞳孔中度缩小、呼吸困难、精神恍惚、语言不清。血胆碱酯酶活力降低至正常值的 30%~50%。③重度中毒：瞳孔极度缩小、心率快、呼吸困难、口唇发绀、肺水肿、呼吸衰竭、二便失禁、血压下降、抽搐、昏迷。血中胆碱酯酶活力在 30% 以上。

为便于掌握上述分度的重点，一般以只有轻度副交感神经兴奋症状和中枢神经症状者列为轻度中毒，有肌肉束颤动即属中度中毒；出现肺水肿、昏迷或呼吸抑制时则属重度中毒。若诊断有困难，可用阿托品做诊断性治疗；阿托品 1mg 加于 50% 葡萄糖液 20mL 静脉注射。若是有机磷农药中毒，症状有所好转；若不是，则出现颜面潮红、口干、口渴等不适感觉。

（五）治疗要点

（1）现场急救：迅速协助患者迅速脱离中毒环境，脱去被污染的衣服，如病情及条件许可时，抢救人员可用肥皂水或清水清洗被污染的皮肤、毛发、指（趾）甲，忌用热水。如是敌百虫中毒者禁用肥皂水，眼部污染者可用 2% 碳酸氢钠（敌百虫除外）或生理盐水或清水连续冲洗日。现场还应注意搜查患者周围有无药瓶及其药物名称。对于神志不清的患者，在抢救的同时，应向第一个发现患者的人了解当时的情况，主要是了解中毒情况。

（2）院内急救

1）洗胃：洗胃是有机磷农药中毒患者抢救的关键。洗胃时应注意的几个问题：①洗胃的时间和原则：急性有机磷口服中毒者，洗胃必须遵循及早洗、充分洗、彻底洗的原则。不应该受洗胃4~6h排空时间的限制。超过洗胃时间者，仍应争取洗胃。因有机磷农药中毒后，使胃排空时间延缓，但由于吸收入血的有机磷农药仍不断弥散到胃肠道，故洗胃仍有效。②胃管的选择及插管方法：插管前应清除口腔内异物，采用经口插粗胃管，以利于灌洗。此方法减少痛苦，同时防止了鼻黏膜出血。在确认胃管在胃内以后，首先抽净高浓度毒液，然后灌。③洗胃液的选择：先采用温清水洗胃，待确认毒物后再选择合适的洗胃液。但要注意，服用敌百虫的患者不能用碳酸氢钠溶液洗胃，会增强毒性。乐果、1059、1650 等中毒禁用高锰酸钾溶液洗胃，因可被氧化成毒性更强的物质。④体位与灌洗胃：洗胃采用左侧头低位，以利于毒物排出，每次灌洗胃以 300~500mL 为限，如灌入量过多，液体可以从口、鼻腔内涌出，有引起窒息的危险。同时还易产生胃扩张，使胃内压上升，增加毒物的吸收。突然胃扩张又易兴奋迷走神经，引起反射性心跳骤停的危险。因此要掌握好每次的灌入量。最后以洗出液无色、无有机磷气味和进出液颜色一致为标准。

2）对所有中毒的患者尽早建立静脉通道，遵医嘱尽早使用解毒剂：①抗胆碱药：阿托品是目前最常使用的抗胆碱药，具有阻断乙酰胆碱对副交感神经和中枢神经系统毒蕈碱受体的作用，能缓解毒蕈碱样症状，对抗呼吸中枢抑制有效。及早、适量、反复、正确使用阿托品是抢救成功的另一关键。用量应根据患者病情和个体差异。原则是早期、足量、反复和快速达阿托品化。②胆碱酯酶复能剂：足量重复使用复能剂是逆转呼吸肌麻痹的关键，早期用药，临床常用解磷定、氯磷定，抢救过程中应边洗胃边应用，24h 内给药为黄金时间。复能剂与阿托品有协同作用，合用时阿托品用量减少，同时要警惕过量中毒的问题。

（3）血液灌流的护理对服毒量大，而且时间长者，经过一般抢救处理后仍昏迷或清醒后再度出现嗜睡甚至昏迷者，应尽早进行血液灌流。血液灌流除了可吸附毒素外，还可通过对炎症介质的清除作用，起到有效防治急性有机磷农药中毒的目的。血液灌流时，护理应加强生命体征监测，监测水电解质、酸碱平衡状态和血糖等变化，合理应用肝素，观察有无出血征象，监测凝血功能，同时要防止空气栓塞发生。

（4）做好急诊监护

1）抗休克补液：密切监测血压、心率等生命体征变化及周围循环状态。严格记录液体出入量，动态监测中心静脉压。对低血容量患者，使用输液泵保持匀速。观察患者的尿量、颜色，对意识障碍患者，监测意识、呼吸、瞳孔、定向力及情绪变化。

2）肺水肿的预防及处理：中毒患者需要输液，在输液过程中要观察患者的各种生命体征是否发生变化，注意患者的呼吸节律变化，控制输液的流速，防止肺水肿等并发症的发生。

二、护理评估与观察要点

（一）护理评估

（1）意识状况，生命体征，皮肤黏膜，瞳孔，循环，泌尿，血液，呼吸系统等症状。

（2）毒物的接触史：详细询问患者及陪同人员，明确毒物的种类、剂量、中毒的途径及时间。对意识障碍的患者，应询问陪同人员发现时间、当时情况以及身边有无其它异常情况（如药瓶等）。

（3）中毒的相应症状，有无出现中毒综合征：毒蕈碱样症状，烟碱样症状，中枢神经系统症状。

（4）各项检查及化验结果：如血常规、电解质、动脉血气分析、凝血功能检测等。

（5）药物治疗的效果及不良反应。

（6）洗胃的效果及不良反应。

（7）心理及社会支持状况。

（二）观察要点

（1）现存问题观察：有机磷农药可通过皮肤、黏膜、消化道、呼吸道侵入人体，中毒机制是抑制胆碱酯酶活性，造成组织中乙酰胆碱积聚，而产生中毒症状，有机磷农药中毒病情变化极快。因此，严密观察病情和生命体征，特别是要注意患者的神志、瞳孔、心率、呼吸、血压的变化，保持呼吸道通畅，注意观察患者颜面、皮肤、口唇的颜色变化，加强口腔、皮肤的护理，严密观察有无阿托品化和阿托品中毒的现象。

（2）并发症的观察

1）阿托品中毒：急性有机磷农药中毒在治疗过程中容易出现阿托品中毒，尤其是从基层医院转运来的急性有机磷农药中毒患者多见。均因阿托品用药不合理所至。有机磷农药中毒致死有 60% 是阿托品中毒引起的，所以护理人员严密观察托品化指标和中毒症状。阿托品化指标为口干、皮肤干燥、心率 80~100 次 / 分。如出现心动过速（≥ 120 次 / 分）、烦躁、谵妄、手有抓空感、高热，重者甚至昏迷，应考虑有阿托品中毒。在护理作中要注意阿托品注射后症状、体征的观察，并详细记录。

注：阿托品化：患者瞳孔较前散大，皮肤干燥、口干、颜面潮红、肺部湿啰音消失及心率加快。

阿托品中毒：患者出现瞳孔散大、神志不清、烦躁不安、抽搐、昏迷和尿潴留等症状。

2）中间综合征（IMS）：患者出现以呼吸肌麻痹致呼吸衰竭为主的综合征，称为中间综合征。中间综合征患者往往在短时间内出现呼吸衰竭、呼吸骤停而死亡。因此一旦出现中间综合征，应立即报告医生，及时准确给药、呼吸气囊手法通气或人工呼吸，做好气管插管、连接呼吸机等准备。观察痰液的颜色、量，吸痰时严格执行无菌技术。同时要注意观察患者的一般情况，如生命体征、血气分析、通气指标改变的影响。

3）反跳现象：患者病情好转，神志清醒后，因某种原因使患者病情忽然加重，神志再次转为昏迷、心率降低、出汗、瞳孔缩小，即出现反跳现象。在治疗过程中，应观察患者的皮肤湿润度、瞳孔及心率的变化。

4）急性呼吸衰竭：重度有机磷农药中毒者出现口唇发绀、呼吸浅短或牙关紧闭，即出现了急性呼吸衰竭中毒。要及时应用抗胆碱药和复能剂，在洗胃中严密观察患者生命体征，心率、呼吸、经皮血氧饱和度等情况，若出现呼吸浅短，应停止洗胃，立即应用特效解毒剂阿托品和复能剂，待心率、呼吸平稳后再洗。如果呼吸已停止，应立即行气管插管、机械通气后再用小型胃管经鼻腔插胃管洗胃。

5）肺部感染：急性有机磷农药中毒患者因腺体分泌物增多致坠积、洗胃时造成误吸，可导致肺部感染。因此洗胃时灌入胃的洗胃液不超过 300mL，以免引起呕吐。吸尽胃管内液体后再拔出胃管，以免将胃内容物漏出于口腔及咽部。吸痰时，吸口腔、咽喉部、气管的吸痰管分开。定期给患者翻身拍背，对清醒患者鼓励咳嗽、排痰，防止肺部再感染。

三、急诊救治流程

有机磷农药中毒的急诊救治流程详见图 2-3。

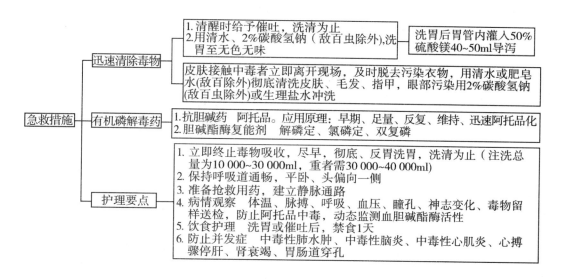

图 2-3 有机磷农药中毒的急诊救治流程图

第三章

神经系统疾病护理

第一节　短暂性脑缺血发作护理

1965 年，美国第四届脑血管病普林斯顿会议对短暂性脑缺血发作（TIA）的定义为：突然出现的局灶性或全脑的神经功能障碍，持续时间不超过 24 小时，且排除非血管源性原因。

2002 年，美国 TIA 工作组提出了新的 TIA 定义：由于局部脑或视网膜缺血引起的短暂性神经功能缺损发作，典型临床症状持续不超过 1 小时，且在影像学上无急性脑梗死的证据。

2009 年，美国卒中协会（ASA）发布的 TIA 定义：脑、脊髓或视网膜局灶性缺血所致的、不伴急性梗死的短暂性神经功能障碍。

我国 TIA 的专家共识中建议由于脊髓缺血诊断临床操作性差，暂推荐定义为：脑或视网膜局灶性缺血所致的、未伴急性梗死的短暂性神经功能障碍。

TIA 临床症状一般持续 10~15 分钟，多在 1 小时内，不超过 24 小时，不遗留神经功能缺损症状和体征，结构性影像学（CT、MRI）检查无责任病灶。

TIA 好发于 50~70 岁，男多于女，患者多伴有高血压、动脉粥样硬化、糖尿病或高脂血症等脑血管病的危险因素。

一、临床表现

TIA 起病突然，历时短暂，症状和体征出现后迅速达高峰，持续时间为数秒至数分钟、数小时，24 小时内完全恢复正常而无后遗症。各个患者的局灶性神经功能缺失症状常按一定的血管支配区而反复刻板地出现，多则一日数次，少则数周、数月甚至数年才发作 1 次，椎 - 基底动脉系统 TIA 发作较频繁。根据受累的血管不同，临床上将 TIA 分为两大类：颈内动脉系统和椎 - 基底动脉系统 TIA。

1. 颈内动脉系统 TIA　症状多样，以大脑中动脉支配区 TIA 最常见。常见的症状可有患侧上肢和（或）下肢无力、麻木、感觉减退或消失，亦可有失语、失读、失算、书写障碍，偏盲较少见，瘫痪通常以上肢和面部较重。短暂的单眼失明是颈内动脉分支眼动脉缺血的特征性症状，为颈内动脉系统 TIA 所特有。如果发作性偏瘫伴有瘫痪对侧的短暂单眼失明或视觉障碍，则临床上可诊断为失明侧颈内动脉短暂性脑缺血发作。上述症状可单独或合并出现。

2. 椎 - 基底动脉系统 TIA　有时仅表现为头昏、视物模糊、走路不稳等含糊症状而难以诊断，局灶性症状以眩晕为最常见，一般不伴有明显的耳鸣。若有脑干、小脑受累的症状如复视、构音障碍、吞咽困难、交叉性或双侧肢体瘫痪等感觉障碍、共济失调，则诊断较为明确，大脑后动脉供血不足可表现为皮质性盲和视野缺损。倾倒发作为椎 - 基底动脉系统 TIA 所特有，患者突然双下肢失去张力而跌倒在地，而无可觉察的意识障碍，患者可即刻站起，此乃双侧脑干网状结构缺血所致。枕后部头痛，猝倒，特别是在急剧转动头部或上肢运动后发作，上述症状均提示椎 - 基底动脉系供血不足并有颈椎病、锁骨下动脉盗血征等存在的可能。

3. 共同症状　症状既可见于颈内动脉系统，亦可见于椎 - 基底动脉系统。这些症状包括构音困难、同向偏盲等。发作时单独表现为眩晕（伴或不伴恶心、呕吐）、构音困难、吞咽困难、复视者，最好不要轻易诊断为 TIA，应结合其他临床检查寻找确切的病因。上述 2 种以上症状合并出现，或交叉性麻痹伴运动、感觉、视觉障碍及共济失调，即可诊断为椎 – 基底动脉系统 TIA 发作。

4. 发作时间　TIA 的时限短暂，持续 15 分钟以下，一般不超过 30 分钟，少数也可达 12~24 小时。

二、辅助检查

1. CT 和 MRI 检查　多数无阳性发现。恢复几天后，MRI 可有缺血改变。

2. TCD 检查　了解有无血管狭窄及动脉硬化程度。椎 – 基底动脉供血不足（VBI）患者早期发现脑血流量异常。

3. 单光子发射计算机断层显像（SPECT）检查　脑血流灌注显像可显示血流灌注减低区。发作和缓解期均可发现异常。

4. 其他检查　血生化检查血液成分或流变学检查等。

三、诊断要点

短暂性脑缺血发作的诊断主要是依据患者和家属提供的病史，而无客观检查的直接证据。临床诊断要点是：

（1）突然的、短暂的局灶性神经功能缺失发作，在 24 小时内完全恢复正常。

（2）临床表现完全可用单一脑动脉病变解释。

（3）发作间歇期无神经系统体征。

（4）常有反复发作史，临床症状常刻板地出现。

（5）起病年龄大多在 50 岁以上，有动脉粥样硬化症。

（6）脑部 CT 或 MRI 检查排除其他脑部疾病。

四、治疗原则

1. 病因治疗　对病因明显的患者，应针对病因进行积极治疗，如控制高血压、糖尿病、高脂血症，治疗颈椎病、心律失常、血液系统疾病等等。

2. 抗血小板聚集治疗　抗血小板聚集剂可减少微栓子的发生，预防复发，常用药物有阿司匹林和噻氯匹定（抵克立得）。

3. 抗凝治疗　抗凝治疗适用于发作次数多，症状较重，持续时间长，且每次发作症状逐渐加重，又无明显禁忌证的患者，常用药物有肝素、低分子量肝素和华法林。

4. 危险因素的干预　控制高血压、糖尿病；治疗冠状动脉性疾病和心律不齐、充血性心力衰竭、瓣膜性心脏病；控制高脂血症；停用口服避孕药；停止吸烟；减少饮酒；适量运动。

5. 手术治疗　如颈动脉狭窄超过 70% 或药物治疗效果较差，反复发作者可进行颈动脉内膜剥脱术或者血管内支架及血管成形术。

6. 其他治疗　还可给予钙通道阻滞剂（如尼莫地平、西比灵）、脑保护治疗和中医中药（如丹参、川芎、红花、血栓通等）治疗。

五、护理评估

1. 健康史

（1）了解既往史和用药情况：①了解既往是否有原发性高血压病、心脏病、高脂血症及糖尿病病史，临床上 TIA 患者常伴有高血压、动脉粥样硬化，糖尿病或心脏病病史。②了解患者既往和目前的用药情况，患者的血压、血糖、血脂等各项指标是否控制在正常范围之内。

（2）了解患者的饮食习惯及家族史：①了解患者是否有肥胖、吸烟、酗酒，是否偏食、嗜食，是否长期摄入高胆固醇饮食，因为长期高胆固醇饮食常使血管发生动脉粥样硬化。②了解其长辈及亲属有无脑血管病的患病情况。

2. 身体状况

（1）询问患者的起病形式与发作情况，是否症状突然发作、持续时间是否短暂，本病一般为 5~30 分钟，恢复快，不留后遗症。是否反复发作，且每次发作出现的症状基本相同。

（2）评估有无神经功能缺失：①检查有无肢体乏力或偏瘫、偏身感觉异常，因为大脑中动脉供血区缺血可致对侧肢体无力或轻偏瘫、偏身麻木或感觉减退。②有无一过性单眼黑矇或失明、复视等视力障碍，以评估脑缺血的部位。颈内动脉分支眼动脉缺血可致一过性单眼盲，中脑或脑桥缺血可出现复视和眼外肌麻痹，双侧大脑后动脉距状支缺血因视皮质受累可致双眼视力障碍（暂时性皮质盲）。③有无跌倒发作和意识丧失，下部脑干网状结构缺血可致患者因下肢突然失去张力而跌倒，但意识清楚。④询问患者起病的时间、地点及发病过程，以了解记忆力、定向力、理解力是否正常，因为大脑后动脉缺血累及边缘系统时，患者可出现短时间记忆丧失，常持续数分钟至数十分钟，伴有对时间、地点的定向障碍，但谈话、书写和计算能力仍保持。⑤观察进食时有无吞咽困难，有无失语。脑干缺血所致延髓性麻痹或假性延髓性麻痹时，患者可出现吞咽障碍、构音不清，优势半球受累可出现失语症。⑥观察其有无步态不稳的情况，因为椎 – 基底动脉缺血导致小脑功能障碍可出现共济失调、步态不稳。

3. 心理 – 社会状况　评估患者是否因突然发病或反复发病而产生紧张、焦虑和恐惧的心理，或者患者因缺乏相关知识而麻痹大意。

六、护理诊断

1. 肢体麻木、无力　神经功能缺失所致。
2. 潜在并发症　脑梗死。

七、护理措施

1. 一般护理　发作时卧床休息，注意枕头不宜太高，以枕高 15~25cm 为宜，以免影响头部的血液供应；转动头部时动作宜轻柔、缓慢，防止颈部活动过度诱发 TIA；平时应适当运动或体育锻炼，注意劳逸结合，保证充足睡眠。

2. 饮食护理　指导患者进食低盐低脂、清淡、易消化、富含蛋白质和维生素的饮食，多吃蔬菜、水果，戒烟酒，忌辛辣油炸食物和暴饮暴食，避免过分饥饿。并发糖尿病的患者还应限制糖的摄入，严格执行糖尿病饮食。

3. 症状护理

（1）对肢体乏力或轻偏瘫等步态不稳的患者，应注意保持周围环境的安全，移开障碍物，以防跌倒；教会患者使用扶手等辅助设施；对有一过性失明或跌倒发作的患者，如厕、沐浴或外出活动时应有防护措施。

（2）对有吞咽障碍的患者，进食时宜取坐位或半坐位，喂食速度宜缓慢，药物宜压碎，以利吞咽，并积极做好吞咽功能的康复训练。

（3）对有构音不清或失语症的患者，护士在实施治疗和护理活动过程中，注意言行不要有损患者自尊，鼓励患者用有效的表达方式进行沟通，表达自己的需要，并指导患者积极进行语言康复训练。

4. 用药护理　详细告知药物的作用机制、不良反应及用药注意事项，并注意观察药物疗效情况。①血液病，有出血倾向，严重的高血压和肝、肾疾病，消化性溃疡等均为抗凝治疗禁忌证。②抗凝治疗前需检查患者的凝血机制是否正常，抗凝治疗过程中应注意观察有无出血倾向，发现皮疹、皮下瘀斑、牙龈出血等立即报告医师处理。③肝素 50mg 加入生理盐水 500mL 静脉滴注时，速度宜缓慢，10~20 滴 / 分，维持 24~48 小时。④注意观察患者肢体无力或偏瘫程度是否减轻，肌力是否增加，吞咽障碍、构音不清、失语等症状是否恢复正常，如果上述症状呈加重趋势，应警惕缺血性脑卒中的发生；若为频繁发作的 TIA 患者，应注意观察每次发作的持续时间、间隔时间以及伴随症状，并做好记录，配合医师积极处理。

5. 心理护理　帮助患者了解本病治疗与预后的关系，消除患者的紧张、恐惧心理，保持乐观心态，积极配合治疗，并自觉改变不良生活方式，建立良好的生活习惯。

6. 安全护理

（1）使用警示牌提示患者，贴于床头呼吸带处，如小心跌倒、防止坠床。

（2）楼道内行走、如厕、沐浴有人陪伴，穿防滑鞋，卫生员清洁地面后及时提示患者。

（3）呼叫器置于床头，告知患者出现头晕、肢体无力等表现及时通知医护人员。

八、健康教育

（1）保持心情愉快、情绪稳定，避免精神紧张和过度疲劳。

（2）指导患者了解肥胖、吸烟酗酒及饮食因素与脑血管病的关系，改变不合理饮食习惯，选择低盐、低脂、充足蛋白质和丰富维生素饮食。少食甜食、限制钠盐，戒烟酒。

（3）生活起居有规律，养成良好的生活习惯，坚持适度运动和锻炼，注意劳逸结合，对经常发作的患者应避免重体力劳动，尽量不要单独外出。

（4）按医嘱正确服药，积极治疗高血压、动脉硬化、心脏病、糖尿病、高脂血症和肥胖症，定期监测凝血功能。

（5）定期门诊复查，尤其出现肢体麻木乏力、眩晕、复视或突然跌倒时应随时就医。

第二节 脑梗死护理

脑梗死是指各种原因所致脑部血液供应障碍，导致局部脑组织缺血、缺氧性坏死软化而出现相应神经功能缺损的一类临床综合征。脑梗死又称缺血性脑卒中，包括脑血栓形成、脑栓塞和腔隙性脑梗死等。脑梗死是卒中最常见类型，约占70%~80%。好发于60岁以上的老年人，男女无明显差异。

脑梗死的基本病因为动脉粥样硬化，并在此基础上发生血栓形成，导致血液供应区域和邻近区域的脑组织血供障碍，引起局部脑组织软化、坏死；其次为血液成分改变和血流动力学改变等。本病常在静息或睡眠中起病，突然出现偏瘫、感觉障碍、失语、吞咽障碍和意识障碍等。其预后与梗死的部位、疾病轻重程度以及救治情况有关。病情轻、救治及时，能尽早获得充分的侧支循环，则患者可以基本治愈，不留后遗症；重症患者，因受损部位累及重要的中枢，侧支循环不能及时建立，则常常留有失语、偏瘫等后遗症；更为严重者，常可危及生命。

一、动脉粥样硬化性血栓性脑梗死

（一）病因

血栓性脑梗死最常见病因为动脉粥样硬化，其次为高血压、糖尿病和血脂异常，另外，各种性质的动脉炎、高半胱氨酸血症、血液异常或血流动力学异常也可视为脑血栓形成的病因。

（二）临床表现

中老年患者多见，常于静息状态或睡眠中起病，约1/3患者的前驱症状表现为反复出现TIA。根据动脉血栓形成部位不同，出现不同的临床表现。

1. 颈内动脉形成血栓 病灶侧单眼一过性黑矇，偶可为永久性视物障碍（因眼动脉缺血）或病灶侧Homer征（因颈上交感神经节后纤维受损）；颈动脉搏动减弱，眼或颈部血管杂音；对侧偏瘫、偏身感觉障碍和偏盲等（大脑中动脉或大脑中、前动脉缺血）；主侧半球受累可有失语症，非主侧半球受累可出现体象障碍；亦可出现晕厥发作或痴呆。

2. 大脑中动脉形成血栓

（1）主干闭塞：①三偏症状，病灶对侧中枢性面舌瘫及偏瘫、偏身感觉障碍和偏盲或象限盲，上下肢瘫痪程度基本相等。②可有不同程度的意识障碍。③主侧半球受累可出现失语症，非主侧半球受累可见体象障碍。

（2）皮质支闭塞：①上分支包括眶额部、额部、中央回、前中央回及顶前部的分支，闭塞时可出现病灶对侧偏瘫和感觉缺失，面部及上肢重于下肢，Broca 失语（主侧半球）和体象障碍（非主侧半球）。②下分支包括颞极及颞枕部，颞叶前、中、后部的分支，闭塞时常出现 Wemicke 失语、命名性失语和行为障碍等，而无偏瘫。

（3）深穿支闭塞：①对侧中枢性上下肢均等性偏瘫，可伴有面舌瘫。②对侧偏身感觉障碍，有时可伴有对侧同向性偏盲。③主侧半球病变可出现皮质下失语。

3. 大脑前动脉形成血栓

（1）主干闭塞：发生于前交通动脉之前，因对侧代偿可无任何症状。发生于前交通动脉之后可有：①对侧中枢性面舌瘫及偏瘫，以面舌瘫及下肢瘫为重，可伴轻度感觉障碍。②尿潴留或尿急（旁中央小叶受损）。③精神障碍如淡漠、反应迟钝、欣快、始动障碍和缄默等（额极与胼胝体受累），常有强握与吸吮反射（额叶病变）。④主侧半球病变可见上肢失用，亦可出现 Broca 失语。

（2）皮质支闭塞：①对侧下肢远端为主的中枢性瘫，可伴感觉障碍（胼周和胼缘动脉闭塞）。②对侧肢体短暂性共济失调、强握反射及精神症状（眶动脉及额极动脉闭塞）。

4. 大脑后动脉形成血栓

（1）主干闭塞：对侧偏盲、偏瘫及偏身感觉障碍（较轻），丘脑综合征，主侧半球病变可有失读症。

（2）皮质支闭塞：①因侧支循环丰富而很少出现症状，仔细检查可见对侧同向性偏盲或象限盲，而黄斑视力保存（黄斑回避现象）；双侧病变可有皮质盲。②主侧颞下动脉闭塞可见视觉失认及颜色失认。③顶枕动脉闭塞可见对侧偏盲，可有不定型的光幻觉痫性发作，主侧病损可有命名性失语；矩状动脉闭塞出现对侧偏盲或象限盲。

（3）深穿支闭塞：①丘脑穿通动脉闭塞产生红核丘脑综合征（病侧小脑性共济失调、意向性震颤、舞蹈样不自主运动，对侧感觉障碍）。②丘脑膝状体动脉闭塞可见丘脑综合征（对侧感觉障碍，深感觉为主，以及自发性疼痛、感觉过度、轻偏瘫，共济失调和不自主运动，可有舞蹈、手足徐动症和震颤等锥体外系症状）。③中脑支闭塞出现韦伯综合征（Weber syndrome）（同侧动眼神经麻痹，对侧中枢性偏瘫）；或贝内迪克特综合征（Benedikt syndrome）（同侧动眼神经麻痹，对侧不自主运动）。

（4）后脉络膜动脉闭塞：罕见，主要表现对侧象限盲。

5. 基底动脉形成血栓

（1）主干闭塞：常引起脑干广泛梗死，出现脑神经、锥体束及小脑症状，如眩晕、呕吐、共济失调、瞳孔缩小、四肢瘫痪、肺水肿、消化道出血、昏迷、高热等，常因病情危重死亡。

（2）基底动脉尖综合征（TOB）：基底动脉尖端分出两对动脉即小脑上动脉和大脑后动脉，其分支供应中脑、丘脑、小脑上部、额叶内侧及枕叶，故可出现以中脑病损为主要表现的一组临床综合征。临床表现：①眼动障碍及瞳孔异常，一侧或双侧动眼神经部分或完全麻痹、眼球上视不能（上丘受累）及一个半综合征，瞳孔对光反射迟钝而调节反应存在（顶盖前区病损）。②意识障碍，一过性或持续数天，或反复发作（中脑或丘脑网状激活系统受累）。③对侧偏盲或皮质盲。④严重记忆障碍（颞叶内侧受累）。

（3）其他：中脑支闭塞出现 Weber 综合征（动眼神经交叉瘫）、Benedikt 综合征（同侧动眼神经麻痹、对侧不自主运动）；脑桥支闭塞出现米亚尔-谷布勒综合征（Millard–Gubler syndrome）（外展、面神经麻痹、对侧肢体瘫痪）、福维尔综合征（Foville syndrome）（同侧凝视麻痹、周围性面瘫、对侧偏瘫）。

6. 椎动脉形成血栓　若双侧椎动脉粗细差别不大，当一侧闭塞时，因对侧供血代偿多不出现明显症状。当双侧椎动脉粗细差别较大时，优势侧闭塞多表现为小脑后下动脉闭塞综合征[瓦伦贝格综合征（Wallenberg syndrome）]。主要表现：①眩晕、呕吐、眼球震颤（前庭神经核受损）。②交叉性感觉障碍（三叉神经脊束核及对侧交叉的脊髓丘脑束受损）。③同侧 Homer 综合征（交感神经下行纤维受损）。④吞咽困难和声音嘶哑（舌咽、迷走神经受损）。⑤同侧小脑性共济失调（绳状体或小脑受损）。由于小脑后下动脉的解剖变异较大，临床常有不典型的临床表现。

（三）辅助检查

1. 血液检查　包括血常规、血流变、血糖、血脂、肾功能、凝血功能等。这些检查有助于发现脑梗死的危险因素并对病因进行鉴别。

2. 头颅 CT 检查　是最常用的检查。脑梗死发病 24 小时内一般无影像学改变，24 小时后梗死区呈低密度影像。发病后尽快进行 CT 检查，有助于早期脑梗死与脑出血的鉴别。脑干和小脑梗死及较小梗死灶，CT 难以检出。

3. MRI 检查　与 CT 相比，此检查可以发现脑干、小脑梗死及小灶梗死。功能性 MRI，如弥散加权成像（DWI）可以早期（发病 2 小时以内）显示缺血组织的部位、范围，甚至可显示皮质下、脑干和小脑的小梗死灶，诊断早期梗死的敏感性为 88%~100%，特异性达 95%~100%。

4. 血管造影检查　DSA 和 MRA 可以发现血管狭窄、闭塞和其他血管病变，如动脉炎、动脉瘤和动静脉畸形等。其中 DSA 是脑血管病变检查的金标准，但因对人体有创且检查费用、技术条件要求高，临床不作为常规检查项目。

5. TCD 检查　对评估颅内外血管狭窄、闭塞、血管痉挛或侧支循环建立的程度有帮助。用于溶栓治疗监测，对判断预后有参考意义。

（四）诊断要点

根据以下临床特点可明确诊断：

（1）中、老年患者存在动脉粥样硬化、高血压、高血糖等脑卒中的危险因素。

（2）静息状态下或睡眠中起病，病前有反复的 TIA 发作史。

（3）偏瘫、失语、感觉障碍等局灶性神经功能缺损的症状和体征在数小时或数日内达高峰，多无意识障碍。

（4）结合 CT 或 MRI 可明确诊断。应注意与脑栓塞和脑出血等疾病鉴别。

（五）治疗原则

治疗流程实行分期、分型的个体化治疗。

1. 超早期溶栓治疗　包括静脉溶栓和动脉溶栓治疗。静脉溶栓操作简便，准备快捷，费用低廉。动脉溶栓因要求专门（介入）设备，准备时间长，费用高而推广受到限制，其优点是溶栓药物用药剂量小，出血风险比静脉溶栓时低。

2. 脑保护治疗　如尼莫地平、吡拉西坦、维生素 E 及其他自由基清除剂。

3. 其他治疗　超早期治疗时间窗过后或不适合溶栓患者，可采用降纤、抗凝、抗血小板凝聚、扩血管、扩容药物、中医药、各种脑保护剂治疗，并及早开始康复训练。

（六）护理评估

1. 健康史

（1）了解既往史和用药情况：①询问患者的身体状况，了解既往有无脑动脉硬化、原发性高血压、高脂血症及糖尿病病史。②询问患者是否进行过治疗，目前用药情况怎样，是否按医嘱正确服用降压、降糖、降脂及抗凝药物。

（2）询问患者的起病情况：①了解起病时间和起病形式。②询问患者有无明显的头晕、头痛等前驱症状。③询问患者有无眩晕、恶心、呕吐等伴随症状，如有呕吐，了解是使劲呕出还是难以控制的喷出。

（3）了解生活方式和饮食习惯：①询问患者的饮食习惯，有无偏食、嗜食爱好，是否喜食腊味、肥肉、动物内脏等，是否长期摄入高盐、高胆固醇饮食。②询问患者有无烟酒嗜好及家族中有无类似疾病史或有卒中、原发性高血压病史。

2. 身体状况

（1）观察神志、瞳孔和生命体征情况：①观察神志是否清楚，有无意识障碍及其类型。②观察瞳孔大小及对光反射是否正常。③观察生命体征。起病初始体温、脉搏、呼吸一般正常，病变范围较大或脑干受累时可见呼吸不规则等。

（2）评估有无神经功能受损：①观察有无精神、情感障碍。②询问患者双眼能否看清眼前的物品，了解有无眼球运动受限、眼球震颤及眼睑闭合不全，视野有无缺损。③观察有无口角㖞斜或鼻唇沟变浅，检查伸舌是否居中。④观察有无言语障碍、饮水反呛等。⑤检查患者四肢肌力、肌张力情况，了解有无肢体活动障碍、步态不稳及肌萎缩。⑥检查有无感觉障碍。⑦观察有无尿便障碍。

3. 心理 - 社会状况 观察患者是否存在因疾病所致焦虑等心理问题；了解患者和家属对疾病发生的相关因素、治疗和护理方法、预后、如何预防复发等知识的认知程度；了解患者家庭条件与经济状况及家属对患者的关心和支持度。

（七）护理诊断

1. 躯体活动障碍 与运动中枢损害致肢体瘫痪有关。
2. 语言沟通障碍 与语言中枢损害有关。
3. 吞咽障碍 与意识障碍或延髓麻痹有关。
4. 有失用综合征的危险 与意识障碍、偏瘫所致长期卧床有关。
5. 焦虑 / 抑郁 与瘫痪、失语、缺少社会支持及担心疾病预后有关。
6. 知识缺乏 缺乏疾病治疗、护理、康复和预防复发的相关知识。

（八）护理措施

1. 一般护理 急性期不宜抬高患者床头，宜取头低位或放平床头，以改善头部的血液供应；恢复期枕头也不宜太高，患者可自由采取舒适的主动体位；应注意患者肢体位置的正确摆放，指导和协助家属被动运动和按摩患侧肢体，鼓励和指导患者主动进行有计划的肢体功能锻炼，如指导和督促患者进行Bobath握手和桥式运动，做到运动适度，方法得当，防止运动过度而造成肌腱牵拉伤。

2. 生活护理 卧床患者应保持床单位整洁和皮肤清洁，预防压疮的发生。尿便失禁的患者，应用温水擦洗臀部、肛周和会阴部皮肤，更换干净衣服和被褥，必要时洒肤疾散类粉剂或涂油膏以保护局部皮肤黏膜，防止出现湿疹和破损；对尿失禁的男患者可考虑使用体外导尿，如用接尿套连接引流袋等；留置导尿管的患者，应每日更换引流袋，接头处要避免反复打开，以免造成逆行感染，每4小时松开开关定时排尿，促进膀胱功能恢复，并注意观察尿量、颜色、性质是否有改变，发现异常及时报告医师处理。

3. 饮食护理 饮食以低脂、低胆固醇、低盐（高血压者）、适量糖类、丰富维生素为原则。少食肥肉、猪油、奶油、蛋黄、带鱼、动物内脏及糖果甜食等；多吃瘦肉、鱼虾、豆制品、新鲜蔬菜、水果和含碘食物，提倡食用植物油，戒烟酒。

有吞咽困难的患者，药物和食物宜压碎，以利吞咽；教会患者用吸水管饮水，以减轻或避免饮水呛咳；进食时宜取坐位或半坐位，予以糊状食物从健侧缓慢喂入；必要时鼻饲流质，并按鼻饲要求做好相关护理。

4. 安全护理 对有意识障碍和躁动不安的患者，床铺应加护栏，以防坠床，必要时使用约束带加以约束。对步行困难、步态不稳等运动障碍的患者，应注意其活动时的安全保护，地面保持干燥平整，防湿防滑，并注意清除周围环境中的障碍物，以防跌倒；通道和卫生间等患者活动的场所均应设置扶手；患者如厕、沐浴、外出时需有人陪护。

5. 用药护理 告知药物的作用与用法，注意观察药物的疗效与不良反应，发现异常情况，及时报告医师处理。

（1）使用溶栓药物进行早期溶栓治疗需经CT扫描证实无出血灶，患者无出血。溶栓治疗的时间窗为症状发生后3小时或3~6小时以内。使用低分子量肝素、巴曲酶、降纤酶、尿激酶等药物治疗时可发生变态反应及出血倾向，用药前应按药物要求做好皮肤过敏试验，检查患者凝血机制，使用过程中应定期查血常规和注意观察有无出血倾向，发现皮疹、皮下瘀斑、牙龈出血或女患者经期延长等立即报告医师处理。

（2）卡荣针扩血管作用强，需缓慢静脉滴注，6~8滴 / 分，100mL液体通常需4~6小时滴完。如输液速度过快，极易引起面部潮红、头晕、头痛及血压下降等不良反应。前列腺素E滴速为10~20滴 / 分，必要时加利多卡因0.1g同时静脉滴注，可以减轻前列腺素E对血管的刺激，如滴注速度过快，则可导致患者头痛、穿刺局部疼痛、皮肤发红，甚至发生条索状静脉炎。葛根素连续使用时间不宜过长，以7~10天为宜。因据报道此药连续使用时间过长时，易出现发热、寒战、皮疹等超敏反应，故使用过程中应注意观察患者有无上述不适。

（3）使用甘露醇脱水降颅内压时，需快速静脉滴注，常在15~20分钟内滴完，必要时还需加压快速滴注。滴注前需确定针头在血管内，因为该药漏在皮下，可引起局部组织坏死。甘露醇的连续使用时间不宜过长，因为长期使用可致肾功能损害和低血钾,故应定期检查肾功能和电解质。

(4)右旋糖酐40可出现超敏反应,使用过程中应注意观察患者有无恶心、苍白、血压下降和意识障碍等不良反应,发现异常及时通知医师并积极配合抢救。必要时,于使用前取本药0.1mL做过敏试验。

6. 心理护理 疾病早期,患者常因突然出现瘫痪、失语等产生焦虑、情感脆弱、易激惹等情感障碍;疾病后期,则因遗留症状或生活自理能力降低而形成悲观抑郁、痛苦绝望等不良心理。应针对患者不同时期的心理反应予以心理疏导和心理支持,关心患者的生活,尊重他(她)们的人格,耐心告知病情、治疗方法及预后,鼓励患者克服焦虑或抑郁心理,保持乐观心态,积极配合治疗,争取达到最佳康复水平。

(九)健康教育

(1)保持正常心态和有规律的生活,克服不良嗜好,合理饮食。

(2)康复训练要循序渐进,持之以恒,要尽可能做些力所能及的家务劳动,日常生活活动不要依赖他人。

(3)积极防治原发性高血压、糖尿病、高脂血症、心脏病。原发性高血压患者服用降压药时,要定时服药,不可擅自服用多种降压药或自行停药、换药,防止血压骤降骤升;使用降糖、降脂药物时,也需按医嘱定时服药。

(4)定期门诊复查,检查血压、血糖、血脂、心脏功能以及智力、瘫痪肢体、语言的恢复情况,并在医师的指导下继续用药和进行康复训练。

(5)如果出现头晕、头痛、视物模糊、言语不利、肢体麻木、乏力、步态不稳等症状时,请随时就医。

二、脑栓塞

脑栓塞是各种栓子随血流进入颅内动脉使血管腔急性闭塞,引起相应供血区脑组织坏死及功能障碍。根据栓子来源可分为:①心源性,占60%~75%,常见病因为慢性心房纤颤、风湿性心瓣膜病等。②非心源性,动脉粥样硬化斑块脱落、肺静脉血栓、脂肪栓、气栓、脓栓等。③来源不明,约30%的脑栓塞不能明确原因。

(一)临床表现

脑栓塞临床表现特点有:

(1)可发生于任何年龄,以青壮年多见。

(2)多在活动中发病,发病急骤,数秒至数分钟达高峰。

(3)多表现为完全性卒中,意识清楚或轻度意识障碍;栓塞血管多为主干动脉,大脑中动脉、基底动脉尖常见。

(4)易继发出血。

(5)前循环的脑栓塞占4/5,表现为偏瘫、偏身感觉障碍、失语或局灶性癫痫发作等。

(6)后循环的脑栓塞占1/5,表现为眩晕、复视、交叉瘫或四肢瘫、共济失调、饮水呛咳及构音障碍等。

(二)辅助检查

1. 头颅CT检查 可显示脑栓塞的部位和范围。CT检查在发病后24~48小时内病变部位呈低密度影像。发生出血性梗死时,在低密度梗死区可见1个或多个高密度影像。

2. 脑脊液检查 大面积梗死脑脊液压力增高,如非必要,应尽量避免此检查。亚急性感染性心内膜炎所致脑脊液含细菌栓子,白细胞增多;脂肪栓塞所致脑脊液可见脂肪球;出血性梗死时脑脊液呈血性或镜检可见红细胞。

3. 其他检查 应常规进行心电图、胸部X线和超声心动图检查。疑为感染性心内膜炎时,应进行血常规和细菌培养等检查。心电图检查可作为确定心律失常的依据并协助诊断心肌梗死;超声心动图检查有助于证实是否存在心源性栓子。

(三)诊断要点

既往有风湿性心脏病、心房颤动及大动脉粥样硬化、严重骨折等病史,突发偏瘫、失语等局灶性神经功能缺损,症状在数秒至数分钟内达高峰,即可做出临床诊断。头颅CT和MRI检查可确定栓塞的部位、数量及是否伴发出血,有助于明确诊断。应注意与脑血栓形成和脑出血等鉴别。

（四）治疗原则

1. 原发病治疗　积极治疗引起栓子产生的原发病，如风湿性心脏病、颈动脉粥样硬化斑块、长骨骨折等，给予对症处理。心脏瓣膜病的介入和手术治疗、感染性心内膜炎的抗生素治疗和控制心律失常等，可消除栓子来源，防止复发。

2. 脑栓塞治疗　与脑血栓形成的治疗相同，包括急性期的综合治疗，尽可能恢复脑部血液循环，进行物理治疗和康复治疗等。因本病易并发脑出血，溶栓治疗应严格掌握适应证。

（1）心源性栓塞：因心源性脑栓塞容易再复发，所以，急性期应卧床休息数周，避免活动量过大，减少再发的危险。

（2）感染性栓塞：感染性栓塞应用足量有效的抗生素，禁行溶栓或抗凝治疗，以防感染在颅内扩散。

（3）脂肪栓塞：应用肝素、低分子右旋糖酐、5% $NaHCO_3$ 及脂溶剂（如酒精溶液）等静脉点滴溶解脂肪。

（4）空气栓塞：指导患者采取头低左侧卧位，进行高压氧治疗。

3. 抗凝和抗血小板聚集治疗　应用肝素、华法林、阿司匹林，能防止被栓塞的血管发生逆行性血栓形成和预防复发。研究证据表明，脑栓塞患者抗凝治疗导致的梗死区出血，很少对最终转归带来不利影响。

当发生出血性梗死时，应立即停用溶栓、抗凝和抗血小板聚集的药物，防止出血加重，并适当应用止血药物、脱水降颅内压、调节血压等。脱水治疗过程应中注意保护心功能。

（五）护理评估

1. 健康史　评估患者的既往史和用药情况。询问患者是否有慢性心房纤颤、风湿性心瓣膜病等心源性疾病，是否有动脉粥样硬化斑块脱落、肺静脉血栓、脂肪栓、气栓、脓栓等非心源性疾病。询问患者是否进行过治疗，目前用药情况怎样，是否按医嘱正确服用降压、降糖、降脂及抗凝药物。

2. 身体状况　评估患者是否有轻度意识障碍或偏瘫、偏身感觉障碍、失语或局灶性癫痫发作等症状。是否有眩晕、复视、交叉瘫或四肢瘫、共济失调、饮水呛咳及构音障碍等。

3. 心理－社会状况　观察患者是否存在因疾病所致焦虑等心理问题；了解患者和家属对疾病发生的相关因素、治疗和护理方法、预后、如何预防复发等知识的认知程度；了解患者家庭条件与经济状况及家属对患者的关心和支持度。

（六）护理措施

1. 个人卫生的护理　个人卫生是脑栓塞患者自身护理的关键，定时擦身，更换衣裤，晒被褥等。并且注意患者的口腔卫生也是非常重要的。

2. 营养护理　患者需要多补充蛋白质、维生素、纤维素和电解质等营养。如果有吞咽障碍尚未完全恢复的患者，可以吃软的固体食物。多吃新鲜的蔬菜和水果，少吃油腻不消化、辛辣刺激的食物。

3. 心理护理　老年脑栓塞患者生活处理能力较弱，容易出现情绪躁动的情况，甚至会有失去治疗信心的情况，此时患者应保持良好的心理素质，提升治疗病患的信心，以有利于疾病的治愈，身体的康复。

（七）健康教育

1. 疾病预防指导　对有发病危险因素或病史者，指导进食高蛋白、高维生素、低盐、低脂、低热量清淡饮食，多食新鲜蔬菜、水果、谷类、鱼类和豆类，保持能量供需平衡，戒烟、限酒；应遵医嘱规则用药，控制血压、血糖、血脂和抗血小板聚集；告知改变不良生活方式，坚持每天进行30分钟以上的慢跑、散步等运动，合理休息和娱乐；对有 TIA 发作史的患者，指导在改变体位时应缓慢，避免突然转动颈部，洗澡时间不宜过长，水温不宜过高，外出时有人陪伴，气候变化时注意保暖，防止感冒。

2. 疾病知识指导　告知患者和家属本病的常见病因和控制原发病的重要性；指导患者遵医嘱长期抗凝治疗，预防复发；在抗凝治疗中定期门诊复诊，监测凝血功能，及时在医护人员指导下调整药物剂量。

3. 康复指导　告知患者和家属康复治疗的知识和功能锻炼的方法，帮助分析和消除不利于疾病康复的因素，落实康复计划，并与康复治疗师保持联系，以便根据康复情况及时调整康复训练方案。如吞咽障碍的康复方法包括：唇、舌、颜面肌和颈部屈肌的主动运动和肌力训练；先进食糊状或胶冻状食物，少量多餐，逐步过渡到普通食物；进食时取坐位，颈部稍前屈（易引起咽反射）；软腭冰刺激；咽下食物练习呼气或咳嗽（预防误咽）；构音器官的运动训练（有助于改善吞咽功能）。

4. 鼓励生活自理 鼓励患者从事力所能及的家务劳动，日常生活不过度依赖他人；告知患者和家属功能恢复需经历的过程，使患者和家属克服急于求成的心理，做到坚持锻炼，循序渐进。嘱家属在物质和精神上对患者提供帮助和支持，使患者体会到来自多方面的温暖，树立战胜疾病的信心。同时，也要避免患者产生依赖心理，增强自我照顾能力。

三、腔隙性脑梗死

腔隙性脑梗死是长期高血压引起脑深部白质及脑干穿通动脉病变和闭塞，导致缺血性微梗死，缺血、坏死和液化的脑组织由吞噬细胞移走而形成腔隙，约占脑梗死的 20%。病灶直径小于 2cm 的脑梗死，病灶多发可形成腔隙状态。

（一）临床表现

常见临床综合征有：①纯感觉性卒中。②纯运动性卒中。③混合性卒中。④共济失调性轻偏瘫。⑤构音障碍 – 手笨拙综合征。

（二）辅助检查

1. 血液生化检查 可见血糖、血清总胆固醇、血清三酰甘油和低密度脂蛋白增高。

2. TCD 检查 可发现颈动脉粥样硬化斑块。

3. 影像学检查 头部 CT 扫描可见深穿支供血区单个或多个病灶，呈腔隙性阴影，边界清晰。MRI 显示腔隙性病灶呈 T_1 等信号或低信号、T_2 高信号，是最有效的检查手段。

（三）诊断要点

目前诊断标准尚未统一，以下标准可供参考：①中老年发病，有长期高血压病史。②临床表现符合常见腔隙综合征之一。③CT 或 MRI 检查可证实存在与神经功能缺失一致的病灶。④预后良好，多在短期内恢复。

（四）治疗原则

目前尚无有效的治疗方法，主要是预防疾病的复发：

（1）有效控制高血压及各种类型脑动脉硬化是预防本病的关键。

（2）阿司匹林等抑制血小板聚集药物效果不确定，但常应用。

（3）活血化瘀类中药对神经功能恢复有益。

（4）控制其他可干预危险因素，如吸烟、糖尿病、高脂血症等。

（五）护理评估

1. 健康史

（1）了解既往史和用药史：询问患者既往是否有原发性高血压病、高脂血症、糖尿病病史；是否针对病因进行过治疗，能否按医嘱正确用药。

（2）了解患者的生活方式：询问患者的工作情况，是否长期精神紧张、过度疲劳，询问患者日常饮食习惯，有无嗜食、偏食习惯，是否长期进食高盐、高胆固醇饮食，有无烟酒嗜好等，因为上述因素均可加速动脉硬化，加重病情。

（3）评估起病形式：询问患者起病时间，了解是突然起病还是缓慢发病，起病常较突然，多为急性发病，部分为渐进性或亚急性起病。

2. 身体状况

（1）评估有无神经功能受损：询问患者有无肢体乏力、感觉障碍现象，询问患者进食、饮水情况，了解有无饮水反呛、进食困难或构音障碍现象。病灶位于内囊后肢、脑桥基底部或大脑脚时，常可出现一侧面部和上下肢无力，对侧偏身或局部感觉障碍；病变累及双侧皮质延髓束时可出现假性延髓性麻痹的症状，如构音障碍、吞咽困难、进食困难、面部表情呆板等。

（2）评估患者的精神与智力情况：询问患者日常生活习惯，与患者进行简单的语言交流，以了解患者有无思维、性格的改变，有无智力的改变，脑小动脉硬化造成多发性腔隙性脑梗死时，患者表现出思维迟钝，理解能力、判断能力、分析能力和计算能力下降，常有性格改变和行为异常，少数患者还可出现错觉、幻慌、妄想等。

3. 心理–社会状况 本疾病可导致患者产生语言障碍，评估患者是否有情绪焦躁、痛苦的表现。

（六）护理措施

1. 一般护理 轻症患者注意生活起居有规律，坚持适当运动，劳逸结合；晚期出现智力障碍时，要引导患者在室内或固定场所进行活动，外出时一定要有人陪伴，防止受伤和走失。

2. 饮食护理 予以富含蛋白质和维生素的低脂饮食，多吃蔬菜和水果，戒烟酒。

3. 症状护理

（1）对有肢体功能障碍和感觉障碍的患者，应鼓励和指导患者进行肢体功能锻炼，尽量坚持生活自理，并注意用温水擦洗患侧皮肤，促进感觉功能恢复。

（2）对有延髓性麻痹进食困难的患者，应给予制作精细的糊状食物，进食时取坐位或半坐位，进食速度不宜过快，应给患者充分的进餐时间，避免进食时看电视或与患者谈笑，以免分散患者注意力，引起窒息。

（3）对有精神症状的患者，床应加护栏，必要时加约束带固定四肢，以防坠床、伤人或自伤。

（4）对有智力障碍的患者，外出时需有人陪护，并在其衣服口袋中放置填写患者姓名、联系电话等个人简单资料的卡片，以防走失。

（5）对缺乏生活自理能力的患者，应加强生活护理，协助其沐浴、进食、修饰等，保持皮肤和外阴清洁。对有延髓性麻痹致进食呛咳的患者，如果体温增高，应注意是否有吸入性肺炎发生；同时还应注意观察患者是否有尿频、尿急、尿痛等现象，防止发生尿路感染。

4. 用药护理 告知药物的作用与用法，注意观察药物的疗效与不良反应，发现异常情况及时报告医师处理。

（1）对有痴呆、记忆力减退或精神症状的患者应注意督促按时服药并看到服下，同时注意观察药物疗效与不良反应。

（2）静脉注射尼莫同等扩血管药物时，尽量使用微量输液泵缓慢注射（8~10mL/h），并注意观察患者有无面色潮红、头晕、血压下降等不适，如有异常应报告医师及时处理。

（3）服用安理申的患者应注意观察有无肝、肾功能受损的表现，定时检查肝、肾功能。

5. 心理护理 关心体贴患者，鼓励患者保持情绪稳定和良好的心态，避免焦躁、抑郁等不良心理，积极配合治疗。

（七）健康教育

（1）避免进食过多动物油、黄油、奶油、动物内脏、蛋黄等高胆固醇饮食，多吃豆制品、鱼等优质蛋白食品，少吃糖。

（2）做力所能及的家务，以防自理能力快速下降；坚持适度的体育锻炼和体力劳动，以改善血液循环，增强体质，防止肥胖。

（3）注意安全，防止跌倒、受伤或走失。

（4）遵医嘱正确服药。

（5）定期复查血压、血脂、血糖等，如有症状加重须及时就医。

第三节　脑出血护理

脑出血（ICH）是指原发性非外伤性脑实质内的出血，也称自发性脑出血。我国发病率占急性脑血管病的30%，急性期病死率占30%~40%。绝大多数是高血压病伴发的脑小动脉病变在血压骤升时破裂所致，称为高血压性脑出血。老年人是脑出血发生的主要人群，以40~70岁为最主要的发病年龄。脑出血最常见的病因是高血压并发小动脉硬化。血管的病变与高血脂、糖尿病、高血压、吸烟等密切相关。通常所说的脑出血是指自发性脑出血。患者往往于情绪激动、用力时突然发病。脑出血发病的主要原因是长期高血压、动脉硬化。绝大多数患者发病当时血压明显升高，导致血管破裂，引起脑出血。其次是脑血管畸形、脑淀粉样血管病、溶栓抗凝治疗所致脑出血等。

一、临床表现

1. 基底节区出血　约占全部脑出血的70%，其中以壳核出血最为常见，其次为丘脑出血。由于此区出血常累及内囊，并以内囊损害体征为突出表现，故又称内囊区出血；壳核出血又称内囊外侧型出血，丘脑出血又称内囊内侧型出血。

（1）壳核出血：系豆纹动脉尤其是其外侧支破裂所致。表现为对侧肢体轻偏瘫、偏身感觉障碍和同向性偏盲（"三偏"），优势半球出血常出现失语。凝视麻痹，呈双眼持续性向出血侧凝视。也可出现失用、体象障碍、记忆力和计算力障碍、意识障碍等。大量出血患者可迅速昏迷，反复呕吐，尿便失禁，在数小时内恶化，出现上部脑干受压征象，双侧病理征，呼吸深快不规则，瞳孔扩大固定，可出现去脑强直发作以至死亡。

（2）丘脑出血：系丘脑膝状动脉和丘脑穿通动脉破裂所致。临床表现与壳核出血相似，亦有突发对侧偏瘫、偏身感觉障碍、偏盲等。但与壳核出血不同处为偏瘫多为均等或基本均等，对侧半身深浅感觉减退，感觉过敏或自发性疼痛；特征性眼征表现为眼球向上注视麻痹，常向内下方凝视、眼球会聚障碍和无反应性小瞳孔等；可有言语缓慢而不清、重复言语、发音困难、复述差，朗读正常等丘脑性失语及记忆力减退、计算力下降、情感障碍、人格改变等丘脑性痴呆；意识障碍多见且较重，出血波及丘脑下部或破入第Ⅲ脑室可出现昏迷加深、瞳孔缩小、去皮质强直等中线症状。本型死亡率较高。

（3）尾状核头出血：较少见，临床表现与蛛网膜下隙出血相似，常表现为头痛、呕吐，有脑膜刺激征，无明显瘫痪，可有对侧中枢性面、舌瘫。有时可因头痛在CT检查时偶然发现。

2. 脑干出血　脑桥是脑干出血的好发部位，偶见中脑出血，延髓出血极少见。

（1）脑桥出血：表现为突然头痛、呕吐、眩晕、复视、注视麻痹、交叉性瘫痪或偏瘫、四肢瘫等。出血量较大时，患者很快进入意识障碍、针尖样瞳孔、去大脑强直、呼吸障碍，并可伴有高热、大汗、应激性溃疡等；出血量较少时可表现为一些典型的综合征，如Foville综合征、Millard-Cubler综合征和闭锁综合征等。

（2）中脑出血：表现为：①突然出现复视、上睑下垂。②一侧或两侧瞳孔扩大、眼球不同轴、水平或垂直眼震、同侧肢体共济失调，也可表现为Weber或Benedikt综合征。③严重者很快出现意识障碍、去大脑强直。

（3）延髓出血：表现为：①重症可突然出现意识障碍，血压下降，呼吸节律不规则，心律失常，继而死亡。②轻者可表现为不典型的Wallenberg综合征。

3. 小脑出血　小脑出血好发于小脑上动脉供血区，即半球深部齿状核附近，发病初期患者大多意识清楚或有轻度意识障碍，表现为眩晕、频繁呕吐、枕部剧烈头痛和平衡障碍等，但无肢体瘫痪是其常见的临床特点；轻症者表现出一侧肢体笨拙、行动不稳、共济失调和眼球震颤，无瘫痪；两眼向病灶对侧凝视，吞咽及发音困难，四肢锥体束征，病侧或对侧瞳孔缩小、对光反射减弱；晚期瞳孔散大，中枢性呼吸障碍，最后枕大孔疝死亡；暴发型则常突然昏迷，在数小时内迅速死亡。如出血量较大，病情迅速进展，发病时或发病后12~24小时出现昏迷及脑干受压征象，可有面神经麻痹、两眼凝视病灶对侧、肢体瘫痪及病理反射出现等。

4. 脑叶出血　脑叶出血也称为皮质下白质出血，可发生于任何脑叶。一般症状均略轻，预后相对较好。脑叶出血除表现为头痛、呕吐外，不同脑叶的出血，临床表现亦有不同：

（1）额叶出血：前额疼痛、呕吐、痫性发作较多见；对侧偏瘫、共同偏视、精神异常、智力减退等；优势半球出血时可出现Broca失语。

（2）顶叶出血：偏瘫较轻，而对侧偏身感觉障碍显著；对侧下象限盲；优势半球出血时可出现混合性失语，左右辨别障碍，失算、失认、失写[格斯特曼综合征（Gerstmann syndrome）]。

（3）颞叶出血：表现为对侧中枢性面舌瘫及上肢为主的瘫痪；对侧上象限盲；有时可有同侧耳前部疼痛；优势半球出血时可出现Wernicke失语；可有颞叶癫痫、幻嗅、幻视。

（4）枕叶出血：主要症状为对侧同向性偏盲，并有黄斑回避现象，可有一过性黑矇和视物变形；有时有同侧偏瘫及病理征。

5. 脑室出血　脑室出血一般分为原发性和继发性2种。原发性脑室出血为脑室内脉络丛动脉或室管膜下动脉破裂出血，较为少见，占脑出血的3%~5%。继发性者是由于脑内出血量大，穿破脑实质流入脑室，常伴有脑实质出血的定位症状和体征。根据脑室内血肿大小可将脑室出血分为全脑室积血（Ⅰ型）、部分性脑室出血（Ⅱ型）以及新鲜血液流入脑室内，但不形成血凝块者（Ⅲ型）3种类型。Ⅰ型因影响脑脊液循环而急剧出现颅内压增高、昏迷、高热、四肢弛缓性瘫痪或呈去皮质状态，呼吸不规则。Ⅱ型及Ⅲ型仅有头痛、恶心、呕吐、脑膜刺激征阳性，无局灶性神经体征。出血量大、病情严重者迅速出现昏迷或昏迷加深，早期出现去皮质强直，脑膜刺激征阳性。常出现丘脑下部受损的症状及体征，如上消化道出血、中枢性高热、大汗、应激性溃疡、急性肺水肿、血糖增高、尿崩症等，病情多严重，预后不良。

二、辅助检查

1. 血常规及血液生化检查　白细胞可增多，超过 $10 \times 10^9/L$ 者占60%~80%，甚至可达 $(15~20) \times 10^9/L$，并可出现蛋白尿、尿糖、血尿素氮和血糖浓度升高。

2. 脑脊液检查　脑脊液（CSF）压力常增高，多为血性脑脊液。应注意重症脑出血患者，如诊断明确，不宜行腰穿检查，以免诱发脑疝导致死亡。

3. CT检查　CT检查可显示血肿部位、大小、形态，是否破入脑室，血肿周围有无低密度水肿带及占位效应、脑组织移位等。24小时内出血灶表现为高密度，边界清楚。48小时以后，出血灶高密度影周围出现低密度水肿带。

4. 数字减影血管造影（DSA）检查　对血压正常疑有脑血管畸形等的年轻患者，可考虑行DSA检查，以便进一步明确病因，积极针对病因治疗，预防复发。脑血管DSA对颅内动脉瘤、脑血管畸形等的诊断，均有重要价值。颈内动脉造影正位像可见大脑前、中动脉间距在正常范围，豆纹动脉外移。

5. MRI检查　MRI具有比CT更高的组织分辨率，且可直接多方位成像，无颅骨伪影干扰，又具有血管流空效应等特点，使对脑血管疾病的显示率及诊断准确性，比CT更胜一筹。CT能诊断的脑血管疾病，MRI均能做到；而对发生于脑干、颞叶和小脑等的血管性疾病，MRI比CT更佳；对脑出血、脑梗死的演变过程，MRI比CT显示更完整；对CT较难判断的脑血管畸形、烟雾病等，MRI比CT更敏感。

6. TCD检查　多普勒超声检查最基本的参数为血流速度与频谱形态。血流速度增加可表示高血流量、动脉痉挛或动脉狭窄；血流速度减慢则可能是动脉近端狭窄或循环远端阻力增高的结果。

三、诊断要点

脑出血的诊断要点为：①多为中老年患者。②多数患者有高血压病史，因某种因素血压急骤升高而发病。③起病急骤，多在兴奋状态下发病。④有头痛、呕吐、偏瘫，多数患者有意识障碍，严重者昏迷和脑疝形成。⑤脑膜刺激征阳性。⑥多数患者为血性脑脊液。⑦头颅CT和MRI可见出血病灶。

四、治疗原则

1. 保持呼吸通畅　注意气道管理，清理呼吸道分泌物，保证正常换气功能，有肺部感染时应用抗生素，必要时气管切开。

2. 降低颅内压　可选用20%甘露醇12~250mL静脉滴注，每6~8小时1次和（或）甘油果糖注射液250mL静脉滴注，12小时1次或每日1次。呋塞米20~40mg静脉注射，每6小时、8小时或12小时1次。也可根据病情应用白蛋白5~10g静脉滴注，每天1次。

3. 血压的管理　应平稳、缓慢降压，不能降压过急、过快，否则易致脑血流灌注不足，出现缺血性损害加重病情。

4. 高血压性脑出血的治疗　可不用止血药。有凝血障碍的可酌情应用止血药，如巴曲酶、6-氨基己酸、氨甲苯酸等。

5. 亚低温疗法 应用冰帽等设备降低头部温度，降低脑耗氧量，保护脑组织。

6. 中枢性高热者的治疗 可物理降温。

7. 预防性治疗 下肢静脉血栓形成及肺栓塞建议穿弹力袜进行预防。

8. 防治并发症 脑出血的并发症有应激性溃疡、电解质紊乱等。可根据病情选用质子泵阻滞剂（如奥美拉唑等）或 H_2 受体阻滞剂（如西咪替丁、法莫替丁等），根据患者出入量调整补液量，并补充氯化钾等，维持水电解质平衡，痫性发作可给予地西泮 10~20mg 缓慢静脉注射或苯巴比妥钠 100~200mg 肌内注射控制发作，一般不需长期治疗。

9. 外科手术治疗 必要时进行外科手术治疗。对于内科非手术治疗效果不佳，或出血量大，有发生脑疝征象的，或怀疑为脑血管畸形引起出血的，可外科手术治疗（去骨瓣减压术、小骨窗开颅血肿清除术、钻孔血肿抽吸术、脑室外引流术、微创穿刺颅内血肿碎吸引流术等）。手术指征：①基底节中等量以上出血（壳核出血 > 30mL，丘脑出血 ≥ 15mL）。②小脑出血 ≥ 10mL 或直径 ≥ 3cm 或出现明显脑积水。③重症脑室出血。

五、护理评估

1. 健康史

（1）了解患者的既往史和用药情况：①询问患者既往是否有原发性高血压、动脉粥样硬化、高脂血症、血液病病史。②询问患者曾经进行过哪些治疗，目前用药情况怎样，是否持续使用过抗凝、降压等药物，发病前数日有无自行停服或漏服降压药的情况。

（2）询问患者的起病情况：①了解起病时间和起病形式。询问患者起病时间，当时是否正在活动，或者是在生气、大笑等情绪激动时，或者是在用力排便时。脑出血患者多在活动和情绪激动时起病，临床症状常在数分钟至数小时内达到高峰，观察患者意识状态，重症病人数分钟内可转入意识模糊或昏迷。②询问患者有无明显的头晕、头痛等前驱症状。大多数脑出血患者病前无预兆，少数患者可有头痛、头晕、肢体麻木等前驱症状。③了解有无头痛、恶心、呕吐等伴随症状，脑出血患者因血液刺激以及血肿压迫脑组织引起脑组织缺血、缺氧，发生脑水肿和颅内压增高，可致剧烈头痛和喷射状呕吐。

（3）了解患者的生活方式和饮食习惯：①询问患者工作与生活情况，是否长期处于紧张忙碌状态，是否缺乏适宜的体育锻炼和休息时间。脑出血患者常在活动和情绪激动时发病。②询问患者是否长期摄取高盐、高胆固醇饮食，高盐饮食可致水钠潴留，使原发性高血压加重；高胆固醇饮食与动脉粥样硬化密切相关。③询问患者是否有嗜烟、酗酒等不良习惯以及家族卒中病史。

2. 身体状况

（1）观察患者的神志、瞳孔和生命体征情况：①观察神志是否清楚，有无意识障碍及其类型。无论轻症或重症脑出血患者起病初时均可以意识清楚，随着病情加重，意识逐渐模糊，常常在数分钟或数十分钟内神志转为昏迷。②观察瞳孔大小及对光反射是否正常。瞳孔的大小与对光反射是否正常，与出血量、出血部位有密切关联，轻症脑出血患者瞳孔大小及对光反射均可正常；"针尖样"瞳孔为脑桥出血的特征性体征；双侧瞳孔散大可见于脑疝患者；双侧瞳孔缩小、凝视麻痹伴严重眩晕，意识障碍呈进行性加重，应警惕脑干和小脑出血的可能。③观察生命体征的情况，重症脑出血患者呼吸深沉带有鼾声，甚至呈潮式呼吸或不规则呼吸；脉搏缓慢有力，血压升高；当脑桥出血时，丘脑下部对体温的正常调节被阻断而使体温严重上升，甚至呈持续高热状态。若脉搏增快，体温升高，血压下降，则有生命危险。

（2）观察有无神经功能受损：①观察有无"三偏征"。大脑基底核为最常见的出血部位，当累及内囊时，患者常出现偏瘫、偏身感觉障碍和偏盲。②了解有无失语及失语类型。脑出血累及大脑优势半球时，常出现失语症。③有无眼球运动及视力障碍。除了内囊出血可发生偏盲外，枕叶出血可引起皮质盲；丘脑出血可压迫中脑顶盖，产生双眼上视麻痹而固定向下注视；脑桥出血可表现为交叉性瘫痪，头和眼转向非出血侧，呈凝视瘫肢状；小脑出血可有面神经麻痹，眼球震颤、两眼向病变对侧同向凝视。④检查有无肢体瘫痪及瘫痪类型。除内囊出血、丘脑出血和额叶出血引起偏瘫外，脑桥小量出血还可引起交叉性瘫痪，脑桥大量出血（血肿 >5mL）和脑室大出血可迅即发生四肢瘫痪和去皮质强直发作。⑤其他：

颞叶受累除了发生 Wernicke 失语外，还可引起精神症状；小脑出血则可出现眩晕、眼球震颤、共济失调、行动不稳、吞咽障碍。

3. 心理 - 社会状况　评估脑出血患者是否因有偏瘫、失语等后遗症，而产生抑郁、沮丧、烦躁、易怒、悲观失望等情绪反应；评估这些情绪是否对日后生活有一定的影响。

六、护理诊断

1. 并发症　压疮、吸入性肺炎、泌尿系感染、深静脉血栓。
2. 生活自理能力缺陷　与脑出血卧床有关。
3. 潜在并发症　脑疝、上消化道出血。
4. 其他问题　吞咽障碍、语言沟通障碍。

七、护理措施

1. 一般护理　患者绝对卧床休息 4 周，抬高床头 15°~30°，以促进脑部静脉回流，减轻脑水肿；取侧卧位或平卧头侧位，防止呕吐物反流引起误吸。脑出血急性期患者应尽量就地治疗，避免不必要的搬动，并注意保持病房安静，严格限制探视。翻身时，注意保护头部，动作宜轻柔缓慢，以免加重出血，避免咳嗽和用力排便。神经系统症状稳定 48~72 小时后，患者即可开始早期康复锻炼，但应注意不可过度用力或憋气。恢复期的康复训练不可急于求成，应循序渐进、持之以恒。

2. 饮食护理　急性期患者给予高蛋白、高维生素、高热量饮食，并限制钠盐摄入（<3g/d）。有意识障碍、消化道出血的患者宜禁食 24~48 小时，然后酌情给予鼻饲流质，如牛奶、豆浆、藕粉、蒸蛋或混合匀浆等，4~5 次 / 日，每次约 200mL。恢复期患者应给予清淡、低盐、低脂、适量蛋白质、高维生素食物，戒烟酒，忌暴饮暴食。

3. 症状护理

（1）对神志不清、躁动或有精神症状的患者，床应加护栏，并适当约束，防止跌伤。

（2）注意保持呼吸道通畅：及时清除口鼻分泌物，协助患者轻拍背部，以促进痰痂的脱落排出，但急性期应避免刺激咳嗽，必要时可给予负压吸痰、吸氧及定时雾化吸入。

（3）协助患者完成生活护理：按时翻身，保持床单干燥整洁，保持皮肤清洁卫生，预防压疮的发生；如有闭眼障碍的患者，应涂四环素眼膏，并用湿纱布盖眼，保护角膜；昏迷和鼻饲患者应做好口腔护理，2 次 / 日。有尿便失禁的患者，注意及时用温水擦洗外阴及臀部，保持皮肤清洁、干燥。

（4）有吞咽障碍的患者，喂饭喂水时不宜过急，遇呕吐或反呛时应暂停喂食喂水，防止食物呛入气管引起窒息或吸入性肺炎，对昏迷等不能进食的患者可酌情予以鼻饲流质。

（5）注意保持瘫痪肢体功能位置，防止足下垂，被动运动关节和按摩患肢，防止手足挛缩、变形及神经麻痹，病情稳定后应尽早开始肢体功能锻炼和语言康复训练，以促进神经功能的早日康复。

（6）中枢性高热的患者先行物理降温，如温水擦浴、酒精浴、冰敷等，效果不佳时可给予退热药，并注意监测和记录体温的情况。

（7）密切观察病情，尤其是生命体征、神志、瞳孔的变化，及早发现脑疝的先兆表现，一旦出现，应立即报告医师及时抢救。

4. 用药护理　告知药物的作用与用法，注意观察药物的疗效与不良反应，发现异常情况，及时报告医师处理。

（1）颅内高压使用 20% 甘露醇静脉滴注脱水时，要保证绝对快速输入，20% 的甘露醇 50~100mL 要在 15~30 分钟内滴完，注意防止药液外漏，并注意尿量与血电解质的变化，尤其应注意有无低血钾发生。①患者每日补液量可按尿量加 500mL 计算，在 1500~2000mL 以内，如有高热、多汗、呕吐或腹泻者，可适当增加入液量。②每日补钠 50~70mmol/L，补钾 40~50mmol/L。防止低钠血症，以免加重脑水肿。

（2）严格遵医嘱服用降压药，不可骤停和自行更换，亦不宜同时服用多种降压药，避免血压骤降或过低致脑供血不足。应根据患者的年龄、基础血压、病后血压等情况判定最适血压水平，缓慢降压，不宜使用强降压药（如利舍平）。

（3）用地塞米松消除脑水肿时，因其易诱发上消化道应激性溃疡，应观察有无呃逆、上腹部饱胀不适、胃痛、呕血、便血等，注意胃内容物或呕吐物的性状，以及有无黑便；鼻饲流质的患者，注意观察胃液的颜色是否为咖啡色或血性，必要时可做隐血试验检查，如发现异常及时通知医师处理。

（4）躁动不安的患者可根据病情给予小量镇静、镇痛药；患者有抽搐发作时，可用地西泮静脉缓慢注射，或苯妥英钠口服。

5. 心理护理　主动关心患者与家属，耐心介绍病情及预后，消除其紧张焦虑、悲观抑郁等不良情绪，保持患者及家属情绪稳定，积极配合抢救与治疗。

八、健康教育

（1）避免情绪激动，去除不安、恐惧、愤怒、抑郁等不良情绪，保持正常心态。

（2）给予低盐低脂、适量蛋白质、富含维生素与纤维素的清淡饮食，多吃蔬菜、水果，少食辛辣刺激性强的食物，戒烟酒。

（3）生活有规律，保持排便通畅，避免排便时用力过度和憋气。

（4）坚持适度锻炼，避免重体力劳动。如坚持做保健体操、慢散步、打太极拳等。

（5）尽量做到日常生活自理，康复训练时注意克服急于求成的心理，做到循序渐进、持之以恒。

（6）定期复查血压、血糖、血脂、血常规等项目，积极治疗原发性高血压、糖尿病、心脏病等原发疾病。如出现头痛、呕吐、肢体麻木无力、进食困难、饮水呛咳等症状时需及时就医。

第四节　蛛网膜下隙出血护理

蛛网膜下隙出血（SAH）一般分为原发性蛛网膜下隙出血和继发性蛛网膜下隙出血。其中，原发性蛛网膜下隙出血是指脑底部或脑表面血管破裂后，血液流入蛛网膜下隙的急性出血性脑血管病；继发性蛛网膜下隙出血是指脑实质内出血、脑室出血、硬膜外或硬膜下血管破裂，血液穿破脑组织和蛛网膜，流入蛛网膜下隙。本节主要讨论原发性蛛网膜下隙出血。

一、常见病因

1. 颅内动脉瘤　最常见的病因（约占50%~80%）。其中先天性粟粒样动脉瘤约占75%，还可见高血压、动脉粥样硬化所致梭形动脉瘤及感染所的真菌性动脉瘤等。

2. 血管畸形　约占SAH病因的10%，其中动静脉畸形（AVM）占血管畸形的80%。多见于青年人，90%以上位于幕上，常见于大脑中动脉分布区。

3. 其他　如烟雾病（Moyamoya diease）（占儿童SAH的20%）、颅内肿瘤、垂体卒中、血液系统疾病、颅内静脉系统血栓和抗凝治疗并发症等。

二、临床表现

1. 头痛　动脉瘤性SAH的典型表现是突发异常剧烈全头痛，头痛不能缓解或呈进行性加重。多伴发一过性意识障碍和恶心、呕吐。约1/3的动脉瘤性SAH患者发病前数日或数周有轻微头痛的表现，可持续数日不变，2周后逐渐减轻，如头痛再次加重，常提示动脉瘤再次出血。但动静脉畸形破裂所致SAH头痛常不严重。局部头痛常可提示破裂动脉瘤的部位。

2. 脑膜刺激征　患者出现颈强直、Kernig征和布鲁津斯基征（Brudzinski sign）等脑膜刺激征，以颈强直最多见，而老年、衰弱患者或小量出血者，可无明显脑膜刺激征。脑膜刺激征常于发病后数小时出现，3~4周后消失。

3. 眼部症状20%患者眼底可见玻璃体下片状出血，发病1小时内即可出现，是急性颅内压增高和眼静脉回流受阻所致，对诊断具有提示作用。此外，眼球活动障碍也可提示动脉瘤所在的位置。

4. 精神症状　约25%的患者可出现精神症状，如欣快、谵妄和幻觉等，常于起病后2~3周内自行消失。

5. 其他症状　部分患者可出现脑心综合征、消化道出血、急性肺水肿和局限性神经功能缺损症状等。

三、常见并发症

1. 再出血　是SAH主要的急性并发症，指病情稳定后再次发生剧烈头痛、呕吐、痫性发作、昏迷甚至去脑强直发作，颈强直、Kernig征加重，复查脑脊液为鲜红色。20%的动脉瘤患者病后10~14天可发生再出血，使死亡率约增加一倍；动静脉畸形急性期再出血者较少见。

2. 脑血管痉挛（CVS）　发生于蛛网膜下隙中血凝块环绕的血管，痉挛严重程度与出血量相关，可导致约1/3以上病例脑实质缺血。临床症状取决于发生痉挛的血管，常表现为波动性的轻偏瘫或失语，有时症状还受侧支循环和脑灌注压的影响，对载瘤动脉无定位价值，是死亡和致残的重要原因。病后3~5天开始发生，5~14天为迟发性血管痉挛高峰期，2~4周逐渐消失。TCD或DSA可帮助确诊。

3. 急性或亚急性脑积水　起病1周内约15%~20%的患者发生急性脑积水，血液进入脑室系统和蛛网膜下隙形成血凝块阻碍脑脊液循环通路所致。轻者出现嗜睡、思维缓慢、短时记忆受损、上视受限、展神经麻痹、下肢腱反射亢进等体征，严重者可造成颅内高压，甚至脑疝。亚急性脑积水发生于起病数周后，表现为隐匿出现的痴呆、步态异常和尿失禁。

4. 其他　5%~10%的患者发生癫痫发作，不少患者发生低钠血症。

四、辅助检查

1. 三大常规检查　起病初期常有白细胞增多，尿糖常可呈阳性但血糖大多正常，偶可出现蛋白尿。

2. 脑脊液检查　脑脊液（CSF）为均匀一致血性，压力增高（>200mmH$_2$O），蛋白含量增加。

3. 影像学检查　颅脑CT是确诊SAH的首选诊断方法，可见蛛网膜下隙高密度出血灶，并可显示出血部位、出血量、血液分布、脑室大小和有无再出血；MRI检查可发现动脉瘤或动静脉畸形。

4. 数字减影血管造影（DSA）检查　DSA检查可为SAH的病因诊断提供可靠依据，如发现动脉瘤的部位、显示解剖走向、侧支循环和血管痉挛情况；还可发现动静脉畸形、烟雾病、血管性肿瘤等。

5. 经颅多普勒超声检查　TCD检查可作为追踪监测SAH后脑血管痉挛的一个方法，具有无创伤性。

五、诊断要点

突然发生的持续性剧烈头痛、呕吐、脑膜刺激征阳性，伴或不伴意识障碍，检查无局灶性神经系统体征，应高度怀疑SAH。同时CT证实脑池和蛛网膜下隙高密度征象或腰穿检查示压力增高和血性脑脊液等可临床确诊。

六、治疗原则

急性期治疗原则为防治再出血、制止继续出血，防治继发性脑血管痉挛，减少并发症，寻找出血原因，治疗原发病和预防复发。

1. 一般处理　住院监护，绝对卧床4~6周，镇静、镇痛，避免引起颅内压增高的因素，如用力排便、咳嗽、喷嚏和情绪激动等，可选用足量镇静镇痛药、缓泻剂等对症处理。

2. 脱水降颅内压　可选甘露醇、呋塞米、清蛋白等。

3. 预防再出血　可给予6-氨基己酸（EACA）等抗纤溶药物治疗，维持2~3周。

4. 应用尼莫地平等钙通道阻滞剂　预防脑血管痉挛发生，推荐尼莫地平30~40mg口服，每日4~6次，连用3周。

5. 放脑脊液疗法　腰穿缓慢放出血性脑脊液，每次10~20mL，每周2次，可有效缓解头痛症状，并可减少脑血管痉挛及脑积水发生，但有诱发脑疝、动脉瘤破裂再出血、颅内感染等可能，应严格掌握适应证。

6. 外科手术或介入治疗　对于动脉瘤或动静脉畸形引起的SAH，可外科手术治疗或考虑介入栓塞等治疗，是根除病因预防复发的有效方法。

七、护理评估

1. 健康史

（1）了解既往史及用药情况：①询问患者既往身体状况，了解有无颅内动脉瘤、脑血管畸形和高血压动脉硬化病史。②询问患者有无冠心病、糖尿病、血液病、颅内肿瘤、脑炎病史。③询问患者是否进行过治疗，过去和目前的用药情况怎样。④了解患者有无抗凝治疗史等。

（2）询问患者起病的情况：①了解起病的形式：询问患者起病时间，了解是否在剧烈活动或情绪大悲大喜时急性起病，SAH 起病很急，常在剧烈活动或情绪激动时突然发病。②了解有无明显诱因和前驱症状：询问患者起病前数日内是否有头痛等不适症状，部分患者在发病前数日或数周有头痛、恶心、呕吐等警告性渗漏的前驱症状。③询问患者有无伴随症状：多见的有短暂意识障碍、项背部或下肢疼痛、畏光等伴随症状。

2. 身体状况

（1）观察神志、瞳孔及生命体征的情况：询问患者病情，了解患者有无神志障碍。少数患者意识始终清醒，瞳孔大小及对光反射正常；半数以上患者有不同程度的意识障碍，轻者出现神志模糊，重者昏迷逐渐加深。监测患者血压、脉搏状况，了解患者血压、脉搏有无改变。起病初期患者常可出现血压上升、脉搏加快、有时节律不齐，但呼吸和体温均可正常；由于出血和脑动脉痉挛对下丘脑造成的影响，24 小时以后患者可出现发热、脉搏不规则、血压波动、多汗等症状。

（2）评估有无神经功能受损：①活动患者头颈部，了解脑膜刺激征是否阳性，大多数患者在发病后数小时内即可出现脑膜刺激征，以颈强直最具特征性，Kernig 征及 Brudzinski 征均呈阳性。②了解患者有无瘫痪、失语及感觉障碍，这与出血引起脑水肿、血肿压迫脑组织，或出血后迟发性脑血管痉挛导致脑缺血、脑梗死等有关；大脑中动脉瘤破裂可出现偏瘫、偏身感觉障碍及抽搐；椎 – 基底动脉瘤可引起面瘫等脑神经瘫痪。③观察患者瞳孔，了解有无眼征：后交通动脉瘤可压迫动眼神经而致上睑下垂、瞳孔散大、复视等麻痹症状，有时眼内出血亦可引起严重视力减退。④观察患者有无精神症状，少数患者急性期可出现精神症状，如烦躁不安、谵妄、幻觉等，且 60 岁以上的老年患者精神症状常较明显，大脑前动脉瘤可引起精神症状。⑤有无癫痫发作，脑血管畸形患者常有癫痫发作。

3. 心理 – 社会状况　评估患者的心理状态，主动与患者进行交谈，了解患者有无恐惧、紧张、焦虑及悲观绝望的心理。患者常因起病急骤，对病情和预后的不了解以及害怕进行 DSA 检查和开颅手术，易出现上述不良心理反应。

八、护理诊断

1. 疼痛：头痛　与脑水肿、颅内高压、血液刺激脑膜或继发性脑血管痉挛有关。
2. 恐惧　与起病急骤，对病情和预后的不了解以及剧烈头痛、担心再出血有关。
3. 自理缺陷　与长期卧床（医源性限制）有关。
4. 潜在并发症　再出血、脑疝。

九、护理措施

1. 一般护理　头部稍抬高（15°～30°），以减轻脑水肿；尽量少搬动患者，避免振动其头部；即使患者神志清楚，无肢体活动障碍，也必须绝对卧床休息 4~6 周，在此期间，禁止患者洗头、如厕、淋浴等一切下床活动；避免用力排便、咳嗽、喷嚏，情绪激动，过度劳累等诱发再出血的因素。

2. 安全护理　对有精神症状的患者，应注意保持周围环境的安全，对烦躁不安等不合作的患者，床应加护栏，防止跌床，必要时遵医嘱予以镇静。有记忆力、定向力障碍的老年患者，外出时应有人陪护，注意防止患者走失或其他意外发生。

3. 饮食护理　给予清淡易消化、含丰富维生素和蛋白质的饮食，多食蔬菜水果。避免辛辣等刺激性强的食物，戒烟酒。

4. 头痛护理　注意保持病室安静舒适，避免声、光刺激，减少探视，指导患者采用放松术减轻疼痛，如缓慢深呼吸，听轻音乐，全身肌肉放松等。必要时可遵医嘱给予镇痛药。

5. 运动和感觉障碍的护理　应注意保持良好的肢体功能位，防止足下垂、爪形手、髋外翻等后遗症，恢复期指导患者积极进行肢体功能锻炼，用温水擦洗患肢，改善血液循环，促进肢体知觉的恢复。

6. 心理护理　关心患者，耐心告知病情、特别是绝对卧床与预后的关系，详细介绍DSA检查的目的、程序与注意事项，鼓励患者消除不安、焦虑、恐惧等不良情绪，保持情绪稳定，安静休养。

7. 用药护理　告知药物的作用与用法，注意观察药物的疗效与不良反应，发现异常情况，及时报告医师处理。

（1）使用20%甘露醇脱水治疗时，应快速静脉滴入，并确保针头在血管内。

（2）尼莫同静脉滴注时常刺激血管引起皮肤发红和剧烈疼痛，应通过三通阀与5%葡萄糖注射液或生理盐水溶液同时缓慢滴注，5~10mL/h，并密切观察血压变化，如果出现不良反应或收缩压<90mmHg，应报告医师适当减量、减速或停药处理；如果无三通阀联合输液，一般将50mL尼莫同针剂加入5%葡萄糖注射液500mL中静脉滴注、速度为15~20滴/分，6~8小时输完。

（3）使用6-氨基己酸止血时应特别注意有无双下肢肿胀疼痛等临床表现，谨防深静脉血栓形成，有肾功能障碍者应慎用。

十、健康教育

1. 预防再出血　告知患者情绪稳定对疾病恢复和减少复发的意义，使患者了解，并能遵医嘱绝对卧床并积极配合治疗和护理。指导家属关心、体贴患者，在精神和物质上对患者给予支持，减轻患者的焦虑、恐惧等不良心理反应。告知患者和家属再出血的表现，发现异常，及时就诊。女性患者1~2年内避免妊娠和分娩。

2. 疾病知识指导　向患者和家属介绍疾病的病因、诱因、临床表现、应进行的相关检查、病程和预后、防治原则和自我护理的方法。SAH患者一般在首次出血后3天内或3~4周后进行DSA检查，以避开脑血管痉挛和再出血的高峰期。应告知数字减影血管造影的相关知识，使患者和家属了解进行DSA检查以明确和去除病因的重要性，积极配合。

第四章
呼吸内科疾病护理

第一节　急性呼吸道感染护理

急性呼吸道感染（acute respiratory tract infection）通常包括急性上呼吸道感染和急性气管–支气管炎。急性上呼吸道感染是鼻腔、咽或喉部急性炎症的总称。一般病情较轻，病程较短，预后良好。但由于发病率高，具有一定的传染性，应积极防治。急性气管–支气管炎是由生物、物理、化学刺激或过敏等因素引起的气管–支气管黏膜的急性炎症。可由急性上呼吸道感染蔓延而来。本病全年皆可发病，但寒冷季节或气候突变时多发。

一、病因及发病机制

1. 急性上呼吸道感染　约有70%~80%由病毒引起。常见病毒有流感病毒、副流感病毒、鼻病毒、腺病毒、呼吸道合胞病毒等。由于感染病毒类型较多，又无交叉免疫，人体产生的免疫力较弱且短暂，同时在健康人群中有病毒携带者，故一个人可有多次发病。细菌感染可伴发或继病毒感染之后发生，常见溶血性链球菌，其次为流感嗜血杆菌、肺炎球菌和葡萄球菌等。偶见革兰阴性杆菌。当全身或呼吸道局部防御功能降低时，尤其是老幼体弱或有慢性呼吸道疾病者更易患病，原已存在于上呼吸道或从外入侵的病毒或细菌迅速繁殖，通过含有病毒的飞沫或被污染的用具传播，引起发病。

2. 急性气管–支气管炎　①感染：导致急性气管–支气管炎的主要原因为上呼吸道感染的蔓延，感染可由病毒或细菌引起，亦可为衣原体和支原体感染。②物理、化学性刺激：如过冷空气、粉尘、刺激性气体或烟雾的吸入使气管–支气管黏膜受到急性刺激和损伤，引起炎症反应。③过敏反应：吸入花粉、有机粉尘、真菌孢子等致敏原，或对细菌蛋白质过敏，均可引起气管–支气管炎症反应。

二、临床表现

（一）急性上呼吸道感染

1. 普通感冒　以鼻咽部卡他症状为主要表现，俗称"伤风"，又称急性鼻炎或上呼吸道卡他。起病较急，早期有咽干、咽痒或烧灼感，同时或数小时后有打喷嚏、鼻塞、流清水样鼻涕，2~3日后分泌物变稠，伴咽痛、耳咽管炎、流泪、味觉迟钝、声嘶、少量咳嗽、低热不适、轻度畏寒和头痛。检查可见鼻腔黏膜充血、水肿、有分泌物，咽部轻度充血。本病常能自限，一般经5~7日痊愈。

2. 病毒性咽炎和喉炎　临床特征为咽部发痒和灼热感、声嘶、讲话困难、咳嗽时胸骨下疼痛，咳嗽、无痰或痰呈黏液性，有发热和乏力，可闻及干性或湿性啰音。伴有咽下疼痛时，常提示有链球菌感染，体检发现咽部明显充血和水肿、局部淋巴结肿大且触痛，提示流感病毒和腺病毒感染，腺病毒咽炎可伴有眼结合膜炎。

3. 疱疹性咽峡炎　常为柯萨奇病毒A引起，夏季好发。临床表现有明显咽痛、发热，病程约一周。可见咽充血，软腭、腭垂、咽及扁桃体表面可见灰白色疱疹和浅表溃疡，周围有红晕。多见儿童，偶见于成人。

4. 咽结膜热　主要由柯萨奇病毒、腺病毒等引起。常发生于夏季，多与游泳有关，儿童多见。表现为发热、咽痛、畏光、流泪、咽及结合膜明显充血。病程约 4~6 日。

5. 细菌性咽 – 扁桃体炎　常见为溶血性链球菌感染所致，其次为流感嗜血杆菌、肺炎球菌、葡萄球菌等引起。起病迅速，咽痛明显、畏寒发热，体温可高达 39℃以上。检查可见咽部明显充血，扁桃体充血肿大，其表面有黄色点状渗出物，颌下淋巴结肿大、压痛，肺部无异常体征。本病可并发急性鼻窦炎、中耳炎、急性气管 – 支气管炎。部分患者可继发心肌炎、肾炎、风湿性关节炎等。

（二）急性气管 – 支气管炎

起病急，常先有上呼吸道感染的表现，全身症状一般较轻，可有发热，38℃左右，多于 3~5 日降至正常。咳嗽、咳痰为最常见的症状，常为阵发性咳嗽，先为干咳或少量黏液性痰，随后可转为黏液脓性或脓性痰液，痰量增多，咳嗽加剧，偶可痰中带血。咳嗽、咳痰可延续 2~3 周才消失，如迁延不愈，则可演变为慢性支气管炎。呼吸音常正常，两肺可听到散在干、湿性啰音。

三、辅助检查

1. 血常规　病毒感染者白细胞正常或偏低，淋巴细胞比例升高；细菌感染者白细胞计数和中性粒细胞增高，可有核左移现象。

2. 病原学检查　可做病毒分离和病毒抗原的血清学检查，确定病毒类型，以区别病毒和细菌感染。做细菌培养及药物敏感试验，可判断细菌类型，并可指导临床用药。

3. X 线检查　胸部 X 线多无异常改变。

四、处理要点

1. 对症治疗　选用抗感冒复合剂或中成药减轻发热、头痛，减少鼻、咽充血和分泌物，如对酰氨基酚（扑热息痛）、银翘解毒片等。干咳者可选用右美沙芬、喷托维林（咳必清）等；咳嗽有痰可选用复方氯化铵合剂、溴己新（必嗽平），或雾化祛痰。咽痛者可含服喉片或草珊瑚片等。气喘者可用平喘药，如特布他林、氨茶碱等。

2. 抗病毒药物　早期应用抗病毒药有一定疗效，可选用利巴韦林、奥司他韦、金刚烷胺、吗啉胍和抗病毒中成药等。

3. 抗菌药物　如有细菌感染，最好根据药物敏感试验选择有效抗菌药物治疗，常可选用大环内酯类、青霉素类、氟喹诺酮类及头孢菌素类。

五、常见护理诊断及医护合作性问题

1. 舒适的改变：鼻塞、流涕、咽痛、头痛　与病毒和（或）细菌感染有关。
2. 体温过高　与病毒和（或）细菌感染有关。
3. 清理呼吸道无效　与呼吸道感染、痰液黏稠有关。
4. 睡眠形态紊乱　与剧烈咳嗽、咳痰影响休息有关。
5. 潜在并发症　鼻窦炎、中耳炎、心肌炎、肾炎、风湿性关节炎。

六、护理措施

（一）一般护理

注意呼吸道患者的隔离，减少探视，防止交叉感染，患者咳嗽或打喷嚏时应避免对着他人。多饮水，补充足够的热量，给予清淡易消化、富含营养的食物。嘱患者适当卧床休息，特别是在发热期间。部分患者往往因剧烈咳嗽而影响正常的睡眠，可给患者提供容易入睡的休息环境，保持病室空气流通、适当的温度和湿度，周围环境安静，关闭门窗。指导患者运用促进睡眠的方式，如睡前泡脚、听音乐等。必要时可遵医嘱给予镇咳、祛痰或镇静药物。

（二）病情观察

注意疾病流行情况、鼻咽部发生的症状、体征及血常规和X线胸片改变。警惕并发症，如耳痛、耳鸣、听力减退、外耳道流脓等提示中耳炎；如发热、头痛剧烈、伴脓涕、鼻窦有压痛等提示鼻窦炎；如恢复期出现胸闷、心悸、眼睑水肿、腰酸和关节痛等提示心肌炎、肾炎或风湿性关节炎，应及时就诊。

（三）对症护理

1. 高热护理　密切监测体温，体温超过37.5℃，应每4小时测体温1次，注意观察体温过高的早期症状和体征，体温突然升高或骤降时，应随时测量和记录，并及时报告医师。体温>39℃时，应采取物理降温，如在额头上冷敷湿毛巾、温水擦浴、酒精擦拭、冰水灌肠等。如降温效果不好可遵医嘱选用适当的解热剂进行降温。患者出汗后应及时更换衣服和被褥，保持皮肤的清洁和干燥，并注意保暖。鼓励多饮水。

2. 保持呼吸道通畅　保持呼吸道通畅，清除气管、支气管内分泌物，减少痰液在气管、支气管内的聚积。应指导患者采取舒适的体位，运用深呼吸进行有效咳嗽。注意咳痰情况，如痰的颜色、性状、量、气味及咳嗽的频率及程度。如痰液较多且黏稠，可嘱患者多饮水，或遵医嘱给予雾化吸入治疗，以湿润气道、利于痰液排出。

（四）用药护理

应根据医嘱选用药物，并告知患者药物的作用、可能发生的不良反应和服药的注意事项，如按时服药；应用抗生素者，注意观察有无迟发过敏反应发生；对于应用解热镇痛药者注意避免大量出汗引起虚脱等。发现异常及时就诊等。

（五）心理护理

急性呼吸道感染预后良好，多数患者于一周内康复，仅少数患者可因咳嗽迁延不愈而发展为慢性支气管炎，患者一般无明显心理负担。但如果咳嗽较剧烈，加之伴有发热，可能会影响患者的休息、睡眠，进而影响工作和学习，使患者产生急于缓解咳嗽等症状的焦虑情绪。护理人员应与患者进行耐心、细致的沟通，通过对病情的客观评价，解除患者的心理顾虑，去除不良心理反应，树立治疗疾病的信心。

（六）健康指导

1. 疾病知识指导　指导患者和家属了解引起疾病的诱发因素及本病的有关知识。机体抵抗力低，易咳嗽、咳痰的患者，寒冷季节或气候骤然变化时，应注意保暖，外出时可戴口罩，避免寒冷空气对气管、支气管的刺激。积极预防和治疗上呼吸道感染，症状改变或加重时应及时就诊。

2. 生活指导　平时应加强耐寒锻炼，增强体质，提高机体免疫力。生活要有规律，避免过度劳累。保持室内空气新鲜、阳光充足。少去人群密集的公共场所。戒烟、酒。

第二节　急性气管－支气管炎护理

急性气管－支气管炎是由生物、物理、化学刺激或过敏等因素引起的急性气管－支气管黏膜炎症，多为散发，无流行倾向，年老体弱者易患。临床表现主要为咳嗽和咳痰。多见于寒冷季节或气候突变时。

一、护理评估

1. 健康史　询问患者有无急性上呼吸道感染病史；有无接触过敏源史，如花粉、有机粉尘、真菌孢子、动物毛发排泄物或细菌蛋白质等；是否受寒冷天气影响等。

2. 身体评估　具体如下。

（1）症状：全身症状较轻，可伴低热、乏力、头痛及全身酸痛等，一般3~5d后消退。咳嗽、咳痰，先为干咳或咳少量黏液性痰，随后转为黏液脓性痰，痰量增多，咳嗽加剧，偶可痰中带血。咳嗽、咳痰可延续2~3周才消失，如迁延不愈，可演变为慢性支气管炎。如支气管发生痉挛，可出现程度不等的气促、喘鸣和胸骨后发紧感。

（2）体征：两肺呼吸音粗糙，可闻及散在干、湿性啰音，啰音部位常不固定，咳嗽后可减少或消失。

3. 心理 – 社会状况　评估患者对疾病的重视程度；评估是否掌握疾病预防知识及注意事项；注意患者所伴随的相应的心理反应，如呼吸道症状导致的患者社会适应能力的改变，胸闷、气短所引起的紧张和焦虑等心理状态改变。

4. 辅助检查　如下所述。

（1）血常规检查：白细胞总数及分类大多正常，细菌感染较重时，白细胞计数和中性粒细胞可增高。

（2）痰涂片或培养可发现致病菌。

（3）X 线胸片检查多为正常，或仅有肺纹理增粗。

二、治疗原则

治疗原则是止咳、祛痰、平喘和控制感染。

1. 抗菌治疗　如有细菌感染，应及时应用抗生素。可以首选大环内酯类、青霉素类，亦可选用头孢菌素或喹诺酮类等药物。

2. 对症治疗　对发热头痛者，选用解热镇痛药；咳嗽无痰者，可用止咳药；痰液黏稠不易咳出者，可用祛痰药，也可以用雾化吸入法祛痰，如有支气管痉挛，可用支气管扩张。

三、护理措施

1. 环境　提供整洁舒适、阳光充足的环境，保持室内空气新鲜，定时通风，但应避免对流，以免患者受凉，维持适宜的温、湿度。

2. 饮食护理　提供高蛋白、高维生素、高热量的清淡饮食，禁食辛辣、有刺激性和过于油腻的食物。鼓励患者多饮水，每天保证饮水在 1500mL 以上，充足的水分可保证呼吸道黏膜的湿润和病变黏膜的修复，有利于痰液的稀释和排出。

3. 避免诱因　注意保暖；避免尘埃、烟雾等不良刺激；适当休息，避免疲劳。如有发热，发热期间应卧床休息。

4. 用药护理　按医嘱正确、及时给予祛痰、止咳、解痉、平喘药及抗生素，注意观察药物的疗效和不良反应，如使用抗生素可引起过敏反应及大便秘结，祛痰药可致胃部不适及食欲减退等。

5. 病情观察　注意观察体温的变化及咳嗽、咳痰情况，注意有无胸闷、气促等症状，详细记录痰液的色、量、质及气味。指导患者正确留取痰液标本并及时送检，为诊断与治疗提供可靠的依据。

6. 促进有效排痰　指导有效咳痰、排痰。痰液黏稠不易咳出时，可按医嘱予以雾化吸入。年老、体弱者需协助翻身，拍背。

7. 心理护理　关心体贴患者，解除患者的焦虑情绪。

四、健康教育

1. 宣教　向患者及家属讲解有关病因及诱因、发病过程、预后知识，以稳定其情绪；帮助患者了解本病的治疗要点，强调多喝水的重要性，指导合理饮食、休息与活动，保证足够的营养、充足的睡眠，避免疲劳，有利于疾病的恢复；指导患者遵医嘱用药，帮助患者了解所用药物的作用及不良反应；告知患者如 2 周后症状仍持续存在，应及时就诊。

2. 避免诱因指导　保持居室空气新鲜、流通，适宜的温度和湿度，注意保暖，防治感冒；做好劳动保护，加强环境卫生，避免粉尘、刺激性气体及烟雾等有害因素的刺激；避免过度劳累；吸烟者劝其戒烟。

3. 活动与运动指导　平时生活要有规律，进行适当的耐寒训练，开展体育锻炼，以增强体质。

第三节 急性重症哮喘护理

一、疾病介绍

1. 定义 急性重症哮喘（acute severe asthma）是指哮喘持续发作，出现急性呼吸困难，用一般支气管舒张剂无效，引起严重缺氧，导致血压下降、意识障碍甚至昏迷、死亡。严重的哮喘发作持续24h以上者称为哮喘持续状态。急性重症哮喘病死率高达1%~3%，近年来有逐年增高趋势。

2. 急性重症哮喘的病因 如下所述。

（1）遗传因素：遗传因素在哮喘的发病中起重要作用，具体机制不明确，可能是通过调控免疫球蛋白E的水平及免疫反应基因发挥作用，二者互相作用、互相影响，导致气道受体处于不稳定状态或呈高反应性，而使相应的人群具有可能潜在性发展为哮喘的过敏性或特应性体质。

（2）外源性变应原

1）吸入性变应原：一般为微细颗粒，如衣物纤维、动物皮屑、花粉、油烟，空气中的真菌、细菌和尘螨等，另外还有职业性吸入物如刺激性气体。

2）摄入性变应原：通常为食物和药物，如海鲜、牛奶、鸡蛋、药物和食物添加剂等。

3）接触性变应原：外用化妆品、药物等。

3. 发病机制 如下所述。

（1）进行性加重气道炎症。

（2）气道炎症持续存在且疗效不佳，同时伴有支气管痉挛加重。

（3）在相对轻度炎症状的基础上骤发急性支气管痉挛，

（4）重症哮喘导致气道内广泛黏液性形成。

4. 临床表现 如下所述。

（1）主要表现

1）呼吸困难：严重喘憋、呼吸急促、呼气费力、端坐呼吸，出现"三凹"征，甚至胸腹矛盾运动。

2）精神及意识状态：焦虑恐惧、紧张、烦躁，重者意识模糊。

3）肺部体征：胸廓饱满呈吸气状态，呼吸幅度减小，两肺满布响亮哮鸣音，有感染时可闻及湿啰音；亦可因体力耗竭或小气道广泛痰栓形成而出现哮鸣音明显减弱或消失，呈"寂静肺"，提示病情危重。

4）脉搏：脉率常 >120次/分，有奇脉；危重者脉率可变慢，或不规则，奇脉消失。

5）皮肤潮湿多汗，脱水时皮肤弹性减低。危重者可有发绀。

（2）患者主诉：患者出现严重的呼气性呼吸困难，吸气浅，呼气时相延长且费力，强迫端坐呼吸，不能讲话，大汗淋漓，焦虑恐惧，表情痛苦，严重者出现意识障碍，甚至昏迷。

5. 治疗要点 具体如下。

（1）吸氧：低氧血症是导致重症哮喘死亡的主要原因。如果患者年龄在50岁以下，给予高浓度面罩吸氧（35%~40%）。给氧的目的是要将动脉血氧分压至少提高到8kPa，如果可能应维持在10~14kPa。入院后首次血气分析至关重要，并应严密随访，以了解低氧血症是否得到纠正，高碳酸血症是否发生，从而相应调整吸氧浓度和治疗方案。

（2）药物治疗：首先要建立静脉通道，遵医嘱用药。

1）肾上腺皮质激素：皮质激素为最有效的抗炎药。急性重症哮喘诊断一旦成立，应尽早大剂量使用激素，一般选用甲泼尼龙40~125mg（常用60mg），每6h静脉注射1次或泼尼松150~200mg/d，分次口服。

2）β受体激动剂：沙丁胺醇（舒喘灵）和特布他林（博利康尼）是目前国内外较为广泛使用的β受体激动剂，能迅速解除由哮喘早期反应所致支气管平滑肌痉挛，但对支气管黏膜非特异性炎症无效。在治疗急性重症哮喘时，多主张雾化吸入或者静脉注射。雾化装置以射流雾化器为佳，用氧气作为气源。超声雾化器对于严重缺氧患者可以进一步加重低氧血症，推荐剂量沙丁胺醇或特布他林溶液1mL（5mg）

+生理盐水 4mL 雾化吸入，氧流量 8~10L/min，嘱咐患者经口潮气量呼吸，每 4~6h 重复 1 次。静脉注射沙丁胺醇 1mg 溶于 100mL 液体内，在 30~60min 内滴完，每 6~8h 重复 1 次。

3）茶碱：具有舒张支气管平滑肌作用，并具有强心、利尿、扩张冠状动脉作用，此外还可兴奋呼吸中枢和呼吸肌，为常用平喘药物。一般用法为氨茶碱＋葡萄糖液稀释后缓慢静脉注射或静脉滴注，首剂量 4~6mg/kg，继而以每小时 0.6~0.8mg/kg 的速度做静脉滴注以维持持续的平喘作用。应注意药液浓度不能过高，注射速度不能过快（静脉注射时间不得少于 10min），以免引起严重毒性反应。

4）抗生素：在哮喘的急性发作期应用抗生素并非必要，但患者如有发热、脓痰，提示有呼吸道细菌继发感染时需应用抗生素，如静脉滴注哌拉西林每次 3~4g，1 次 /2h。或头孢呋辛，静脉滴注每次 1.5g，1 次 /8h。或根据痰涂片和细菌培养，药敏试验结果选用。

（3）机械通气：重症哮喘常因严重的支气管痉挛、黏膜充血水肿及黏液大量分泌，使气道阻力和内压骤增，引起严重的通气不足，导致严重的呼吸性酸中毒和低氧血症，最终可造成机体多器官功能衰竭而死亡。如不能短时间内控制病情进展，病死率极高。患者经过临床药物治疗，症状和肺功能无改善，甚至继续恶化，应及时给予机械通气。其指征主要包括：意识改变、呼吸肌疲劳、$PaCO_2 \geq 6kPa$（45mmHg）等。可先采用经鼻（面）罩无创机械通气，若无效应，及早行气管插管机械通气。

机械通气注意事项：①注意观察、调节、记录呼吸器通气压力的变化，以防止气胸等并发症。②根据 $PaCO_2$ 数值调节呼吸器通气量。③意识清醒者需要全身麻醉，以配合气管插管和呼吸协调。使用呼吸器时可给予适量镇静剂或麻醉药。④注意气道湿化。⑤每隔 3~4h 充分吸痰一次，吸引时间勿超过 15s，以防缺氧。吸痰前后要密切观察病情，严防因积痰大量上涌或脱管等引起窒息。⑥吸痰时注意无菌操作，以减少呼吸道感染。

（4）做好急诊监护

1）对危重患者应持续心电监护，定时进行动脉血气检查，需要时胸部摄片。注意观察血压，有无吸停脉及意识状态的改变。酌情测定中心静脉压、肺动脉压及嵌顿压。为了判断气道阻塞程度及治疗效果，酌情进行简便肺功能测定。

2）感染的预防及处理：感染是哮喘患者发作加重的重要因素。在实际工作中对治疗装置进行严格消毒、灭菌处理，及时更换呼吸管路，倾倒集液瓶内雾化液，吸痰、鼻饲的无菌操作，气囊的空气密闭气道都可以极大避免交叉感染和医院感染。病情允许时应及时翻身，以利痰液流出。

二、护理评估与观察要点

（一）护理评估

（1）既往史及有无哮喘家族史。

（2）发病的诱因及是否接触致敏原。

（3）咳嗽，痰液的颜色、性质、量和黏稠度。

（4）生命体征、意识状态。

（5）各项检查结果，如肺功能测定、痰液检查、动脉血气分析等，

（6）药物治疗的效果及不良反应，如各种吸入剂及糖皮质激素的应用。

（7）心理状况。

（二）观察要点

1. 现存问题观察　重症哮喘患者多表现为极度呼吸困难，焦虑不安，大汗淋漓，明显发绀，心动过速（心率可达 140 次 / 分），甚至出现呼吸障碍而危及患者的生命，因此必须严密观察病情变化，准确监测体温、血压、脉搏、呼吸、意识等生命体征。观察氧疗效果：指（趾）甲、口唇、耳垂颜色变化情况。观察心率、心律变化，注意有无奇脉。在临床工作中，特别要注意以下几点：①患者呼吸频率 >35 次 / 分，则是呼吸衰竭的先兆，其呼吸衰竭特征是呼吸频率突然由快变慢，吸呼比延长；②对于病情危重则哮鸣音消失，并不是病情好转的征象，而是一种危象；③如呼吸音很弱或听不到，则说明呼吸道阻塞严重，提示病情十分危重，有可能危及生命。

2. 并发症的观察　如下所述。

（1）肺炎、肺不张或支气管扩张症：哮喘常因感染而诱发，又因气道痉挛、痰液引流不畅使感染迁延不愈，造成恶性循环。除合并支气管炎外，因痰栓也可致肺段不张与肺炎。反复发生肺炎的部位可有支气管扩张。

（2）自发性气胸：一旦发生气胸，往往可导致死亡。当哮喘患者突然发生严重的呼吸困难时，应立即做胸部 X 线检查，以确定是否合并气胸，如患者主诉胸闷不适，有憋气感，同时发现有呼吸急促、烦躁不安、血氧饱和度下降、冷汗、脉速，伴随胸痛出现，经医生确诊后，立即于患侧第二肋间行胸腔闭式引流，及时处理。观察呼吸的频率、节律、血氧饱和度。

（3）肺气肿、肺源性心脏病：经常发作哮喘持续状态，易出现肺气肿，进而发展成肺源性心脏病。这可能是因为低氧血症累及小血管，使小血管痉挛而造成肺动脉高压，逐渐成为肺源性心脏病。严密观察患者神志、精神、呼吸频率、节律，定期监测血气分析，观察生命体征的变化。

（4）呼吸衰竭：严重哮喘时，由于气道阻塞，发生严重通气障碍，使 PaO_2 明显降低，$PaCO_2$ 升高，发生呼吸衰竭。密切观察病情，监测呼吸与心血管系统，包括观察全身情况、呼吸频率、节律、类型、心率、心律、血压以及血气分析结果，观察皮肤颜色、末梢循环、肢体温度等变化。

（5）电解质紊乱与酸碱失衡：哮喘持续状态时，由于通气功能发生明显障碍，可引起高碳酸血症和低氧血症。临床表现为呼吸性酸中毒和缺氧状态，特别是由于黏液栓堵塞气道，严重时可以发生呼吸暂停。经积极抢救又可能由于吸氧过多，换气过度，产生呼吸性碱中毒，血气分析可出现低 $PaCO_2$ 和高 PaO_2 的情况。一般建议 pH 值 <7.25 以下时可应用 5% 碳酸氢钠溶液 100~150 毫升/次静脉滴注。由于进食欠佳及缺氧所造成的胃肠道反应，患者常有呕吐，从而出现低钾、低氯性碱中毒，应予以及时补充，及时抽血查血电解质。

三、急诊救治流程

急性重症哮喘急诊救治流程详见图 4-1。

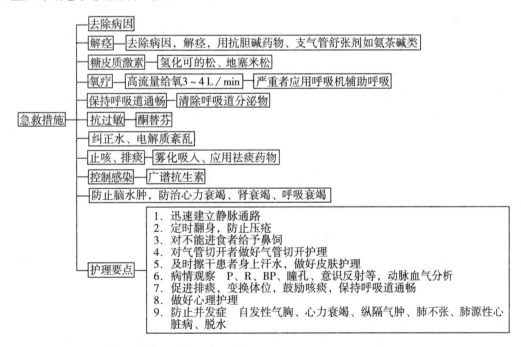

图 4-1　急性重症哮喘急诊救治流程图

第四节　支气管扩张护理

支气管扩张是指直径大于2mm的支气管由于管壁的肌肉和弹性组织破坏引起的慢性异常扩张。主要由于支气管及其周围组织的慢性炎症和支气管阻塞，引起支气管管壁肌肉和弹性组织的破坏，导致支气管管腔扩张和变形。临床上主要表现为慢性咳嗽伴大量脓痰和（或）反复咯血。

婴幼儿麻疹、百日咳、支气管肺炎等感染，是支气管–肺组织感染和阻塞所致的支气管扩张最常见的原因。随着人民生活水平的提高，麻疹、百日咳疫苗的预防接种，以及抗生素的临床应用，使本病的发病率大为降低。

一、护理评估

1. 健康史　详细询问患者既往是否有麻疹、百日咳、支气管肺炎迁延不愈；有无反复发作的呼吸道感染病史。

2. 身体状况　评估内容如下。

（1）主要症状

1）慢性咳嗽、大量脓痰：咳嗽、咳痰与体位改变有关，晨起及晚间卧床改变体位时咳嗽明显、痰量增多。感染急性发作时，黄绿色脓痰明显增加，一日达数百毫升；如有厌氧菌混合感染时，痰有恶臭味，呼吸有臭味。痰液收集于玻璃瓶中静置后分为4层：上层为泡沫，下悬脓性成分，中层为浑浊黏液，下层为坏死组织沉淀物。

2）反复咯血：50%~70%的患者反复咯血，量不等，从痰中带血至大咯血，咯血量与病情程度、病变范围不一致。部分患者仅有反复咯血，临床上称为"干性支气管扩张"，常见于结核性支气管扩张，病变多发生在引流良好的上叶支气管，且不易感染。

3）反复肺部感染：其特征是同一肺段反复发生肺炎并迁延不愈。这是由于扩张的支气管清除分泌物的功能丧失，引流差，易于反复发生感染。

4）全身中毒症状：反复的肺部感染引起全身中毒症状，出现间歇发热或高热、乏力、食欲减退、盗汗、消瘦、贫血等，严重者出现气促或发绀。

（2）体征：早期或干性支气管扩张无异常肺部体征。典型体征是在两肺下方持续存在的粗、中湿啰音，咳嗽、咳痰后啰音可暂时消失，以后又出现。结核引起的支气管扩张，湿啰音多位于肩胛间区；有时可伴哮鸣音。部分慢性患者可出现杵状指（趾）、贫血，肺功能严重下降的患者活动后可出现发绀等。

3. 心理–社会状况　支气管扩张是长期反复感染的慢性疾病，病程长，发病年龄较轻，给患者的学习、工作、甚至婚姻问题带来影响，尤其病情迁延反复，检查治疗收效不显著，患者出现悲观、焦虑情绪；痰多、有口臭的患者，在心理上产生极大压力，表现自卑、孤独、回避。若突然大咯血时，又可出现精神紧张、恐惧等表现。

4. 辅助检查　如下所述。

（1）胸部X线检查：早期轻者一侧或双侧肺纹理增多、增粗现象；典型X线表现为粗乱肺纹理中有多个不规则的蜂窝状透亮阴影，或沿支气管的卷发状阴影，感染时阴影内出现液平面。

（2）胸部CT检查：显示管壁增厚的柱状扩张，或成串成簇的囊样改变。

（3）支气管造影：是诊断支气管扩张的主要依据，可确诊本病，确定病变部位、性质、范围、严重程度，为治疗或手术切除提供重要参考依据。

（4）纤维支气管镜检查：明确出血、扩张或阻塞部位，还可进行活检、局部灌洗、局部止血，取冲洗液做微生物检查。

（5）实验室检查：继发肺部感染时白细胞总数和中性粒细胞增多。痰涂片或培养发现致病菌。

二、治疗原则

其原则是控制呼吸道感染，保持呼吸道引流通畅，处理咯血，必要时手术治疗。

1. 控制感染　是急性感染期的主要治疗措施。急性感染时根据病情、痰培养及药物敏感实验选用合适抗生素控制感染。

2. 加强痰液引流　痰液引流和抗生素治疗同样重要，可保持气道通畅，减少继发感染和减轻全身中毒症状。主要治疗方法有物理治疗法、药物祛痰法、纤维支气管镜吸痰法等。

3. 手术治疗　适用于病灶范围较局限，全身情况较好，经药物治疗仍有反复大咯血或感染者。根据病变范围行肺段或肺叶切除术；病变范围广泛或伴有严重心、肺功能障碍者不宜手术治疗。

4. 咯血处理　少量咯血给予药物止血；大量咯血时常用垂体后叶素缓慢静脉注射，经药物治疗无效者，行支气管动脉造影，根据出血小动脉的定位，注入明胶海绵或聚乙烯醇栓，或行栓塞止血。

三、护理措施

1. 一般护理　如下所述。

（1）急性感染或病情严重者卧床休息；保持室内空气流通，维持适宜的温度、湿度，注意保暖；使用防臭、除臭剂，消除室内异味。避免到空气污染的公共场所，戒烟、避免接触呼吸道感染患者。

（2）加强营养，摄入总热量以不低于3000kcal/d为宜，指导患者多进食肉类、蛋类、豆类及新鲜蔬菜、水果等高蛋白、高热量及富含维生素和矿物质的饮食，增强机体抵抗力；高热者给予物理降温，鼓励患者多饮水，保证摄入足够的水分，饮水量在1.5~2L/d，利于痰液稀释，易于咳出。大咯血时应暂禁食。

2. 病情观察　观察患者咳嗽、咳痰的量、颜色、黏稠度及痰液的气味，咳嗽、咳痰与体位的关系；有无咯血，以及咯血的量、性质；有无胸闷、气急、烦躁不安、面色苍白、神色紧张、出冷汗等异常表现，并密切观察患者体温、心率、呼吸、血压的变化，警惕窒息的发生。

3. 体位引流护理　体位引流是利用重力作用促使呼吸道分泌物流入支气管、气管排出体外。有助于排除积痰，减少继发感染和全身中毒症状。对痰多、黏稠而不易排除者，其作用有时不亚于抗生素，具体措施如下。

（1）引流前向患者说明体位引流的目的及操作过程，消除顾虑，取得患者的合作。

（2）根据病变部位及患者自身体验，采取相应体位。原则上抬高患肺位置，使引流支气管开口向下，同时辅以拍背，以借重力作用使痰液流出。

（3）引流宜在饭前进行，以免饭后引流导致呕吐。引流1~3次/d，15~20min/次，时间安排在早晨起床时、晚餐前及睡前。

（4）引流过程中鼓励患者做深呼吸及有效咳嗽，以利于痰液排出；同时注意观察患者反应，如出现咯血、头晕、发绀、呼吸困难、出汗、疲劳等症状，及时停止。

（5）对痰液黏稠者，先用生理盐水超声雾化吸入或服用祛痰药（氯化铵、溴己新等），以稀释痰液，提高引流效果。

（6）引流完毕，给予清水漱口，去除痰液气味，保持口腔清洁，记录排出的痰量和性质，必要时送检。引流过程中应有护士或家人的协助。

4. 预防咯血窒息的护理　具体措施如下。

（1）嘱少量咯血患者卧床休息，大咯血者绝对卧床休息，取侧卧位或头侧平卧位，避免窒息。

（2）准备好抢救物品（如吸引器、氧气、气管插管、气管切开包、鼻导管、喉镜、止血药、呼吸兴奋剂、升压药及备血等）。

（3）如果发现患者咯血时突然出现胸闷、气急、发绀、烦躁、神色紧张、面色苍白、冷汗、突然坐起等，应怀疑患者发生了窒息，立即通知医师；同时让患者侧卧取头低脚高位，轻拍背部，协助将血咯出；无效时可直接用鼻导管抽吸，必要时行气管插管或气管切开，以解除呼吸道梗阻。

（4）发生大咯血时，安慰患者，嘱其保持镇静，不能屏气，将血轻轻咯出。

5. 心理护理　以尊重、亲切的态度，多与患者交谈，给予心理支持，帮助患者树立治疗信心，消除紧张、焦虑情绪；发生大咯血时，守护在患者身边，安慰患者，轻声、简要解释病情，减轻患者的紧张情绪，消除恐惧感，告知患者心情放松有利止血，并让患者配合治疗。

四、健康教育

（1）做好麻疹、百日咳等呼吸道传染性疾病的预防接种工作，积极防治支气管肺炎、肺结核等呼吸道感染；治疗上呼吸道的慢性病灶，如扁桃体炎、鼻窦炎、龋齿等，减少呼吸道反复感染的机会。急性感染期，选用有效的抗生素，防止病情加重。注意口腔清洁卫生，用复方硼酸溶液漱口，一日数次。痰液经灭菌处理或焚烧。

（2）锻炼身体，避免受凉，减少刺激性气体吸入，务必戒烟。

（3）教会患者体位引流的方法和选择体位的原则，如两上肺叶的病变，选择坐位或头高脚低的卧位；中、下肺叶的病变，选择头低脚高的健侧卧位。体位的选择不宜刻板，患者还可根据自身体验（有利于痰液排除的体位）选择最佳的引流体位。指导患者和家属掌握有效咳嗽、雾化吸入的方法，观察感染、咯血等症状，以及引流过程中不良反应的处理，一旦症状加重，及时就诊。

（4）向患者说明咯血量的多少与病情程度不一定成正比，咯血时不要惊慌，及时就诊。

（5）对合并肺气肿者应进行呼吸功能锻炼。

第五节　慢性阻塞性肺疾病

慢性阻塞性肺疾病（chronic obstructive pulmonary disease，COPD）是一种具有气流受限特征的可以预防和治疗的疾病，气流受限不完全可逆、呈进行性发展，与肺部对香烟烟雾等有害气体或有害颗粒的异常炎症反应有关。COPD 主要累及肺脏，但也可引起全身（或称肺外）的不良效应。

COPD 与慢性支气管炎和肺气肿密切相关。通常，慢性支气管炎是指在除外慢性咳嗽的其他已知原因后，患者每年咳嗽、咳痰 3 个月以上，并连续 2 年者。肺气肿则指肺部终末细支气管远端气腔出现异常持久的扩张，并伴有肺泡壁和细支气管的破坏而无明显的肺纤维化。当慢性支气管炎、肺气肿患者肺功能检查出现气流受限，并且不能完全可逆时，则能诊断为 COPD。如患者只有慢性支气管炎和（或）肺气肿，而无气流受限，则不能诊断为 COPD。

COPD 由于其患者数多，死亡率高，社会经济负担重，已成为一个重要的公共卫生问题。COPD 目前居全球死亡原因的第 4 位，世界银行/世界卫生组织公布，至 2020 年 COPD 将位居世界疾病经济负担的第 5 位。在我国，COPD 同样是严重危害人民身体健康的重要慢性呼吸系统疾病。

一、护理评估

1. 健康史　评估患者慢性支气管炎等既往呼吸道感染的病史；注意询问吸烟史；评估患者的生活环境和职业，是否长期接触有害物质及生产劳动环境；评估既往健康情况，有无慢性肺部疾病；此次患病的起病情况、表现特点和诊治经过等。

2. 病史特征　COPD 患病过程应有以下特征。

（1）吸烟史：多有长期较大量吸烟史。

（2）职业性或环境有害物质接触：如较长期粉尘、烟雾、有害颗粒或有害气体接触史。

（3）家族史：COPD 有家族聚集倾向。

（4）发病年龄及好发季节：多于中年以后发病，症状好发于秋冬寒冷季节，常有反复呼吸道感染及急性加重史。随病情进展，急性加重越渐频繁。

（5）慢性肺源性心脏病史：COPD 后期出现低氧血症和（或）高碳酸血症，可并发慢性肺源性心脏病和右心衰竭。

3. 身体评估　评估内容如下。

（1）症状

1）慢性咳嗽：通常为首发症状。初起咳嗽呈间歇性，早晨较重，以后早晚或整日均有咳嗽，但夜间咳嗽并不显著。少数病例咳嗽不伴咳痰。也有部分病例虽有明显气流受限但无咳嗽症状。

2）咳痰：咳嗽后通常咳少量黏液性痰，部分患者在清晨较多；合并感染时痰量增多，常有脓性痰。

3）气短或呼吸困难：这是COPD的标志性症状，是使患者焦虑不安的主要原因，早期仅于劳力时出现，后逐渐加重，以致日常活动甚至休息时也感气短。

4）喘息和胸闷：不是COPD的特异性症状。部分患者特别是重度患者有喘息；胸部紧闷感通常于劳力后发生，与呼吸费力、肋间肌等容性收缩有关。

5）全身性症状：在疾病的临床过程中，特别在较重患者，可能会发生全身性症状，如体重下降、食欲减退、外周肌肉萎缩和功能障碍、精神抑郁和（或）焦虑等。

（2）体征：COPD早期体征可不明显，随疾病进展，常有以下体征。

1）视诊及触诊：胸廓形态异常，包括胸部过度膨胀、前后径增大、剑突下胸骨下角（腹上角）增宽及腹部膨凸等；常见呼吸变浅，频率增快，辅助呼吸肌如斜角肌及胸锁乳突肌参加呼吸运动，重症可见胸腹矛盾运动；患者不时采用缩唇呼吸以增加呼出气量；呼吸困难加重时常采取前倾坐位；低氧血症者可出现黏膜及皮肤发绀，伴右心衰竭者可见下肢水肿、肝脏增大。

2）叩诊：由于肺过度充气使心浊音界缩小，肺肝界降低，肺叩诊可呈过度清音。

3）听诊：两肺呼吸音可减低，呼气相延长，平静呼吸时可闻干性啰音，两肺底或其他肺野可闻湿啰音；心音遥远，剑突部心音较清晰响亮。

4. 临床分期　COPD病程可分为急性加重期与稳定期。

（1）COPD急性加重期：是指患者出现超越日常状况的持续恶化，并需改变基础COPD的常规用药者，通常在疾病过程中，患者短期内咳嗽、咳痰、气短和（或）喘息加重，痰量增多，呈脓性或黏脓性，可伴发热等炎症明显加重的表现。

（2）稳定期：则指患者咳嗽、咳痰、气短等症状稳定或症状轻微。

5. 心理－社会状况　由于病程长、病情反复发作、健康状况每况愈下，患者出现逐渐加重的呼吸困难，导致劳动能力逐渐丧失，同时也给患者带来较重的精神负担和经济负担，患者易出现焦虑、悲观、沮丧等心理反应，甚至对治疗失去信心。病情一旦发展到影响工作和生活时，患者容易产生自卑和孤独的心理。

6. 辅助检查　如下所述。

（1）肺功能检查：肺功能检查是判断气流受限的客观指标，其重复性好，对COPD的诊断、严重程度评价、疾病进展、预后及治疗反应等均有重要意义。气流受限是以第一秒用力呼气量（FEV_1）占用力肺活量百分比（FEV_1/FVC）降低来确定的。FEV_1/FVC是COPD的一项敏感指标，可检出轻度气流受限。FEV_1占预计值的百分比（$FEV_1\%$预计值）是中、重度气流受限的良好指标，它变异性小，易于操作，应作为COPD肺功能检查的基本项目。

（2）胸部X线检查：X线检查对确定肺部并发症及与其他疾病（如肺间质纤维化、肺结核等）鉴别有重要意义。COPD早期X线胸片可无明显变化，以后出现肺纹理增多、紊乱等非特征性改变；主要X线体征为肺过度充气。并发肺动脉高压和肺源性心脏病时，除右心增大的X线征外，还可有肺动脉圆锥膨隆，肺门血管影扩大及右下肺动脉增宽等。

（3）动脉血气分析：血气异常首先表现为轻、中度低氧血症。随疾病进展，低氧血症逐渐加重，并出现高碳酸血症。

（4）其他检查：低氧血症时，血红蛋白及红细胞可增高。并发感染时外周血白细胞增高，核左移，痰培养可检出各种病原菌，常见者为肺炎链球菌、流感嗜血杆菌、卡他莫拉菌、肺炎克雷白杆菌等。

二、治疗原则

1. COPD 稳定期治疗　如下所述。

（1）治疗目的

1）减轻症状，阻止病情发展。

2）缓解或阻止肺功能下降。

3）改善活动能力，提高生活质量。

4）降低病死率。

（2）教育与管理：主要内容包括：①教育与督促患者戒烟；②使患者了解 COPD 的病理生理与临床基础知识；③掌握一般和某些特殊的治疗方法；④学会自我控制病情的技巧，如腹式呼吸及缩唇呼吸锻炼等；⑤了解赴医院就诊的时机；⑥社区医生定期随访管理。

（3）控制职业性或环境污染：避免或防止粉尘、烟雾及有害气体吸入。

（4）药物治疗：根据疾病的严重程度，逐步增加治疗，如果没有出现明显的药物不良反应或病情的恶化，应在同一水平维持长期的规律治疗。根据患者对治疗的反应及时调整治疗方案。

1）支气管舒张剂：是控制 COPD 症状的主要治疗措施。主要的支气管舒张剂有 β_2 受体激动剂、抗胆碱药及甲基黄嘌呤类。

2）糖皮质激素：长期规律吸入糖皮质激素较适用于 $FEV_1<50\%$ 预计值（Ⅲ级和Ⅳ级）并且有临床症状以及反复加重的 COPD 患者。目前常用剂型有沙美特罗＋氟替卡松、福莫特罗＋布地奈德。

3）其他药物：祛痰药；抗氧化剂；免疫调节剂；流感疫苗；中药。

（5）氧疗：COPD 稳定期进行长期家庭氧疗对具有慢性呼吸衰竭的患者可提高生存率。对血流动力学、血液学特征、运动能力、肺生理和精神状态都会产生有益的影响。

（6）康复治疗：包括呼吸生理治疗、肌肉训练、营养支持、精神治疗与教育等多方面措施。

（7）外科治疗：包括肺大泡切除术、肺减容术和肺移植术。

2. COPD 急性加重期的治疗　如下所述。

（1）确定 COPD 急性加重的原因。

（2）COPD 急性加重的诊断和严重性评价。

（3）院外治疗：对于 COPD 加重早期，病情较轻的患者可以在院外治疗，但需注意病情变化，及时决定送医院治疗的时机。院外治疗包括适当增加以往所用支气管舒张剂的剂量及频度。口服糖皮质激素，也可糖皮质激素联合长效 β_2 受体激动剂雾化吸入治疗。咳嗽痰量增多并呈脓性时应积极给予抗生素治疗。

（4）住院治疗：COPD 加重期主要的治疗方案如下。

1）根据症状、血气分析、胸部 X 线片等评估病情的严重程度。

2）控制性氧疗：氧疗是 COPD 加重期住院患者的基础治疗。

3）抗生素：COPD 急性加重多由细菌感染诱发，故抗生素在 COPD 加重期治疗中具有重要地位。

4）支气管舒张剂：短效 β_2 受体激动剂较适用于 COPD 急性加重期的治疗。若效果不显著，建议加用抗胆碱能药物。对于较为严重的 COPD 加重者，可考虑静脉滴注茶碱类药物。

5）糖皮质激素：在应用支气管舒张剂基础上，口服或静脉滴注糖皮质激素。

6）机械通气：可通过无创或有创方式给予机械通气，根据病情需要，可首选无创性机械通气。

7）其他治疗措施：维持液体和电解质平衡；注意补充营养。

三、护理措施

1. 环境　提供整洁、舒适、阳光充足的环境。保持室内空气新鲜，定时通风，但应避免对流，以免患者受凉。维持适宜的温湿度。

2. 饮食　根据患者的病情和饮食习惯，给予高热量、高蛋白、高维生素的易消化饮食，食物宜清淡，避免油腻、辛辣。避免过冷、过热及产气食物，以防腹胀而影响膈肌运动。指导患者少食多餐，避免因过度饱胀而引起呼吸不畅。注意保持口腔清洁卫生，以增进食欲，补充机体必需营养物质，预防营养不良及呼吸肌疲劳的发生；便秘者，应鼓励多进食富含纤维素的蔬菜和水果。在患者病情允许时，鼓励患者多饮水，每天保证饮水在 1500mL 以上，足够的水分可保证呼吸道黏膜的湿润和病变黏膜的修复，有利于痰液的稀释和排出。

3. **休息**　急性加重期，卧床休息，协助患者取舒适体位，以减少机体消耗。稳定期可适当活动，帮助患者制定活动计划，活动应量力而行，循序渐进，以患者不感到疲劳为宜。

4. **病情观察**　监测患者呼吸频率、节律、深度及呼吸困难的程度。监测生命体征，尤其是血压、心率和心律的变化。观察缺氧及二氧化碳潴留的症状和体征。密切观察患者咳嗽、咳痰情况。注意有无并发症的发生。监测动脉血气分析、电解质、酸碱平衡状况。

5. **保持呼吸道通畅**　及时清除呼吸道分泌物，保持气道通畅，是改善通气，防止和纠正缺氧与二氧化碳潴留的前提。护理措施包括胸部物理疗法、湿化和雾化、机械吸痰及必要时协助医生建立人工气道。

6. **用药护理**　遵医嘱正确、及时给药，指导患者正确使用支气管解痉气雾剂。长期或联合使用抗生素可导致二重感染，应注意观察。

7. **氧疗护理**　在氧疗实施过程中，应注意观察氧疗效果，如吸氧后患者呼吸困难减轻、呼吸频率减慢、发绀减轻、心悸缓解、活动耐力增加或动脉血 PaO_2 达到 7.33kPa 以上，$PaCO_2$ 呈逐渐下降趋势，显示氧疗有效。应根据动脉血气分析结果和患者的临床表现，及时调整吸氧流量或浓度，达到既保持氧疗效果，又可防止氧中毒和二氧化碳麻醉的目的。注意保持吸入氧气的湿化，以免干燥的氧气对呼吸道产生刺激和气道黏液栓形成。输送氧气的导管、面罩、气管导管等应妥善固定，以使患者感到舒适；保持其清洁与通畅，所有吸氧装置均应定期消毒，专人使用，预防感染和交叉感染。向患者家属交代氧疗的重要性，嘱其不要擅自停止吸氧或变动氧流量。特别是睡眠时氧疗不可间歇，以防熟睡时呼吸中枢兴奋性减弱或上呼吸道阻塞而加重低氧血症。

8. **呼吸功能锻炼**　适合稳定期患者，其目的是使浅而快的呼吸变为深而慢的有效呼吸。进行腹式呼吸和缩唇呼吸等呼吸功能训练，能有效加强膈肌运动，提高通气量，减少耗氧量，改善呼吸功能，减轻呼吸困难，增加活动耐力。具体方法如下：

（1）腹式呼吸训练：指导患者采取立位、坐位或平卧位，左、右手分别放在腹部和胸前，全身肌肉放松，静息呼吸。吸气时，用鼻吸入，尽力挺腹，胸部不动；呼气时，用口呼出，同时收缩腹部，胸廓保持最小活动幅度，缓呼深吸，增加肺泡通气量。理想的呼气时间应是吸气时间的 2~3 倍；呼吸 7~8 次 /min，反复训练，10~20min/ 次，2 次 /d。熟练后逐步增加次数和时间，使之成为不自觉的呼吸习惯。

（2）缩唇呼吸训练：用鼻吸气用口呼气，呼气时口唇缩拢似吹口哨状，持续而缓慢地呼气，同时收缩腹部。吸与呼时间之比为 1∶2 或 1∶3，尽量深吸缓呼，呼吸 7~8 次 /min，10~15min/ 次，训练 2 次 /d。缩唇呼气使呼出的气体流速减慢，延缓呼气气流下降，防止小气道因塌陷而过早闭合，改善通气和换气。

9. **心理护理**　了解和关心患者的心理状况，经常巡视，患者在严重呼吸困难期间，护士应尽量在床旁陪伴，或者将呼叫器放在患者易取之处，听到呼叫立即应答。允许患者提问和表达恐惧心理，让患者说出或写出引起焦虑的因素，教会患者自我放松等缓解焦虑的方法，也有利于缓解呼吸困难，改善通气。稳定期应鼓励患者生活自理及进行社交活动，以增强患者自信心。

四、健康教育

（1）了解 COPD 的概况，包括 COPD 的定义，气流受限特点，防控 COPD 的社会经济意义等。

（2）知道通过长期规范的治疗能够有效控制其症状，不同程度地减缓病情进展速度。

（3）了解 COPD 的病因，特别是吸烟的危害以及大气污染、反复发生上呼吸道感染等因素的作用。

（4）了解 COPD 的主要临床表现。

（5）了解 COPD 的诊断手段，以及如何评价相关检查结果，包括 X 线胸片和肺功能测定结果。

（6）知道 COPD 的主要治疗原则，了解常用药物的作用、用法和不良反应，包括掌握吸入用药技术。

（7）根据我国制定的 COPD 防治指南，结合患者的病程和病情，医患双方制定出初步的治疗方案，包括应用抗胆碱能药物、茶碱和 β_2 受体激动剂、必要时吸入糖皮质激素甚至短期口服激素，以后根据病情变化及治疗反应（包括肺功能测定指标）不断调整和完善，并制定出相应的随访计划。

（8）了解COPD急性加重的原因、临床表现及预防措施。发生急性加重时能进行紧急自我处理。

（9）知道在什么情况下应去医院就诊或急诊。

（10）学会最基本的、切实可行的判断病情轻重的方法，如6min步行、登楼梯或峰流速测定。

（11）帮助吸烟者尽快戒烟并坚持下去，包括介绍戒烟方法，必要时推荐相关药品。

（12）介绍并演示一些切实可行的康复锻炼方法，如腹式呼吸、深呼吸、缩唇呼吸。

（13）对于符合指征且具备条件者，指导其开展长期家庭氧疗及家庭无创机械通气治疗。

（14）设法增强或调整患者的机体免疫力，减少COPD的急性加重。如接种肺炎疫苗和每年接种1次流感疫苗。

第五章
内分泌科疾病护理

第一节 亚急性甲状腺炎护理

一、疾病概述

亚急性甲状腺炎（subacute thyroiditis）在临床上较为常见。多见于20~50岁成人，但也见于青年与老年。其中女性多见，发病率3~4倍于男性。

慢性淋巴细胞性甲状腺炎（chronic lymphocytic thyroiditis）又称桥本病（Hashimoto disease）或桥本甲状腺炎。目前认为本病与自身免疫有关，也称自身免疫性甲状腺炎，多见于中年妇女。本病有发展为甲状腺功能减退的趋势。

二、护理评估

（一）健康评估

1. 亚急性甲状腺炎　本病可能与病毒感染有关，起病前常有上呼吸道感染。发病时，患者血清中对某些病毒的抗体滴定度增高，包括流感病毒、柯萨奇病毒、腺病毒和腮腺炎病毒等。

2. 慢性淋巴细胞性甲状腺炎　目前有较多证据证明本病病因与自身免疫有关。本病患者血清中抗甲状腺抗体、包括甲状腺球蛋白抗体与甲状腺微粒体抗体常明显升高。甲状腺组织中有大量淋巴细胞与浆细胞浸润。本病可与其他自身免疫性疾病同时并存，如恶性贫血、舍格伦综合征、慢性活动性肝炎和系统性红斑狼疮等。本病患者的淋巴细胞在体外与甲状腺组织抗原接触后，可产生白细胞移动抑制因子。上述情况也可在Grave's病与特发性黏液性水肿患者中见到，提示三者有共同的发病因素。因此，Grave's病、特发性黏液性水肿与本病统称为自身免疫性甲状腺病。自身免疫性甲状腺病也可发生于同一家族中。

（二）临床症状与评估

1. 亚急性甲状腺炎

（1）局部表现：早期出现的最具有特征性的表现是甲状腺部位的疼痛，可先从一叶开始，以后扩大或转移到另一叶，或者始终局限于一叶。疼痛常向颌下、耳后或颈部等处放射，咀嚼或吞咽时疼痛加重。根据病变侵犯的范围大小，检查时可发现甲状腺弥漫性肿大，可超过正常体积的2~3倍；或在一侧腺体内触及大小不等的结节，表面不规则，质地较硬，呈紧韧感，但区别于甲状腺癌的坚硬感；病变部位触痛明显，周围界限尚清楚；颈部淋巴结一般无肿大。到疾病恢复期，局部疼痛已消失，急性期出现的甲状腺结节如体积较小可自行消失，如结节较大，仍可触及，结节不规则、坚韧、表面不平，周围界限清楚，无触痛。有些患者病变轻微，甲状腺不肿大或仅有轻微肿大，也可无疼痛。

（2）全身表现：早期，起病急骤，可有咽痛、畏寒、发热、寒战、全身乏力、食欲不振等。如病变较广泛，甲状腺滤泡大量受损，甲状腺素释放入血，患者可出现甲状腺功能亢进的表现，如烦躁、心慌、心悸、多汗、怕热、易怒、手颤等。有些患者病变较轻，仅有轻度甲亢症状或无甲亢症状。随着病情的发展，甲状腺滤泡内甲状腺素释放、耗竭，甲状腺滤泡细胞又尚未完全修复，患者可出现甲状腺功能减退症状，如乏力、畏寒、精神差、易疲劳等。随着甲状腺滤泡细胞的修复及功能恢复，临床表现亦逐渐恢复正常。

2. 慢性淋巴细胞性甲状腺炎

（1）局部症状：本病起病缓慢，甲状腺肿为其突出的临床表现，一般呈中度弥漫性肿大，仍保持甲状腺外形，但两侧可不对称，质韧如橡皮，表面光滑，随吞咽移动。但有时也可呈结节状，质较硬。甲状腺局部一般无疼痛，但部分患者甲状腺肿大较快，偶可出现压迫症状，如呼吸或咽下困难等。

（2）全身症状：早期病例的甲状腺功能尚能维持在正常范围内，但血清 TSH 可增高，说明该时甲状腺储备功能已下降。随着疾病的发展，临床上可出现甲状腺功能减退或黏液性水肿的表现。也有部分患者甲状腺不肿大、反而缩小，而其主要表现为甲状腺功能减退。慢性淋巴细胞性甲状腺炎也可出现一过性甲状腺毒症，少数患者可有突眼，但程度一般较轻。本病可与 Grave's 病同时存在。

（三）辅助检查及评估

1. 亚急性甲状腺炎　早期血清 T_3、T_4 等可有一过性增高，红细胞沉降率明显增快，甲状腺摄碘率明显降低，血清甲状腺球蛋白也可增高；以后血清 T_3、T_4 降低，TSH 增高；随着疾病的好转，甲状腺摄碘率与血清 T_3、T_4 等均可恢复正常。

2. 慢性粒巴细胞性甲状腺炎

（1）血清甲状腺微粒体（过氧化物酶）抗体、血清甲状腺球蛋白抗体：明显增加，对本病有诊断意义。

（2）血清 TSH：可升高。

（3）甲状腺摄碘率：正常或增高。

（4）甲状腺扫描：呈均匀分布，也可分布不均或表现为"冷结节"。

（5）其他实验室检查：红细胞沉降率（ESR）可加速，血清蛋白电泳丙种球蛋白可增高。

（四）心理－社会评估

甲状腺炎患者由于甲状腺激素分泌增多、神经兴奋性增高，常表现为悲观、抑郁、恐惧；且本病易反复，有较长的服药史，容易失去战胜疾病的信心。

三、护理诊断

1. 疼痛　与甲状腺炎症有关。

2. 体温过高　与炎症性疾病引起有关。

3. 营养失调（低于机体需要量）　与疾病有关。

4. 知识缺乏　与患者未接受或不充分接受相关疾病健康教育有关。

5. 焦虑　与疾病所致甲状腺肿大有关。

四、护理目标

（1）患者住院期间疼痛发生时能够及时采取有效的方法缓解。

（2）患者住院期间体温维持正常。

（3）患者住院期间体重不下降并维持在正常水平。

（4）患者住院期间能够复述对其进行健康教育的大多部分内容，能够说出、理解并能够执行，配合医疗护理则有效。

（5）患者住院期间主诉焦虑有所缓解，对治疗有信心。

五、护理措施

（一）生活护理

嘱患者尽量卧床休息，减少活动，评估患者疼痛的程度、性质，可为患者提供舒适的环境，使其放松，教会患者自我缓解疼痛的方法如分散注意力等，必要时可遵医嘱给予止痛药缓解疼痛，注意观察用药后有无不良反应发生。

（二）病情观察

观察患者生命体征，主要是体温变化和心率变化。体温过高时采取物理降温，按照高热患者护理措施进行护理，并注意监测降温后体温变化，嘱患者多饮水或其喜爱的饮料。

（三）饮食护理

嘱患者进食高热量、高蛋白质、高维生素并易于消化的食物，指导患者多摄入含钙丰富的食物，防止治疗期间药物不良反应引起的骨质疏松，同时对于消瘦的患者应每天监测体重。

（四）心理护理

多与患者接触、沟通，了解患者心理状况，鼓励患者抒发不良情绪，给予开导，缓解患者焦虑情绪。

（五）用药护理

（1）亚急性甲状腺炎：轻症病例用阿司匹林、吲哚美辛等非甾体抗炎药以控制症状。一般可用阿司匹林 0.5~1.0g，每日 2~3 次，口服，疗程一般在 2 周左右。症状较重者，可给予泼尼松 20~40mg/d，分次口服，症状可迅速缓解，体温下降，疼痛消失，甲状腺结节也很快缩小或消失。用药 1~2 周后可逐渐减量，疗程一般为 1~2 个月，但停药后可复发，再次治疗仍有效。有甲状腺毒症者可给予普萘洛尔以控制症状。如甲状腺摄碘率已恢复正常，停药后一般不再复发。少数患者可出现一过性甲状腺功能减退；如症状明显，可适当补充甲状腺制剂。有明显感染者，应做有关治疗。

（2）慢性淋巴细胞性甲状腺炎：早期患者如甲状腺肿大不显著或症状不明显者，不一定予以治疗，可随访观察。但若已有甲状腺功能减退，即使仅有血清 TSH 增高（提示甲状腺功能已有一定不足）而症状不明显者，均应予以甲状腺制剂治疗。一般采用干甲状腺片或左旋甲状腺素（L-T$_4$），剂量视病情反应而定。宜从小剂量开始，干甲状腺片 20mg/d，或 L-T$_4$ 25~50μg/d，以后逐渐增加。维持剂量为干甲状腺片 60~180mg/d，或 L-T$_4$ 100~150vg/d，分次口服。部分患者用药后甲状腺可明显缩小。疗程视病情而定，有时需终身服用。

（3）伴有甲状腺功能亢进的患者，应予以抗甲状腺药物治疗，但剂量宜小，否则易出现甲状腺功能减退。一般不采用放射性碘或手术治疗，否则可出现严重黏液性水肿。

（4）糖皮质激素虽可使甲状腺缩小与抗甲状腺抗体滴定度降低，但具有一定不良反应，且停药后可复发，故一般不用。但如甲状腺迅速肿大或伴有疼痛、压迫症状者，可短期应用以较快缓解症状。每日给予泼尼松 30mg，分次口服。以后逐渐递减，可用 1~2 个月。病情稳定后停药。

（5）如有明显压迫症状，经甲状腺制剂等药物治疗后甲状腺不缩小，或疑有甲状腺癌者，可考虑手术治疗，术后仍应继续补充甲状腺制剂。用药期间注意观察患者使用激素治疗后有无不良反应的发生，注意患者的安全护理。

（六）健康教育

评估患者对疾病的知识掌握程度以及学习能力，根据患者具体情况制定合理的健康教育计划并有效实施，帮助患者获得战胜疾病的信心。

第二节　甲状旁腺功能减退症护理

一、疾病概述

甲状旁腺功能减退（简称甲旁减）是指甲状腺激素（PTH）分泌过少和（或）效应不足引起的一组临床综合征。临床常见类型有特发性甲旁减、原发性甲旁减、低血镁性甲旁减，少见的类型包括假性甲旁减等。其临床特点是手足搐搦、癫痫样发作、低钙血症和高磷血症。长期口服钙剂和维生素 D 制剂可使病情得到控制。

二、护理评估

（一）健康评估

评估患者的年龄、性别，了解患者有无颈部手术史；有无颈部放疗史；有无手足麻木、刺痛感；有无抽搐史。甲状旁腺功能不全（hypoparathyroidism）简称甲旁低，其原因如下。

1. 先天性甲状旁腺发育不全或未发育

（1）伴有胸腺发育缺损或其他第3、4咽弓发育缺陷者，尚可有第1、5咽弓发育异常及其他内脏器官的发育畸形（Di-George综合征）。

（2）伴有染色体异常：第18对或第16对常染色体呈环形。

（3）单纯缺损。

2. 暂时性甲状旁腺功能减低

（1）早期新生儿低血钙脐血PTH水平低，至第6天才增长1倍，达正常小儿水平；生后12~72小时常有低血钙。尤多见于早产儿、糖尿病母亲所生的出生时有窒息的新生儿。

（2）晚期新生儿低血钙：生后2~3天至1周，低血钙的出现可受牛奶喂养的影响，人奶喂养者少见，因人奶中含磷4.8~5.6mmol/L（150~175mg/L），而牛奶含磷32.2mmol/L（1000mg/L）。摄入磷高而肾脏滤过磷相对较低，因此产生高血磷低血钙。

（3）酶成熟延迟：见于某些1~8周婴儿，由于酶的未成熟，不能将所生成的前甲状旁腺素原（prepro PTH）或甲状旁腺素原（pro PTH）裂解成有生物活性的PTH释放入血，或由于腺细胞的胞吐作用障碍，不能释放出细胞，因此造成PTH低下或PTH生物活性不足。

（4）母亲患甲状旁腺功能亢进：胚胎期间受母体血中高血钙影响，新生儿甲状旁腺受到抑制，出生后可表现为暂时性甲状旁腺功能减低，可持续数周至数月之久。

3. 家族性伴性隐性遗传性甲旁低　曾有兄弟两人患此症而死于车祸，尸解时发现无甲状旁腺，因此认为X染色体上某些基因可调节甲状旁腺的胚胎发育。甲旁低亦可有散发性，或呈常染色体显性或隐性遗传，或男性遗传男性。

4. 特发性甲旁低　可见于各种年龄，原因不明，可能为自身免疫性疾病，常合并其他自身免疫性疾病如艾迪生病、桥本病、甲亢、恶性贫血或继发白色念珠菌病等。1/3以上的患儿血中可查到抗甲状旁腺抗体。

5. 外科切除或甲状旁腺受损伤　甲状腺次全切除术时将甲状旁腺切除或损伤，如系部分切除或供血暂时不足者数周后可自行恢复，如大部分或全部被切除则为永久性功能不全。颈部炎症或创伤亦可使甲状旁腺受损。再如浸润性病变，肿瘤亦可破坏甲状旁腺。

6. PTH分子结构不正常　又称假性特发性甲旁低，PTH数值虽然正常或增高，但无生理活性，临床表现与甲旁低同。注射外源性有活性的PTH可矫正其钙、磷异常。

7. 靶组织对PTH反应不敏感　①假性甲旁低Ⅰ型。②假性甲旁低Ⅱ型。③假性甲旁低伴亢进症（纤维囊性骨炎）。

（二）临床症状及评估

1. 神经肌肉表现

（1）手足搐搦：表现为反复发作。发作前常有手指、脚趾及口周感觉异常，局部发麻、蚁行感及肌肉刺痛感等先兆症状。发作时手足及面肌麻木、痉挛，继而出现手足搐搦。典型者表现为双侧拇指内收，掌指关节屈曲，指间关节伸展，腕、肘关节屈曲，形成"助产士"手。同时，双足亦呈强直性伸展，膝、髋关节屈曲。新生儿患者主要表现为手足搐搦。对隐匿型手足搐搦患者应注意观察Chovstek和irousseau征阳性。由于甲旁减主要改变是低血钙和高血磷，而低血钙又与神经肌肉兴奋性密切相关，故长期或反复手足搐搦的病史是甲旁减临床诊断的重要线索。

（2）癫痫发作：发生率仅次于手足搐搦。可表现为典型癫痫大、小发作，亦可局限性发作，少数则以癫痫为首发或唯一表现而易致误诊。重者还可见腕踝痉挛、喉哮鸣及抽搐。其发生机制不明，可能与低血钙使脑组织发生病理性水潴留，或激发原有的致病因素有关。

（3）异位钙化：约有 2/3 患者可出现颅内基底节钙化，多见特发性甲旁减及假性甲旁减。基底节钙化与低血钙可引起锥体外系症状，如帕金森症或舞蹈病。纠正低血钙上述症状可减轻或消失。若异位钙化出现在骨、关节或软组织周围，则形成骨赘，引起关节强直和疼痛等。

（4）颅内高压及视盘水肿：少数患者可有假性脑瘤的临床表现，出现视野缺损、头痛、嗜睡、视盘水肿和颅高压，但无脑瘤引起的眼、脑定位性症状和体征。可能与低血钙致血管渗透性增加有关，补钙治疗后症状可消失。

2. 精神异常表现　轻者表现为易激动、烦躁、恐惧、失眠，重者出现妄想、幻觉、人格改变、谵妄或痴呆。其发生可能与钙磷代谢异常影响神经递质释放、树突电位改变、轴突冲动传导减慢有关。

3. 外胚层组织营养变形表现　患者常见皮肤干燥、粗糙或脱屑，毛发稀少或脱落，指（趾）甲改变等外胚层组织营养变形症状。由于晶状体阳离子转运受阻而混浊，临床出现白内障。儿童患者可见齿发育不良。

4. 骨骼改变　病程长、病情重的患者表现为骨骼疼痛，腰和髋部疼痛。

5. 胃肠道功能紊乱　有恶心、呕吐、腹痛和便秘。

6. 其他表现

（1）特发性甲旁减：①神经性耳聋；②肾发育不良；③先天性胸腺萎缩所致免疫缺陷；④其他内分泌腺功能异常，如肾上腺皮质功能减退、甲状腺功能异常、性发育缺陷等；⑤指甲和口腔并发白色念珠菌感染；⑥心肌损害、心律失常及心力衰竭等。

（2）假性甲旁减：① Albright 遗传性骨营养不良（AHO）：表现为身材矮胖，圆脸、颈短、盾状胸廓、短指趾畸形（常见第 4、5 指趾），拇指末节短而宽，其指甲横径大于纵径，即 Murder 拇指。②骨骼病变：出现骨质疏松或纤维性囊性骨炎、骨骼疼痛及反复病理性骨折等。

（三）辅助检查及评估

1. 血钙、磷测定　正常成年人血清总钙值为 2.2~2.7mmol/L（8.8~10.9mg/dL），血游离钙值为（1.18±0.05）mmol/L；正常成年人血清磷浓度为 0.97~1.45mmol/L（3~4.5mg/dL），儿童为 1.29~2.10mmol/L（4.0~6.5mg/dL）。患者血清钙多 <2.0mmol/L，严重者可降至 1.0mmol/L；血清无机磷 >1.61 或 1.94mmol/L。

2. 血清碱性磷酸酶（ALP）及其同工酶　可正常或稍低。

3. 血 PTH　正常人血 PTH 范围为 24~36pmol/L。原发性甲旁减患者血 PTH 多数低于正常，亦可在正常范围；而假性甲旁减患者则血 PTH 可正常或高于正常人范围。

4. 尿钙、磷排量　我国正常成年人随意饮食时尿钙排量为每天 1.9~5.6mmol（75~225mg）。若患者用低钙饮食 3~4 天后 24 小时尿钙排量 >4.99mmol 即为升高；由于尿磷排量受饮食等因素影响，故对诊断的意义不如尿钙排量，只能作为初筛试验。

5. 环磷酸腺苷（cAMP）　cAMP 是目前已被公认的细胞内第二信使物质之一，其浓度取决于细胞膜上的腺苷环化酶和磷酸二酯酶的活性，并需要 PTH 参与。

6. PTH 刺激试验　肌内注射外源性 PTH 后检测尿磷及尿 cAMP 排量，正常人尿磷排量可增加 5~10 倍以上。

7. 基因诊断　根据临床病史特征，选择性进行相关基因某些已知缺陷筛查 PTH、GA-TA3、AIRE、CASR 及 GNASI 基因等。

8. EEG 检查　癫痫发作时的异常特点为，各导联基础节律持续广泛的慢波化，并突发性高电位慢波、过度呼气时慢波成分增加等。

9. X 线检查　基本变化主要包括为骨质疏松、骨质软化与佝偻病、软组织钙化与骨化等表现。①骨质疏松：呈现为普遍性骨小梁数目减少、变细，骨皮质变薄，骨质吸收脱钙，骨质稀疏。颅骨变薄，出现多发性斑点状透亮区，毛玻璃样或颗粒状，少数见局限性透亮区，可见虫蚀样骨质吸收。四肢长骨的生长障碍线明显，处于生长发育期的患者可出现干骺端的宽阔钙化带。②骨质软化：儿童患者主要表现为似佝偻病损害的骨骺端膨大变形，以及具有特征的假性骨折（Looser 带）。由于骨骼处于生长发育期，在 X 线片上可见许多特殊征象：早期为骨骺板临时钙化带不规则、变薄或模糊，干骺端凹陷。当临时钙化带消失后干骺端变宽伴毛刷状高密度影。③软组织钙化：表现为密度高、边缘锐利的斑点状、颗粒状、环状或线条状浓影。如能见到骨小梁结构则被称为软组织骨化。

10．MRI 本项目检查常被用于甲状旁腺扫描，腺体发育与否，腺体的大小、定位及其性质，并可检出 84% 的异位甲状旁腺腺体。

11．颅脑 CT 可见以基底节为中心的双侧对称性、多发性、多形性脑钙化的特点。除苍白球外，可广泛分布于壳核、尾状核、小脑齿状核、丘核、内囊及脑皮质、白质等处。

（四）心理 – 社会评估

疾病对心理 – 社会的影响表现为疾病本身多伴有精神兴奋、情感不稳定、易激惹或情绪淡漠、抑郁、失眠、自我贬低等症状，并可因其慢性病程和长期治疗而出现焦虑、性格变态，终致个人应对能力下降、家庭和人际关系紧张、社交障碍、自我概念紊乱等心理 – 社会功能失调。评估时应重点询问患者的职业、经济和婚姻状况、发病前有无过度紧张或精神创伤、发病后有无自我概念、精神或情绪状态的改变及其程度，对疾病的认知水平，家庭及人际关系处理方式等，全面了解患者的心理 – 社会状况，为制定整体护理计划做准备。

三、护理诊断

1．疼痛 与神经肌肉应激性增高和骨骼改变有关。
2．有外伤的危险 与抽搐时自我保护能力下降有关。
3．感知的改变 与神经精神症状有关。
4．自我形象紊乱 与外胚层组织营养变性有关。
5．营养失调（低于机体需要量） 与胃肠功能紊乱有关。
6．个人应对无效 与激素分泌功能异常所致个人心理 – 社会功能失调有关。
7．潜在并发症 电解质紊乱。

四、护理目标

（1）患者自诉疼痛症状改善。
（2）患者恐惧等精神神经症状减轻。
（3）无外伤史。
（4）患者能正确认识身体外表的改变。
（5）无营养失调发生。
（6）患者了解疾病的基本知识。

五、护理措施

（一）一般护理

（1）告知患者所用药物名称、作用、剂量和服用方法；教育患者知道药物治疗的不良反应，激素过量或不足的表现，以及时就医调整剂量。

（2）教育患者了解同所患疾病有关的实验室检查方法、过程和注意事项，指导患者按实验要求配合检查以确保实验结果的可靠性。

（3）有无皮肤干燥、粗糙，有无毛发稀疏、脱落或多毛及其毛发分布情况；有无知识缺乏，即所患内分泌疾病的有关知识缺乏。

（二）饮食护理

（1）患者宜清淡易消化饮食，注意各种营养的搭配。
（2）限制磷的摄入，给予无磷或低磷饮食；避免高磷食物，如粗粮、豆类、奶类、蛋黄、莴苣、奶酪等。
（3）注意食物的色、香、味；少量多餐，减少胃肠道反应。

（三）急性期护理

（1）患者发生手足搐搦时，医护人员不要惊慌，沉着冷静会给患者安全感。

（2）加床栏，并在床旁保护；保持呼吸道的通畅，防止抽搐时因分泌物引起窒息，必要时使用牙垫，防止舌咬伤。

（3）房间保持安静，避免刺激引起患者再次抽搐。各种操作应集中进行，避免不必要的刺激。

（4）遵医嘱给予钙制剂和镇静药，并观察用药反应。防止发生药物不良反应。

（5）密切观察病情变化，防止并发症的发生。

（四）间歇期的护理

（1）病室保持清洁，注意皮肤、口腔的护理，保持头发的清洁，减少脱发。

（2）告知患者所用药物名称、作用、剂量和服用方法；指导患者了解药物治疗的不良反应。

（3）轻症的甲旁减患者经补钙、限磷后，血清钙可以基本正常，症状得到控制；较重者要加用维生素 D 制剂，从小剂量开始，逐渐增加，以后逐渐调停，直至手足搐搦症状减轻，要告诉患者不要轻易地增减量，要按照医嘱进行服药。

（4）补镁的护理，对于伴有低镁患者，应立即补充，纠正低镁血症后低钙血症随即纠正，在使用过程中护士应密切观察患者的生命体征。

（五）心理护理

（1）情感支持：患者亲属的态度及护士的言行举止对患者的自我概念变化有着重要作用。护士应在患者亲属的理解和协助下，以尊重和关心的态度与患者多交谈，鼓励患者以各种方式表达形体改变所致的心理感受，确定患者对自身改变的了解程度及这些改变对其生活方式的影响，接受患者交谈中所呈现的焦虑和失落，使者在表达感受的同时获得情感上的支持。

（2）提高适应能力：与患者一起讨论激素水平异常是导致形体改变的原因，经治疗后随激素水平恢复至正常或接近正常、形体改变可得到改善或复原，消除患者因形体改变而引起的失望与挫折感以及焦虑与害怕的情绪，正确认识疾病所致的形体外观改变，提高对形体改变的认识和适应能力。

（3）指导患者改善身体外观的方法，如衣着合体和恰当的修饰等；鼓励患者参加正常的社会交往活动。

（4）对举止怪异、有人格改变的患者要加强观察，防止意外。

（六）健康教育

（1）让患者正确认识疾病，坚持遵医嘱服药，不要随意地增减量。如有不适，应尽快就诊。服药期间监测电解质平衡，防止发生电解质紊乱。

（2）告知患者应适当地调节自己的不良情绪，积极向上的心态有助于疾病的康复。

（3）告知患者的家属要给予患者心理上的支持，并学会观察用药过程中出现的不良反应，及时就诊。

第三节　甲状旁腺功能亢进症护理

一、疾病概述

原发性甲状旁腺功能亢进（primary hyperparathyroidism，简称甲旁亢）是由于甲状旁腺本身疾病引起的甲状旁腺素（parathyroid hormone，PTH）合成、分泌过多。其主要靶器官为骨和肾，对肠道也有间接作用。表现为骨吸收增加的骨骼病变、肾结石、高钙血症和低磷血症等一种内分泌性疾病。甲旁亢在欧美多见，在我国较少见，仅次于 DM 和甲状腺功能亢进症是内分泌疾病的第三位。1970 年以后采用血钙筛选，本病每年发现率较前增加 4~5 倍。女性多于男性，约 2~4 : 1。近年来发现老年人发病率高，儿童较少见，可能和遗传有关，需除外多发性内分泌腺瘤 I 型或 II 型。

二、护理评估

（一）健康评估

甲旁亢病因尚不明了，部分患者是家族性多发性内分泌腺瘤（multiple endocrine neoplasia，MEN），为常染色体显性遗传。有记者报道，颈部放疗后约11%~15%的患者发生良性和恶性的甲状腺和甲状旁腺肿物。本病的发生与遗传和放疗的确切关系还需进一步研究。

PTH其主要靶器官为骨和肾，对肠道也有间接作用。PTH的生理功能是调节体内钙的代谢并维持钙和磷的平衡，它促进破骨细胞的作用，使骨钙（磷酸钙）溶解释放入血，致血钙和血磷浓度升高。当其血中浓度超过肾阈时，便经尿排出，导致高尿钙和高尿磷。PTH同时能抑制肾小管对磷的回收，使尿磷增加、血磷降低。因此当发生甲旁亢时，可出现高血钙、高尿钙和低血磷，引起钙、磷和骨代谢紊乱及甲状旁腺激素分泌增多导致的一系列症状和体征。护士要询问患者是否有骨折史、骨畸形、骨关节痛、食欲不振、腹胀、便秘、恶心、呕吐、消化道溃疡史，是否反复发生泌尿系结石、慢性胰腺炎等。此外，护士还需询问女性已产妇患者，新生儿出生时是否有低钙性手足抽搐。部分患者系多发性内分泌腺瘤，护士要询问其家族是否有类似疾病的发生。

（二）临床症状及评估

1. 高钙血症　①中枢系统方面：记忆力减退、情绪不稳定、性格改变、淡漠、消沉、烦躁、多疑多虑、失眠、情绪不稳定和突然衰老。②神经肌肉系统方面：患者易疲劳、四肢肌肉无力、重者发生肌萎缩（钙浓度与神经肌肉兴奋性呈反比）。③钙沉着：沉积于肌腱导致非特异性关节痛，常累及手指关节，有时主要在近端指间关节，沉积于皮肤可导致皮肤瘙痒。④高钙危象：血钙 >4.5mmol/L（14mg/dL）时，患者可表现为极度衰竭、厌食、恶心、呕吐、严重脱水、烦躁、嗜睡、昏迷，甚至诱发室性心律失常而导致猝死。

2. 骨骼病变　典型病变为破骨或成骨细胞增多、骨质吸收，呈不同程度的骨质脱钙，结缔组织增生构成纤维性囊性骨炎。严重时引起多房囊肿样病变及棕色瘤，易发生病理性骨折及骨畸形。主要表现为广泛的骨关节疼痛，伴有明显压痛，多由下肢和腰部开始逐渐发展至全身，以至活动受限、卧床不起、翻身困难等。重者有骨畸形，如胸廓塌陷变窄、椎骨变形、骨盆畸形、四肢弯曲和身材变矮。约50%以上的患者有自发性病理性骨折和纤维囊性骨炎。国内报道的病例80%以骨骼病变表现为主。X线表现指骨内侧骨膜下皮质吸收和颅骨斑点状脱钙有诊断意义。

3. 泌尿系统症状　由于血钙过高致有多量钙自尿排出，患者常诉多尿、烦渴、多饮，尿结石发生率也较高，一般在60%~90%，临床上有肾绞痛、血尿或继发尿路感染，反复发作后可引起肾功能损害甚至可导致肾功能衰竭。本病所致的尿结石的特点为多发性、反复发作性、双侧性，结石常具有逐渐增多、增大等活动性现象，连同肾实质钙盐沉积，对本病具有诊断意义。肾小管内钙盐沉积和钙质盐沉着可引起肾功能衰竭，在一般尿结石患者中，约有2%~5%由本病引起。

4. 消化道症状　胃肠道平滑肌张力降低，胃蠕动缓慢引起纳差、便秘、腹胀、恶心、呕吐、上腹痛等症状。部分患者伴有十二指肠溃疡病，可能与血钙过高刺激胃黏膜分泌促胃液素有关。如同时伴有胰岛促胃液素瘤，如卓－艾综合征（Zollinger-Ellison syndrome），则消化性溃疡顽固难治，约5%~10%患者可伴有多发性胰腺炎，原因未明，可能因胰腺有钙盐沉着、胰管发生阻塞所致。

（三）辅助检查及评估

1. 实验室检查

（1）血钙：甲状旁腺功能亢进时血清总钙值呈现持续性升高或波动性升高，少数患者血清总钙值持续正常，因此需多次测定较为可靠，正常人血总钙值为2.2~2.7mmol/L（8.8~10.9mg/dL），血游离钙值为（1.18±0.05）mmol/L。合并维生素D缺乏、骨质软化症、肾功能不全、胰腺炎、低蛋白血症的甲亢患者，血清总钙值正常，但游离钙常增多。

（2）血磷：正常值成人为0.97~1.45mmol/L（3~4.5mg/dL），儿童为1.29~2.10mmol/L（4~6.5mg/dL）。低磷血症是本病的特点之一，但在肾功能不全、肾小球滤过率降低时，血清磷可正常或升高。

（3）血清 PTH：甲旁亢患者约 80%~90% 有 PTH 水平增高。血 PTH 增高的程度与血钙浓度、肿瘤大小和病情严重程度相平行。

（4）血清碱性磷酸酶（ALP）：正常值为 34~107U/L。甲旁亢，排除肝胆系统的疾病存在，则 ALP 水平增多。骨病愈严重，血清 ALP 值愈高。

（5）血清抗酒石酸酸性磷酸酶（tartrate resistance acid phosphatase，TRAP）：在骨吸收和骨转换增高时，血清 TRAP 浓度增高。在本病中血清 TRAP 常成倍增高，手术治疗如成功，可于术后 1~2 周内明显下降，甚至达正常。北京协和医院一组正常值为（7.2±1.9）U/L。

（6）24 小时尿钙：24 小时尿钙排泄量增加。主要由于血钙过高后肾小管滤过增加，尿钙也增多。高尿钙血症为 24 小时尿钙排量 >6.25mmol（女性）和 >7.5mmol（男性）。但尿钙排泄量可受维生素 D 和日光照射强弱以及有无尿结石等许多因素影响，故估价尿钙意义时应做具体分析。收集尿时应予酸化，以免钙盐沉淀影响结果。

（7）尿羟脯氨酸排量：甲旁亢时尿羟脯氨酸排泄增多，系骨质吸收较灵敏指标。北京协和医院内分泌科实验室尿羟脯氨酸正常值为（20±11）mg/24h。

2. X 线检查　普遍性骨质脱钙、骨质疏松，常为全身性，以胸腰椎、扁骨、掌骨和肋骨最显著，表现为密度减低、骨小梁减少，皮质变薄呈不均匀板层状，或骨小梁粗糙呈网状结构。少数患者尚可出现骨硬化和异位钙化。这种骨骼的多形性改变，可能与甲状旁腺激素对破骨细胞和成骨细胞的作用、降钙素的代偿和病变的腺体呈间歇性活动有关。X 线片中尚可见到多发性反复发生的尿结石及肾钙盐沉着症，对诊断均有价值。

3. 骨密度测定　甲旁亢时骨密度降低。

4. 其他定位检查

（1）颈部超声检查。

（2）颈部和纵隔 CT 扫描：对于前上纵隔腺瘤的诊断符合率为 67%。

（3）放射性核素检查：可检出 1cm 以上病变。

（4）选择性甲状旁腺静脉取血测 iPTH：血 iPTH 的峰值能反映病变甲状旁腺的位置。

（四）心理 - 社会评估

此病患者由于疾病所致高钙血症、可出现记忆力减退、情绪不稳、个性的改变等，护士应在监测水、电解质同时，关注患者情绪变化，给予安慰、鼓励，建立信任。

三、护理诊断

1. 疼痛　肌痛、骨骼痛与肌肉痉挛、骨吸收增加有关。
2. 皮肤完整性受损　与骨痛长期卧床、营养状况改变有关。
3. 便秘　与胃肠道平滑肌张力降低有关。
4. 躯体移动障碍　与骨骼变化引起活动范围受限有关。
5. 活动无耐力　与血钙浓度增高，降低了神经肌肉兴奋性有关。
6. 生活自理能力缺陷　与骨骼变化、活动受限有关。
7. 有受伤的危险　与骨质疏松、骨关节变形有关。
8. 维持健康能力改变　与日常体力活动不足有关。
9. 社交障碍　与骨骼变形、活动受限有关。
10. 知识缺乏　缺乏骨质疏松及相关知识。
11. 潜在并发症如高钙危象，与 PTH 分泌增多使骨钙溶解吸收入血有关。

四、护理目标

（1）保证患者足够的营养摄入，掌握适宜的运动方式，能合理搭配饮食，保证钙的需求。

（2）患者症状及不适主诉缓解。

（3）护士识别高钙危象的症状和体征。

（4）患者能正确对待疾病，能说出药物的使用方法、剂量和不良反应，积极配合治疗。

（5）患者促进正常排便。

（6）增进患者自我照顾能力。

（7）护理中维护患者安全。

（8）防止骨折等并发症的发生。

（9）能坚持服药，定期复诊。

（10）使患者了解有关疾病的相关知识。

五、护理措施

（一）一般护理

定时评估血压、心率、脉搏、呼吸频率的变化。避免环境寒冷，提高室温，增加被服，避免穿堂风。保持患者床单位干净、整洁，预防患者感染、压疮的发生。

（二）饮食护理

适度摄取蛋白质和脂肪，因高蛋白质食物和高脂肪食物会增加尿钙的排出而影响钙质的吸收。戒烟戒酒，避免摄入过多的咖啡因。

（三）病情观察

血清钙、骨密度、尿钙磷检测。注意观察患者是否有厌食、恶心、呕吐、便秘、头晕、记忆力减退、精神萎靡、表情淡漠、昏睡、心律失常、心电图异常改变等高钙危象的表现。鼓励患者多饮水，并准确记录出入量，每天检测体重，保持出入量的平衡，预防心力衰竭的发生。

（四）疼痛的护理

有骨痛的患者可指导其使用硬板床，取仰卧位或侧卧位，卧床休息数天到一周，可缓解疼痛。对疼痛部位给予湿热敷，可促进血液循环、减轻肌肉痉挛、缓解疼痛。给予局部肌肉按摩，以减少因肌肉僵直所引发的疼痛。药物的使用包括止痛剂、肌肉松弛剂或抗炎药物等。

（五）活动与安全

让患者参与活动，并提高活动的兴趣。保证环境安全，防止跌倒，保证楼梯有扶手、梯级有防滑边缘、房间与浴室的地面干燥、灯光明暗适宜、过道避免障碍物等。加强日常生活护理，对行动不便者，将日常所需物品如茶杯、热水壶、呼叫器等放置床边，以利患者取用，指导患者维持良好姿势，且在改变姿势时动作应缓慢，必要时建议患者使用手杖或助行器，以增加其活动时的稳定性，衣服和鞋穿着应合适，以利于运动。加强巡视，尤其在患者洗漱及用餐时间，护士应加强意外的预防。如患者使用利尿剂或镇定剂后，要严密注意其频繁如厕或精神恍惚而发生意外。

（六）排便护理

鼓励患者多活动，以刺激肠蠕动、促进排便。每日液体摄入量应在 2000mL，可以根据患者的个人喜好和习惯安排摄入液体的种类和时间。例如，对于限制热量的患者可摄入不含热量或热量低的液体。适当增加食物中纤维素的补充，如各种绿色蔬菜、水果等。指导患者进行腹部按摩，以增强肠蠕动，必要时遵医嘱给予缓泻剂，观察并记录患者排便的色、量、性质等情况。

（七）用药护理

在应用扩容、利尿类药物前，护士应评估患者的心功能，观察血压、心律、心率、呼吸的深度、频率及皮肤的颜色等，并注意用药前后体重的变化，防止心力衰竭。使用双磷酸盐类药物时应选择大血管并观察体温的变化，因双磷酸盐可引起发热、肌痛等不良反应。

（八）围手术期护理

有症状或有并发症的原发性甲状旁腺功能亢进一般宜手术治疗。手术的适应证：血钙水平较正常高限增高 1mg/dL 或 0.25mmol/L 以上；明显骨骼病变；肾结石；甲状旁腺功能亢进危象；尿钙排量明显增多

（10mmol/24h 或 400mg/24h）；骨密度降低；年龄小于 50 岁者等。多数为腺瘤，可做腺瘤摘除；如为腺癌，宜做根治手术。

甲状旁腺手术后可出现低钙血症，轻者手、足、唇、面部发麻，重则手足抽搐。低钙血症可开始于术后 24 小时内，血钙最低值出现在手术后 4~20 天。大部分患者在 1~2 个月之内血钙可恢复至 2mg/dL（8mmol/L）。发生低血钙后，立即口服乳酸钙或葡萄糖酸钙；手足抽搐明显者可缓慢静脉注射 10% 葡萄糖酸钙 10~20mL；难治顽固性低钙血症可静脉点滴葡萄糖酸钙于 5% 或 10% 葡萄糖液内。补充钙量是否足够，视神经肌肉应激性和血钙值两方面加以衡量。

（九）心理护理

多与患者交流，选择患者感兴趣的话题；鼓励患者参加娱乐活动，调动参加活动的积极性；安排患者听轻松的、愉快的音乐，使其心情愉快；嘱患者家属多关心患者，使患者感到温暖和关怀，以增强其自信心；协助患者及家属重新定位患者的角色与责任，以利于患者的康复；给患者安排社交活动的时间，减轻患者孤独感。

（十）甲状旁腺危象的护理

补充生理盐水，纠正脱水补充血容量，而且可因多量钠自尿中排出，促使钙也排出。根据脱水程度，每天可给予液体 4000~6000mL 静脉滴注，注意监测心、肾功能。

补充血容量的基础上应用利尿剂如呋塞米，促使钙排出。禁用可减少钙排出的噻嗪类利尿剂。有些利尿剂可造成钾和镁的丢失，应监测血电解质，适当补充。

（十一）健康教育

教导患者均衡饮食的重要性，合理饮食，并每天坚持合理的户外活动，运动要循序渐进、持之以恒。合理告知家庭成员注意家庭安全对患者的影响。

第四节　肾上腺皮质功能减退症护理

一、疾病概述

肾上腺皮质功能减退症（hypofunction of the adrenal gland）是由于体内 ACTH 分泌不足、下丘脑－垂体功能紊乱或肾上腺完全或部分受损引起的肾上腺分泌激素减少。按病因可分为原发性和继发性，按病程可分为慢性和急性。急性肾上腺皮质功能减退又称肾上腺危象，多表现为循环衰竭、高热、胃肠功能紊乱、惊厥、昏迷等症状，病势凶险，须及时抢救。

本病临床上呈衰弱无力、体重减轻、色素沉着、血压下降等综合征。患者以中年及青年为多，年龄大多在 20~50 岁，男、女性患病率几乎相等，原因不明者以女性为多。

二、护理评估

（一）健康评估

急性肾上腺功能减退症常由于肾上腺急性感染、出血、双侧肾上腺静脉血栓形成所致，也可见于原有慢性肾上腺皮质功能减退症加重，长期应用大剂量肾上腺皮质激素治疗后或双侧肾上腺手术切除后发生。

原发性慢性肾上腺皮质功能减退症又称 Addison 病，是由于双侧肾上腺自身免疫、结核或真菌等严重感染、肿瘤浸润等严重破坏，或由于双侧大部分切除或全部切除导致肾上腺皮质激素分泌不足。

继发性肾上腺皮质功能减退症有许多症状和体征与 Addison 病患者相同。但色素沉着不典型，因为 ACTH 和相关肽的水平较低。当出现严重脱水、低钠血症和高钾血症时，诊断为肾上腺皮质功能减退症，这是由盐皮质激素严重不足所导致的。

护士在评估患者时应了解患者疾病诱发因素，如既往有无结核感染史、有无长期服用激素治疗、外伤史及手术史等。

（二）临床症状观察及评估

1. 循环系统　患者可出现直立性晕厥、头晕、眼花、低血氧、体温过低；休克、低血钠。

2. 消化系统　由于各种消化酶和消化液减少，因而患者可出现食欲减退、消化不良、喜食咸食、体重下降、恶心、呕吐、低血钠、低血钾，有的伴有腹泻或便秘。

3. 乏力消瘦　本病的早期症状之一，其程度与病情轻重平行，表现为注意力不集中、精力不充沛、体力不足、脂肪减少、肌肉消瘦、体重减轻，多为进行性加重。这与糖皮质激素、盐皮质激素、氮类激素缺乏所导致的蛋白质和糖代谢紊乱，慢性失钠、失水，食欲不振，营养障碍有关。

4. 低血糖　患者空腹血糖常低于正常，往往在餐前或剧烈活动后，易发生饥饿、心悸、冷汗、乏力等低血糖症状，严重时视力模糊、复视、精神失常，甚至昏迷。此由于糖异生作用减弱，肝糖原不足，对胰岛素敏感所致。也有在餐后 2~3 小时诱发反应性低血糖症。

5. 神经精神症状　下丘脑 – 垂体 – 肾上腺皮质轴有维持神经精神正常状态的作用。皮质醇对中枢神经系统有兴奋作用。因而患者可出现精神萎靡、记忆力下降、头晕、淡漠嗜睡，或有烦躁、失眠，甚至谵妄或精神失常等。

6. 肾功能减退　患者夜尿增多，对水负荷的排泄能力减弱，在大量饮水后可出现稀释性低钠血症。这些是由于皮质醇分泌不足，肾小球血流量及滤过率均减少，血管升压素（抗利尿激素）释放增多所致。

7. 抵抗力下降　当遇到某种应激时，如感染、疼痛、劳累、手术等，易发生神志模糊、血压降低，严重时可诱发急性肾上腺功能减退性危象。对各种镇静剂、麻醉药甚为敏感，应慎用。

8. 肾上腺危象　本病常因感染、创伤、手术、分娩、吐泻、大量出汗、失水、高热、劳累、骤停激素治疗或结核恶化等而诱发危象。危象临床表现为本病原有症状的急骤加重，可由高热、呕吐、腹痛、腹泻、失水、血压降低、心率增快、脉搏细弱，呈周围循环衰竭状况。神志模糊，甚至昏迷。可有低血糖、低血钠，血钾偏高、正常或偏低，对此应予尽早识别，及时配合抢救。

9. 皮肤、黏膜色素沉着　色素沉着的原因系皮质激素水平下降，对垂体分泌 ACTH、黑素细胞、雌激素、促脂素的反馈抑制作用减弱，此组激素分泌增多，导致皮肤、黏膜黑素沉着。见于绝大多数患者，为本病早期症状之一。色素沉着有 4 个特点。

（1）分布不均匀：在全身皮肤普遍性色素加深的基础上有点状或斑块状色素加深，有些部位加深更显著。①暴露部位：面部和四肢；②摩擦部位：关节伸屈面、乳头、乳晕、腋下、掌纹指纹、腰带部、会阴部、肛周等；③黏膜：唇、舌、龈、颊、上颚等；④瘢痕部位。

（2）色泽差异性：有淡褐、棕黄、棕黑、蓝黑、煤黑色等，色泽深浅自身比较有先后差异和个体间差异。

（3）多样化：本病患者除黑素沉着外，少数患者尚可有白斑、白化病或黄褐斑等多种多样变化。

（4）色素深浅与病情轻重不成正比。

（三）辅助检查及其评估

1. 基础血、尿皮质醇和醛固酮、尿 17- 羟皮质类固醇测定　血浆皮质醇（F）基础值 ≤ 3μg/dL 可确诊为肾上腺皮质减退症。

2. 血常规　常有轻度红细胞、血红蛋白、血小板、中性粒细胞减少，淋巴细胞相对增多，嗜酸粒细胞明显增多。

3. 血清电解质　可由低血钠、高血钾，后者一般不重。血磷、镁轻度增加，由于肾、肠排钙减少，可致血钙增高。

4. X 线检查　结核所致患者于肾上腺区半数有钙化阴影。胸部 X 线片示心影缩小，或后肺结核。疑有肾上腺皮质占位性病变所致者可做 CT 检查。

5. 血浆基础 ACTH 测定　本病患者可明显增高。继发性肾上腺皮质功能减退者，在血浆皮质醇降低的情况下，ACTH 浓度也甚低。

6. ACTH 兴奋试验　用以检测肾上腺皮质储备功能，并可鉴别原发性及继发性肾上腺皮质功能减退。ACTH 兴奋试验对确诊肾上腺功能不全非常必要。通过静脉或肌肉给予促皮质激素 0.25~1mg。分别测基线值、给药后 30 分钟、1 小时血浆皮质醇水平。原发性肾上腺皮质功能减退时，皮质醇反应缺失或明显下降；继发性肾上腺皮质功能减退时，皮质醇反应下降。长时间 ACTH 兴奋试验是将 25U 的 ACTH 溶于盐水中每天输 8 小时，连续 3 天，同时收集 24 小时尿标本。测尿 17-羟皮质类固醇和尿游离皮质醇的水平。原发性肾上腺皮质功能减退的患者，皮质醇反应下降或缺失；继发性肾上腺皮质功能减退的患者，24 小时尿的 17-羟皮质类固醇水平不能升高至 20mg 以上。

（四）心理-社会评估

本病由于肾上腺皮质激素缺乏，因此患者可产生中枢神经处于抑郁状态，因此易产生情绪低落、抑郁淡漠，或有违拗症、注意力不集中，多失眠。有时因血糖过低而发生神经精神症状，严重者有昏厥，甚至昏迷。

三、护理诊断

1. **体液不足**　由于醛固酮分泌减少，保钠排钾功能减低，致低血钠、高血钾及代谢性酸中毒所致。
2. **心排血量减少**　与疾病所致肾上腺皮质激素分泌减少有关。
3. **营养不良（低于机体需要量）**　与胃肠道症状严重，常出现恶心、呕吐、纳差、消瘦、腹泻、腹痛有关。
4. **活动无耐力**　主要与代谢改变、电解质失衡、营养不良有关。
5. **焦虑**　与皮质醇减少对神经系统的作用及皮肤外观改变对心理的作用有关。
6. **有感染的危险**　与机体对应激的抵抗力降低有关。
7. **自我形象紊乱**　与脱发和色素沉着有关。
8. **知识缺乏**　与患者未接受过有关疾病知识有关。
9. **潜在并发症**　肾上腺危象。

四、护理目标

（1）患者住院期间补充水分适当，体液平衡。
（2）患者能够在正确指导和帮助下完成日常活动。
（3）患者住院期间食欲良好，合理饮食，获得需要的营养。
（4）患者住院期间情绪稳定，能够正确处理问题。
（5）患者住院期间无感染发生。
（6）患者住院期间能够说出脱发与色素沉着产生的原因并表示理解和接受。
（7）通过健康教育使患者能够复述出肾上腺皮质功能减退症的有关知识，并表示理解。
（8）护士及时发现肾上腺危象的发生，及时准备好抢救物品，通知医生配合抢救治疗。

五、护理措施

（一）一般护理

鼓励患者进食高糖、高蛋白、高钠饮食，每日摄钠应为 5~10g，含钠量高的食物有咸肉、酱油、泡菜、午餐肉罐头、含钠味精等罐头食品。含钠中等量的食物包括蛋类、牛乳、番茄汁、饼干等。如食物中氯化钠量不足，可酌情补充药片或胶囊，或补充盐水溶液，以维持水盐代谢。嘱患者充分休息，避免远距离活动，防止低血压、晕厥等意外发生。限制陪伴探视，避免患者过度劳累及增加感染机会。

（二）心理护理

因病程长、服药较久、精神抑郁，加之疲乏无力，生活上需要关心照顾，精神上需给予支持。应鼓励患者接受外观改变，积极配合药物治疗，树立战胜疾病的信心。

（三）病情观察

肾上腺皮质功能减退症患者由于血容量减少，可发生组织灌注不足。应激可诱发肾上腺危象，如果不及时采取措施，外周组织灌注受损，导致血管塌陷和休克。通过补充体液和使用激素可纠正血容量不足。

护理人员通过严密监测生命体征可及时发现体液不足的征象，如低血压、心动过速和呼吸急促。护理人员应监测并报告每小时尿量，患者每小时的尿量不应少于 30mL。护理人员应评估和报告患者的精神状况和定向力方面的变化。通过护理人员的观察为医生治疗提供依据。

观察患者的精神状态，注意是否有淡漠、嗜睡、神志不清等症状出现。注意观察患者是否有口渴的感觉，皮肤弹性、体重及血压的变化，观察是否有肾上腺危象发生，包括有无恶心、呕吐、腹泻、腹痛，有无发热或体温过低，有无嗜睡，有无血压下降或休克。一旦发现肾上腺危象的征兆，应立即与医生联系并积极配合医生尽早治疗，防止发生生命危险。

（四）预防并发症

主要预防肾上腺危象的发生。应嘱患者按时服药，不能自行中断。应避免一切应激因素的发生。一旦出现压力增加、感染、外伤等情况，应增加服药剂量。身体不适时应尽早就医。

（五）用药护理

由于本病需要终身服用激素替代治疗，因此护理重点应为激素治疗的观察。应向患者详细说明类固醇激素用量、用法，解释定时定量服药的必要性，以及需要做好终身服药的思想准备。使患者了解药物疗效及可能发生的不良反应。长期坚持替代治疗；尽量减少激素用量，以达到缓解症状目的，避免过度增重和骨质疏松等激素不良反应（表 5-1）。对原发性肾上腺皮质减退症患者必要时补充盐皮质激素；应当给患者佩带急救卡；应及时应增加激素剂量，有恶心、呕吐、12 小时不能进食时应静脉给药。通常选用的激素有糖皮质激素（氢化可的松、泼尼松龙和泼尼松）、盐皮质激素，能潴钠排钾，维持血容量。应用盐皮质激素时，如有水肿、高血压、高血钠、低血钾则需减量；如有低血压、低血钠、高血钾则适当加量；对有肾炎、高血压、肝硬化和心功能不全慎用。氮皮质激素，常用以改善乏力、食欲不振和体重减轻等症状，并能加强蛋白质的同化作用。对孕妇及心力衰竭患者应慎用。

表 5-1　激素的不良反应

·低血钾

·诱发或加重消化性溃疡

·骨骼肌肉萎缩引起乏力

·精神、行为改变

·糖代谢紊乱，血糖升高

·脂肪分布改变，库欣综合征貌

·伤口愈合减慢

·易发生感染，可诱发感染或使机体内潜在的感染灶扩大或扩散

·影响下丘脑及腺垂体分泌促肾上腺皮质激素，使内源性糖皮质激素分泌减少或导致肾上腺皮质激素功能不全

·血压升高

·骨质疏松

（六）肾上腺危象的护理

肾上腺皮质功能减退危象为内科急症，应积极抢救。

（1）遵医嘱补液：第 1~2 日内应迅速静脉滴注葡萄糖生理盐水 2000~3000mL。

（2）立即静脉滴注磷酸氢化可的松或琥珀酸氢化可的松 100mg，以后每 6 小时加入补液中静脉滴注 100mg，最初 24 小时总量可给 400mg，第 2~3 日可减至 300mg 分次滴注。如病情好转，逐渐减至每日 100~200mg。经以上治疗，在 7~10 日后可恢复到平时的替代剂量。

（3）积极治疗感染及其他诱因对发生肾上腺危象的患者，嘱其绝对卧床，遵医嘱迅速及时准确进行静脉穿刺并保证静脉通路通畅，正确加入各种药物，如补充激素、补液治疗，对有消化系统症状的患者遵医嘱予药物控制症状。

（4）并准备好抢救药品。积极与医生配合，主动及时观察患者生命体征变化。

（5）做好出入量记录，警惕肾功能不全。

（6）按时正确留取各种标本；鼓励患者饮水并补充盐分，进高钠、低钾饮食。

（7）昏迷患者及脱水严重的患者可通过胃管进行胃肠道补液，并按昏迷常规护理。

（8）在使用激素治疗过程中，应注意观察患者有无面部及全身皮肤发红，以及有无激素所致的精神症状等出现。

（七）活动与安全

指导患者活动时注意安全，可活动过程中进行能够间断休息，保证体力，制定循序渐进的活动计划。

（八）健康教育

（1）避免感染、外伤等一切应激因素的刺激。

（2）保持情绪稳定，避免压力过大。

（3）正确服药，避免中断及剂量错误，教会患者根据病情调整用药。

（4）教会患者自我观察，如有不适应尽早就医。

（5）避免直接暴露与阳光下，以防色素加深。

（6）外出时随身携带病情识别卡，以便遇意外事故时能得到及时处理。

（7）定期门诊随诊。

（8）在遇分娩、手术、特殊治疗时应向医生说明患者有本病的事实，以利于医生治疗时正确用药，防止危象发生。

第五节　原发性醛固酮增多症护理

一、疾病概述

原发性醛固酮增多症（primary aldosteronism，简称原醛）为继发性高血压，主要由于肾上腺皮质腺瘤或增生使醛固酮分泌过多，导致钠、水潴留，体液容量扩张而抑制肾素–血管紧张素系统。临床表现有三组特征：高血压，神经肌肉功能异常，血钾过低。

原发性醛固酮增多症可分为醛固酮瘤、特发性醛固酮增多症及糖皮质激素可抑制性醛固酮增多症等。

二、护理评估

（一）健康史评估

护士在评估患者时应注意评估患者有无家族史，高血压、低血钾病史，如血压增高、乏力、肌肉麻痹、夜尿增多，严重时患者会出现周期性麻痹等病史。

1. 醛固酮瘤　占原醛的80%~90%，少数患者可为多发腺瘤或双侧腺瘤。腺瘤成因不明，血浆醛固酮与血浆ACTH的昼夜节律呈平行关系。

2. 特发性醛固酮增多症　临床表现和生化改变与醛固酮瘤相似，可能与肾上腺球状带细胞对血管紧张素Ⅱ的敏感性增强，醛固酮刺激因子兴奋醛固酮分泌，血清素或组胺介导的醛固酮过度兴奋有关。

3. 糖皮质激素可抑制性醛固酮增多症　与遗传有关，有家族史者以常染色体显性遗传方式遗传。

（二）临床症状和评估

1. 高血压　为最早出现的症状。原因主要是大量醛固酮分泌引起钠潴留，使血浆容量增加，血管壁内钠离子浓度升高及增强血管对去甲肾上腺素的反应，从而引起高血压。可有不同程度的头痛、耳鸣、头晕。

2. 高尿钾、低血钾　原醛症患者因肾小管排钾过多，约80%~90%的患者有自发性低血钾（2.0~3.5mmol/L），也有部分患者血钾正常，但进高钠饮食或服用含利尿剂的降压药物后诱发低血钾。由于低钾血症，临床上可出现肌无力、软瘫、周期性麻痹、心律失常、心电图出现U波或ST改变等；长期低血钾可致肾小管空泡变性，尿浓缩功能差，患者可有多尿伴口渴，尿比重偏低，且夜尿量大于日尿量，常继发泌尿系统感染，病情严重者可出现肾功能损害。

3. 其他　由于醛固酮增多，使肾小管对Na^+离子的重吸收增强，而对K^+及H^+离子的排泄增加，还可产生细胞外液碱中毒；醛固酮增多使肾脏排 Ca^{2+}、Mg^{2+} 离子也增加，同时因碱中毒使游离钙减少，而使患者出现手足抽搐、肢端麻木等。

低血钾抑制胰岛素分泌，约半数患者可发生葡萄糖耐量低减，甚至可出现糖尿病。此外，原醛症患者虽有钠潴留，血容量增多，但由于有钠逸脱作用，而无水肿。

儿童期发病则影响其生长发育。

（三）辅助检查及其评估

1. 实验室检查　①血钾与尿钾：大多数患者血钾低于正常，一般在 2.0~3.0mmol/L，严重者更低，腺瘤者低血钾往往成持续性，增生者称波动性。尿钾增高，若血钾小于 3.5mmol/L、24 小时尿钾大于 25mmol/L，或同日血钾小于 3.0mmol/L 而 24 小时尿钾大于 20mmol/L，则有诊断意义。②血钠与尿钠：血钠一般为正常高限或轻度增高。尿钠每日排出量较摄入量为少或接近平衡。③碱血症：血 pH 可高达 7.6，提示代谢性碱中毒。④血镁：轻度降低。⑤尿常规：尿 pH 呈中性或碱性。

2. 醛固酮及其他类固醇测定

（1）醛固酮：①血浆醛固酮，明显增高；②尿醛固酮排出量高于正常。

（2）血浆 β–内啡肽测定：特发性醛固酮增多症患者血浆 β–内啡肽比腺瘤者及原发性高血压者均高。

（3）24 小时尿 17–羟皮质类固醇及 17–酮类固醇测定：一般均为正常，除非有癌肿引起的混合性皮质功能亢进可增高。

3. 肾素–血管紧张素 II 测定　患者血管紧张素 II 基础值可降至正常水平以下，且在注射利尿剂或直立体位后也不增高，为本病特征之一。这是由于醛固酮分泌增高、血容量扩张使肾素，血管紧张素系统活性降低所致，是与继发性醛固酮增多症的区别之处。

4. 特殊试验

（1）普食下钠、钾平衡试验：在普通饮食条件下（每日钠 160mmol、钾 60mmol）观察 1 周，可显示患者钾代谢呈负平衡，钠代谢正平衡，或近于平衡。在平衡试验期间，需记录血压，监测血钾、钠、二氧化碳结合力，尿钾、钠及血尿 pH 等，平衡期的检查结果作为对照，与以后的试验期（如低钠、高钠、螺内酯等）等进行比较。

（2）低钠试验：用以鉴别肾源性高血压伴低血钾。每日摄入钠 10~20mmol、钾 60mmol 共 1 周。本病患者在低钠条件下，到达肾远曲小管的钠明显减少，患者尿钾明显减少，血钾随之上升，如本试验历时 2 周以上则血钾上升和血压下降可更明显。肾脏病患者因不能有效地潴钠可出现失钠、脱水，即使在限制钠摄入的条件下，尿钠排泄仍不减少，尿钾排泄减少也不显著，血钾过低亦不易纠正。

（3）高钠试验：对病情轻、血钾降低不明显的疑似患者可做本试验。每日给钠 240mmol，钾 60mmol 一周，本症患者由于大量钠进入远曲小管进行钠、钾交换，使尿钾增多，血钾降低更明显，对血钾较低的患者不宜做此试验。

（4）螺内酯（安体舒通）试验：螺内酯可拮抗醛固酮对肾小管上皮的作用，每日 320~400mg，分 3~4 次口服，连续至少 1~2 周（可达 4~5 周），对比服药前后基础血压、血钾、钠、二氧化碳结合率，尿钾、钠，血、尿 pH，尿量等。如系本病患者，血钾可上升甚至接近正常，血压可下降，血二氧化碳结合力下降，尿钾减少，尿变为酸性，肌无力及麻木症状改善。肾病所致低血钾、高血压则螺内酯往往不起作用。

（5）氨苯蝶啶试验：此药有利钠保钾作用，每日 200mg，分 2~3 次口服，1 周以上，如能使血钾上升、血压下降者提示本病。对肾动脉狭窄及急进性高血压无效。

（四）心理–社会评估

患者由于疾病可致低血钾软瘫发作，因此应注意患者存在对疾病的恐惧发作，易紧张，常存无助感。

三、护理诊断

1. 潜在并发症（低血钾）　与醛固酮增多所致的低血钾及失钾性肾病有关。

2. 有受伤的危险　与神经肌肉功能障碍有关。

3. 活动无耐力　与低血钾症引起的肌力下降、四肢麻痹抽搐及高血压有关。

4. 知识缺乏　与缺少对本病及相关检查的知识有关。

四、护理目标

（1）保持患者心情舒畅，嘱其避免紧张、激动的情绪产生。

（2）防止患者住院期间突发高血压引起的脑血管意外的发生。

（3）对于肌无力、软瘫的患者应加强巡视，加强生活护理和防护措施，以保证患者安全。

（4）使患者对本疾病有所了解，能更好地配合各项检查及治疗。

（5）使患者了解含钾高的水果及食物，了解监测出入量、体重、血钾、血压的重要性。

五、护理措施

（一）一般护理

为患者创造良好、安静、舒适、安全的病室环境，使患者能卧床安静休息，避免劳累。

（二）病情观察

监测血压及血钾变化，做好记录。保证随电解质平衡，和酸碱平衡如果患者出现肌无力、呼吸困难、心律失常或神志变化，应立即通知医生迅速抢救。

（三）饮食护理

给予患者低盐饮食，减少水、钠潴留，鼓励患者多吃含钾高的水果及食物。

（四）心理护理

如为分泌醛固酮的肾上腺皮质腺瘤，手术切除后大多数患者临床及化验恢复正常，病情缓解达到治愈；少数病程长、有严重并发症的患者，高血压、低血钾的症状也可达到部分缓解。通过护理活动与患者建立良好的护患关系，使患者保持心情舒畅，避免紧张、激动的情绪变化。

（五）用药护理

对于双侧肾上腺皮质增生的，手术往往不够理想，因此近年来已主张药物治疗，可服用硝苯地平或螺内酯，或两者合用，但长期大量服用螺内酯可出现男性乳腺增生等不良反应。如为糖皮质激素可抑制性醛固酮增多症，则口服小剂量地塞米松治疗，但需长期服药。护士在对患者进行用药护理时，应帮助患者做好需要长期服药的思想准备，指导患者遵医嘱合理用药，并且观察患者用药后有无药物不良反应发生。

钙离子拮抗剂的使用为醛固酮的术前准备及双侧肾上腺皮质增生患者的长期治疗提供了新手段。口服硝苯地平对降低血压，改善症状有较好疗效，但必要时需遵医嘱给予适量补钾治疗。

（六）试验护理

醛固酮瘤的分泌受体位变化和肾素－血管紧张素Ⅱ变化影响较小，而和ACTH昼夜变化有关，正常人隔夜卧床，上午8时血浆醛固酮值约为0.11~0.33nmol/L，如保持卧位到中午12时，血浆醛固酮低于上午时；8~12时取立位则血浆醛固酮高于上午，说明体位对醛固酮的分泌可产生影响。因此，护士在遵医嘱执行试验前，应向患者充分解释试验的目的、方法，指导患者如何进行配合。准时留取定时、定体位血标本。准确留取尿标本。对于进行卧立位醛固酮试验的患者，应在注射呋塞米后观察患者有无低血压，保证患者安全，如患者出现头晕、乏力、大汗等症状，及时发现，通知医生，立即停止试验，同时协助患者进食或进水。

（七）健康指导

（1）对手术患者进行术前和术后健康指导，向患者讲解手术治疗的必要性，术前应做的准备如服用药物控制血压，保证水、电解质平衡，补钾治疗，用药后的不良反应等。

（2）对长期服用药物治疗的患者，指导患者合理遵医嘱用药，定时随诊，监测肝、肾功能和电解质，对于长期服用激素治疗的患者注意讲解激素治疗的不良反应等。

（3）指导患者进行适当的功能锻炼，与患者一起制定活动计划。

第六章
肾脏内科疾病护理

第一节 肾小球肾炎护理

一、急性肾小球肾炎

急性肾小球肾炎（acute glomerulonephritis，AGN）简称急性肾炎，是以急性肾炎综合征为主要表现的一组疾病。其特点为起病急，患者出现血尿、蛋白尿、水肿和高血压，可伴有一过性氮质血症。本病好发于儿童，男性居多。常有前驱感染，多见于链球菌感染后，其他细菌、病毒和寄生虫感染后也可引起。本部分主要介绍链球菌感染后急性肾炎。

（一）病因及发病机制

本病常发生于 β–溶血性链球菌等致肾炎菌株引起的上呼吸道感染（多为扁桃体炎）或皮肤感染（多为脓疱疮）后，感染导致机体产生免疫反应而引起双侧肾脏弥漫性的炎症反应。目前多认为，链球菌的主要致病抗原是胞质或分泌蛋白的某些成分，抗原刺激机体产生相应抗体，形成免疫复合物沉积于肾小球而致病。同时，肾小球内的免疫复合物可激活补体，引起肾小球内皮细胞及系膜细胞增生，并吸引中性粒细胞及单核细胞浸润，导致肾脏病变。

（二）临床表现

前驱感染后常有1~3周(平均10日左右)的潜伏期。呼吸道感染的潜伏期较皮肤感染短。本病起病较急，病情轻重不一，轻者仅尿常规及血清补体 C3 异常，重者可出现急性肾衰竭。大多预后良好，常在数月内临床自愈。典型者呈急性肾炎综合征的表现。

1. 尿异常　几乎所有患者均有肾小球源性血尿，约30% 出现肉眼血尿，且常为首发症状或患者就诊的原因。可伴有轻、中度蛋白尿，少数（<20%）患者可呈大量蛋白尿。

2. 水肿　80% 以上患者可出现水肿，常为起病的首发表现，表现为晨起眼睑水肿，呈肾炎面容，可伴有下肢轻度凹陷性水肿，少数严重者可波及全身。

3. 高血压　约80% 患者患病初期水钠潴留时，出现一过性轻、中度高血压，经利尿后血压恢复正常。少数患者可出现高血压脑病、急性左心衰竭等。

4. 肾功能异常　大部分患者起病，时尿量减少（400~700mL/d），少数为少尿（<400mL/d）。可出现一过性轻度氮质血症。一般于1~2周后尿量增加，肾功能于利尿后数日恢复正常，极少数出现急性肾衰竭。

（三）辅助检查

1. 尿液检查　均有镜下血尿，呈多形性红细胞。尿蛋白多为 + ~ + +。尿沉渣中可有红细胞管型、颗粒管型等。早期尿中白细胞、上皮细胞稍增多。

2. 血清 C3 及总补体　发病初期下降，于 8 周内恢复正常，对本病诊断意义很大。血清抗链球菌溶血素"O"滴度可增高。

3. 肾功能检查　可有内生肌酐清除率（Ccr）降低，血尿素氮（BUN）、血肌酐（Cr）升高。

（四）诊断要点

链球菌感染后 1~3 周出现血尿、蛋白尿、水肿和高血压等肾炎综合征典型表现，血清 C3 降低，病情于发病 8 周内逐渐减轻至完全恢复者，即可诊断为急性肾小球肾炎。病理类型需行肾活组织检查确诊。

（五）治疗要点

本病患者的治疗以卧床休息、对症处理为主。本病为自限性疾病，不宜用糖皮质激素及细胞毒性药物。急性肾衰竭患者应予透析。

1. 对症治疗　利尿治疗可消除水肿，降低血压。尿后高血压控制不满意时，可加用其他降压药物。

2. 控制感染灶　以往主张使用青霉素或其他抗生素 10~14 日，现其必要性存在争议。对于反复发作的慢性扁桃体炎，待肾炎病情稳定后，可作扁桃体摘除术，手术前后 2 周应注射青霉素。

3. 透析治疗　对于少数发生急性肾衰竭者，应予血液透析或腹膜透析治疗，帮助患者渡过急性期，一般不需长期维持透析。

（六）护理诊断 / 合作性问题

1. 体液过多与肾小球滤过率下降、水钠潴留有关。

2. 活动无耐力　与疾病处于急性发作期、水肿、高血压等有关。

3. 潜在并发症急性左心衰竭、高血压脑病、急性肾衰竭。

（七）护理措施

1. 一般护理

（1）休息与运动：急性期患者应绝对卧床休息，以增加肾血流量和减少肾脏负担。当其卧床休息 6 周~2 月，尿液检查只有蛋白尿和镜下血尿时，方可离床活动。病情稳定后逐渐增加运动量，避免劳累和剧烈活动，坚持 1~2 年，待完全康复后才能恢复正常的体力劳动。

（2）饮食护理：当患者有水肿、高血压或心力衰竭时，应严格限制盐的摄入，一般进盐应低于 3g/d，对于特别严重病例应完全禁盐。在急性期，为减少蛋白质的分解代谢，还应限制蛋白质的摄取量为 0.5~0.8g/（kg·d）。当血压下降、水肿消退、尿蛋白减少后，即可逐渐增加食盐和蛋白质的量。除限制钠盐外，也应限制进水量，进水量的控制本着宁少勿多的原则。每日进水量应为不显性失水量（约 500mL）加上前一天 24h 尿量，此进水量包括饮食、饮水、服药、输液等所含水分的总量。另外，饮食应注意热量充足、易于消化和吸收。

2. 病情观察　注意观察水肿的范围、程度，有无胸水、腹水，有无呼吸困难、肺部湿啰音等急性左心衰的征象；监测高血压动态变化，监测有无头痛、呕吐、颈项强直等高血压脑病的表现；观察尿的变化及肾功能的变化，及早发现有无肾衰竭的可能。

3. 用药护理　在使用降压药的过程中，要注意一定要定时、定量服用，随时监测血压的变化，还要嘱患者服药后在床边坐几分钟，然后缓慢站起，防止眩晕及直立性低血压。

4. 心理护理　患者尤其是儿童对长期的卧床会产生忧郁、烦躁等心理反应，加上担心血尿、蛋白尿是否会恶化，会进一步加重精神负担。故应尽量多关心、巡视患者，随时注意患者的情绪变化和精神需要，按照患者的要求予以尽快解决。关于卧床休息需要持续的时间和病情的变化等，应适当予以说明，并要组织一些有趣的活动活跃患者的精神生活，使患者能以愉快、乐观的态度安心接受治疗。

（八）健康指导

1. 预防指导　平时注意加强锻炼，增强体质。注意个人卫生，防止化脓性皮肤感染。有上呼吸道或皮肤感染时，应及时治疗。注意休息和保暖，限制活动量。

2. 生活指导　急性期严格卧床休息，按照病情进展调整作息制度。掌握饮食护理的意义及原则，切实遵循饮食计划。指导患者及其家属掌握本病的基本知识和观察护理方法，消除各种不利因素，防止疾病进一步加重。

3. 用药指导　遵医嘱正确使用抗生素、利尿药及降压药等，掌握不同药物的名称、剂量、给药方法，观察各种药物的疗效和副作用。

4. 心理指导　增强战胜疾病的信心，保持良好的心境，积极配合诊疗计划。

二、急进性肾小球肾炎

急进性肾小球肾炎（rapidly progressive glomerulonephritis，RPGN），是一组病情发展急骤，由血尿、蛋白尿迅速发展为少尿或无尿直至急性肾功能衰竭的急性肾炎综合征。临床上，肾功能呈急剧进行性恶化，常在3个月内肾小球滤过率（GFR）下降50%以上，发展至终末期肾功能衰竭一般为数周或数月。该病进展迅速，病情危重，预后差。病理改变特征为肾小球囊内细胞增生、纤维蛋白沉着，表现为广泛的新月体形成，故又称新月体肾炎。这组疾病发病率较低，危险性大，及时诊断、充分治疗尚可有效改变疾病的预后，临床上应高度重视。

（一）病因及发病机制

由多种原因所致的一组疾病，包括：①原发性急进性肾小球肾炎；②继发于全身性疾病（如系统性红斑狼疮肾炎）的急进性肾小球肾炎；③在原发性肾小球病（如系膜毛细血管性肾小球肾炎）的基础上形成广泛新月体，即病理类型转化而来的新月体性肾小球肾炎。本文着重讨论原发性急进性肾小球肾炎（以下简称急进性肾炎）。

RPGN根据免疫病理可分为三型，其病因及发病机制各不相同：①Ⅰ型又称抗肾小球基底膜型肾小球肾炎，由于抗肾小球基底膜抗体与肾小球基底膜（GBM）抗原相结合激活补体而致病。②Ⅱ型又称免疫复合物型，因肾小球内循环免疫复合物的沉积或原位免疫复合物形成，激活补体而致病。③Ⅲ型为少或无免疫复合物型，肾小球内无或仅微量免疫球蛋白沉积。现已证实50%~80%该型患者为原发性小血管炎肾损害，肾脏可为首发、甚至唯一受累器官或与其他系统损害并存。原发性小血管炎患者血清抗中性粒细胞胞质抗体（ANCA）常呈阳性。我国以Ⅱ型多见，男性居多，Ⅰ型好发于青、中年，Ⅱ型及Ⅲ型常见于中、老年患者，。

RPGN患者约半数以上有上呼吸道感染的前驱病史，其中少数为典型的链球菌感染，其他多为病毒感染，但感染与RPGN发病的关系尚未明确。接触某些有机化学溶剂、碳氢化合物如汽油，与RPGN Ⅰ型发病有较密切的关系。某些药物如丙硫氧嘧啶（PTU）、肼苯达嗪等可引起RPGN Ⅲ型。RPGN的诱发因素包括吸烟、吸毒、接触碳氢化合物等。此外，遗传的易感性在RPGN发病中作用也已引起重视。

（二）病理

肾脏体积常较正常增大。病理类型为新月体性肾小球肾炎。光镜下通常以广泛（50%以上）的肾小球囊腔内有大量新月体形成（占肾小球囊腔50%以上）为主要特征，病变早期为细胞性新月体，后期为纤维性新月体。另外，Ⅱ型常伴有肾小球内皮细胞和系膜细胞增生，Ⅲ型常可见肾小球节段性纤维素样坏死。免疫病理学检查是分型的主要依据，Ⅰ型IgG及C3呈光滑线条状沿肾小球毛细血管壁分布；Ⅱ型IgG及C3呈颗粒状沉积于系膜区及毛细血管壁；Ⅲ型肾小球内无或仅有微量免疫沉积物。电镜下可见Ⅱ型电子致密物在系膜区和内皮下沉积，Ⅰ型和Ⅲ型无电子致密物。

（三）临床表现

患者可有前驱呼吸道感染，起病多较急，病情急骤进展。Ⅰ型的临床特征为急性肾炎综合征（起病急、血尿、蛋白尿、少尿、水肿、高血压），且多在早期出现少尿或无尿，进行性肾功能恶化并发展成尿毒症；Ⅱ型患者约半数可伴肾病综合征；Ⅲ型患者常有不明原因的发热、乏力、关节痛或咯血等系统性血管炎的表现。

（四）辅助检查

1. 尿液检查　常见肉眼血尿，镜下大量红细胞、白细胞和红细胞管型，尿比重及渗透压降低，蛋白尿常呈阳性（+~++++）。

2. 肾功能检查　血尿素氮、肌酐浓度进行性升高，肌酐清除率进行性降低。

3. 免疫学检查　主要有抗GBM抗体阳性（Ⅰ型）、ANCA阳性（Ⅲ型）。此外，Ⅱ型患者的血液循环免疫复合物及冷球蛋白可呈阳性，并可伴血清C3降低。

4. 影像学检查　半数患者B型超声显示双肾增大。

（五）治疗要点

包括针对急性免疫介导性炎症病变的强化治疗以及针对肾脏病变后果（如水钠潴留、高血压、尿毒症及感染等）的对症治疗两方面。尤其强调在早期作出病因诊断和免疫病理分型的基础上尽快进行强化治疗。

1. 强化疗法

（1）强化血浆置换疗法：应用血浆置换机分离患者的血浆和血细胞并弃去血浆，再以等量正常人的血浆（或血浆白蛋白）和患者血细胞混合后重新输入患者体内。通常每日或隔日 1 次，每次置换血浆 2~4L，直到血清抗体（如抗 GBM 抗体、ANCA）或免疫复合物转阴、病情好转，一般需置换约 6~10 次左右。该疗法需配合糖皮质激素 [口服泼尼松 Img/（kg·d），2~3 个月后渐减] 及细胞毒性药物 [环磷酰胺 2~3mg/（kg·d）口服，累积量一般不超过 8g]，以防止在机体大量丢失免疫球蛋白后有害抗体大量合成而造成"反跳"。该疗法适用于各型急进性肾炎，但主要适用于 I 型；对于 Goodpas-ture 综合征和原发性小血管炎所致急进性肾炎（Ⅲ型）伴有威胁生命的肺出血作用较为肯定、迅速，应首选。

（2）甲泼尼龙冲击伴环磷酰胺治疗：为强化治疗之一。甲泼尼龙 0.5~1.0g 溶于 5% 葡萄糖中静脉滴入，每日或隔日 1 次，3 次为一疗程。必要时间隔 3~5 天可进行下一疗程，一般不超过 3 个疗程。甲泼尼龙冲击疗法也需辅以泼尼松及环磷酰胺常规口服治疗，方法同前。近年有人用环磷酰胺冲击疗法（0.8~1g 溶于 5% 葡萄糖静脉滴入，每月 1 次）替代常规口服，可减少环磷酰胺的毒副作用，其确切优缺点和疗效尚待进一步总结。该疗法主要适用Ⅱ、Ⅲ型，Ⅰ型疗效较差。用甲泼尼龙冲击治疗时，应注意继发感染和水钠潴留等不良反应。

2. 替代治疗　凡急性肾衰竭已达透析指征者应及时透析。对强化治疗无效的晚期病例或肾功能已无法逆转者，则有赖于长期维持透析。肾移植应在病情静止半年（Ⅰ型、Ⅲ型患者血中抗 GBM 抗体、ANCA 需转阴）后进行。

3. 对症治疗　对水钠潴留、高血压及感染等需积极采取相应的治疗措施。

（六）护理诊断 / 合作性问题

1. 潜在并发症　急性肾功能衰竭。

2. 体液过多　与肾小球滤过率下降、大量激素治疗导致水钠潴留有关。

3. 有感染的危险　与激素、细胞毒性药物的应用、血浆置换、大量蛋白尿致机体抵抗力下降有关。

4. 恐惧与疾病的病情进展快、预后差有关。

5. 知识缺乏　缺乏疾病防治的相关知识。

（七）护理措施

1. 病情监测　密切观察病情变化，及时识别急性肾功能衰竭的发生。监测项目包括：①生命体征：观察有无气促、端坐呼吸、肺部湿啰音等心衰表现。②尿量：若尿量迅速减少或出现无尿，提示发生急性肾衰。③血肌酐、尿素氮、内生肌酐清除率：急性肾衰时可出现血尿素氮、肌酐浓度迅速进行性升高，肌酐清除率快速降低。④血清电解质：重点观察有无高血钾，急性肾衰时常可出现高血钾，并诱发心律失常、心脏骤停。⑤消化道症状：了解患者有无消化道症状，如食欲减退、恶心、呕吐、呕血或黑便等表现。⑥神经系统症状：有无意识模糊、定向障碍、甚至昏迷等神经系统症状。

2. 用药护理　严格遵医嘱用药，密切观察激素、免疫抑制剂、利尿剂的效果和不良反应。糖皮质激素可导致水钠潴留、血压升高、精神兴奋、消化道出血、骨质疏松、继发感染、伤口愈合缓慢以及类肾上腺皮质功能亢进症的表现，如满月脸、水牛背、腹部脂肪堆积、多毛等。对肾脏患者，使用糖皮质激素后应特别注意有无加重肾损害导致病情恶化的水钠潴留、血压升高和继发感染等不良反应。激素和细胞毒性药物冲击治疗时，可明显抑制机体的免疫功能，必要时需要对患者实施保护性隔离，防止感染。血浆置换和透析治疗时，应注意严格无菌操作。

（八）健康指导

1. 疾病防护指导　部分患者的发病与前驱感染病史、吸烟或接触某些有机化学溶剂有关，应积极预防，注意保暖，避免受凉和感冒。

2. 疾病知识指导　向患者家属介绍疾病特点。

3. 用药指导　对患者及家属强调遵医嘱用药的重要性，告知激素及细胞毒性药物的作用、可能出现的副作用和服药的注意事项，鼓励患者配合治疗。

4. 病情监测指导　向患者解释如何监测病情变化和病情经治疗缓解后的长期随访，防止疾病复发及恶化。

（九）预后

患者若能得到及时明确诊断和早期强化治疗，预后可得到显著改善。早期强化治疗可使部分患者得到缓解，避免或脱离透析，甚至少数患者肾功能得到完全恢复。若诊断不及时，早期未接受强化治疗，患者多于数周至半年内进展至不可逆肾衰竭。影响患者预后的主要因素有：①免疫病理类型：Ⅲ型较好，Ⅰ型差，Ⅱ型居中；②强化治疗是否及时：临床无少尿，血肌酐 $<530\mu mol/L$，病理尚未显示广泛不可逆病变（纤维性新月体、肾小球硬化或间质纤维化）时，即开始治疗者预后较好，否则预后差；③老年患者预后相对较差。

本病缓解后的长期转归，以逐渐转为慢性病变并发展为慢性肾衰竭较为常见，故应特别注意采取措施保护残存肾功能，延缓疾病进展和慢性肾衰竭的发生。部分患者可长期维持并缓解。仅少数患者（以Ⅲ型多见）可复发，必要时需重复肾活检，部分患者强化治疗仍可有效。

三、慢性肾小球肾炎

慢性肾小球肾炎（chronic glomerulonephritis，CGN），简称慢性肾炎，是一组以血尿、蛋白尿、高血压、水肿为基本临床表现的肾小球疾病。临床特点是病程长，起病初无症状，进展缓慢，最终可发展成慢性肾衰竭。由于不同的病理类型及病程阶段不同，疾病表现可多样化。可发生于任何年龄，以青、中年男性居多。

（一）病因及发病机制

绝大多数慢性肾炎由不同病因、不同病理类型的原发性肾小球疾病发展而来，仅少数由急性链球菌感染后肾小球肾炎所致。其发病机制主要与原发病的免疫炎症损伤有关。此外，高血压、大量蛋白尿、高血脂等非免疫非炎症性因素亦参与其慢性化进程。

（二）病理类型

慢性肾炎的常见病理类型有系膜增生性肾小球肾炎（包括 IgA 肾病和非 IgA 系膜增生性肾小球肾炎）、系膜毛细血管性肾炎、膜性肾病及局灶节段性肾小球硬化等。上述所有类型均可转化为不同程度的肾小球硬化、肾小管萎缩和间质纤维化，最终肾脏体积缩小，晚期进展成硬化性肾小球肾炎，临床上进入尿毒症阶段。

（三）临床表现

本病起病多缓慢、隐匿，部分患者因感染、劳累呈急性发作。临床表现多样，病情时轻时重，逐渐发展为慢性肾衰竭。

1. 一般表现　蛋白尿、血尿、高血压、水肿为基本临床表现。早期患者可有乏力、纳差、腰部疼痛；水肿可有可无；轻度尿异常，尿蛋白定量常在 1~3g/d，多有镜下血尿；血压可正常或轻度升高；肾功能正常或轻度受损。以上情况持续数年，甚至数十年，肾功能逐渐恶化出现相应临床表现（贫血、血压增高等）。

2. 特殊表现　有的患者可表现为血压（特别是舒张压）持续性升高，出现眼底出血、渗出，甚至视乳头水肿；感染、劳累、妊娠和使用肾毒性药物可使病情急剧恶化，可能引起不可逆慢性肾衰竭。

（四）辅助检查

1. 尿液检查　尿蛋白 + ~ + + +，24h 尿蛋白定量常在 1~3g。尿中可有多形性的红细胞 + ~ + +，红细胞颗粒管型等。

2. 血液检查　肾功能不全的患者可有肾小球滤过率（GFR）下降，血尿素氮（BUN）、血肌酐（Cr）增高、内生肌酐清除率下降。贫血患者出现贫血的血象改变。部分患者可有血脂升高，血浆白蛋白降低。

另外，血清补体 C3 始终正常，或持续降低 8 周以上不恢复正常。

3. B 超检查 双肾可有结构紊乱、缩小、皮质变薄等改变。

4. 肾活组织检查 可以确定慢性肾炎的病理类型，对指导治疗和估计预后有重要价值。

（五）诊断要点

凡蛋白尿持续 1 年以上，伴血尿、水肿、高血压和肾功能不全，排除继发性肾炎、遗传性肾炎和慢性肾盂肾炎后，可诊断为慢性肾炎。

（六）治疗要点

慢性肾炎的治疗应以防止或延缓肾功能进行性恶化、改善或缓解临床症状及防治严重并发症为目标，主要治疗如下。

1. 优质低蛋白饮食和必需氨基酸治疗 限制食物中蛋白质及磷的摄入量，低蛋白及低磷饮食可减轻肾小球内高压力、高灌注及高滤过状态，延缓肾小球的硬化。根据肾功能的状况给予优质低蛋白饮食（每日 0.6~0.8g/kg），同时控制饮食中磷的摄入。在进食低蛋白饮食时，应适当增加碳水化合物的摄入以满足机体生理代谢所需要的热量，防止负氮平衡。在低蛋白饮食 2 周后可使用必需氨基酸或 α-酮酸（每日 0.1~0.2g/kg）。极低蛋白饮食者，0.3g/（kg·d），应适当增加必需氨基酸（8~12g/d）或 α-酮酸，防止负氮平衡。有明显水肿和高血压时，需低盐饮食。

2. 对症治疗 主要是控制高血压。控制高血压尤其肾内毛细血管高血压是延缓慢性肾衰竭进展的重要措施。一般多选用血管紧张素转换酶抑制剂（ACEI）、血管紧张素 Ⅱ 受体拮抗剂（ARB）或钙通道阻滞剂。临床与实验研究结果均证实，ACEI 和 ARB 具有降低肾小球内血压、减少蛋白尿及保护肾功能的作用。肾功能损害的患者使用此类药物时应注意高钾血症的防治。其他降压药如 β-受体阻滞剂、α-受体阻滞剂、血管扩张药及利尿剂等亦可应用。患者应限盐，有明显水钠潴留的容量依赖型高血压患者选用噻嗪类利尿药。肾功能较差时，噻嗪类利尿剂无效或疗效较差，应改用袢利尿剂。血压控制欠佳时，可联合使用多种抗高血压药物把血压控制到靶目标值。多数学者认为肾病患者的血压应较一般患者控制更严格，蛋白尿 ≥ 1.0g/24h，血压应控制在 125/75mmHg 以下；如果蛋白尿 ≤ 1.0g/24h，血压应控制在 130/80mmHg 以下。应尽量选用具有肾脏保护作用的降压药如 ACEI 和 ARB。

3. 特殊治疗 目前研究结果显示，大剂量双嘧达莫（300~400mg/d）、小剂量阿司匹林（40~300mg/d）对系膜毛细血管性肾小球肾炎有降低尿蛋白的作用。对糖皮质激素和细胞毒性药物一般不主张积极应用，但对病理类型较轻、肾体积正常、肾功能轻度受损而尿蛋白较多的患者在无禁忌时可试用。

4. 防治肾损害因素 包括：①预防和治疗各种感染，尤其是上呼吸道感染，因其可致慢性肾炎急性发作，使肾功能急剧恶化；②纠正水电解质和酸碱平衡紊乱；③禁用肾毒性药物，包括中药（如含马兜铃酸的中药关木通、广防己等）和西药（如氨基糖苷类、两性霉素、磺胺类抗生素等）；④及时治疗高脂血症、高尿酸血症。

（七）护理诊断/合作性问题

1. 营养失调（低于机体需要量） 与限制蛋白饮食、低蛋白血症等有关。

2. 有感染的危险 与皮肤水肿、营养失调、应用糖皮质激素和细胞毒性药物致机体抵抗力下降有关。

3. 焦虑 与疾病的反复发作、预后不良有关。

4. 潜在并发症 慢性肾衰竭。

（八）护理措施

1. 一般护理

（1）休息与活动：慢性肾炎患者每日在保证充分休息和睡眠的基础上，应有适度的活动。尤其是肥胖者应通过活动减轻体重，以减少肾脏和心脏的负担。但对病情急性加重及伴有血尿、心力衰竭或并发感染的患者，应限制活动。

（2）饮食护理：慢性肾炎患者肾小管的重吸收作用不良，在排尿量达到一般标准时，应充分饮水，增加尿量以排泄体内废物。一般情况下不必限制饮食，但若肾功能已受到严重损害，伴有高血压且有发展为尿毒症的倾向时，应限制盐为 3~4g/d，蛋白质为 0.3~0.4g/（kg·d），宜给予优质的动物蛋白，使之既能保证身体所需的营养，又可达到低磷饮食的要求，起到保护肾功能的作用。另外，应提供足够热量、富含维生素、易消化的饮食，适当调节高糖和脂类在饮食热量中的比例，以减轻自体蛋白质的分解，减轻肾脏负担。

2. 病情观察　密切观察血压的变化，因血压突然升高或持续高血压可加重肾功能的恶化。注意观察水肿的消长情况，注意患者有无出现胸闷、气急及腹胀等胸、腹腔积液的征象。监测患者的尿量变化及肾功能，如血肌酐（Cr）、血尿素氮（BUN）升高和尿量迅速减少，应警惕肾衰竭的发生。

3. 用药护理　使用利尿剂注意监测有无电解质、酸碱平衡紊乱，如低钾血症、低钠血症等；肾功能不全患者在应用 ACEI 降压时，应监测电解质，防止高血钾，另外注意观察有无持续性干咳的不良反应，如果发现要及时提醒医生换药；用血小板解聚药时注意观察有无出血倾向，监测出血、凝血时间等；激素或免疫抑制剂常用于慢性肾炎伴肾病综合征的患者，应观察该类药物可能出现的副作用。

4. 心理护理　本病病程长，病情反复，长期服药疗效差、副作用大，预后不良，患者易产生悲观、恐惧等不良情绪反应。且长期患病使患者生活、工作能力下降，经济负担加重，更进一步增加了患者及亲属的思想负担。因此心理护理尤为重要。积极主动与患者沟通，鼓励其说出内心的感受，对提出的问题予以耐心解答。与亲属一起做好患者的心理疏导工作，联系单位和社区解决患者的后顾之忧，使患者以良好的心态面对现实。

（九）健康指导

1. 预防感染指导　保持环境清洁、空气流通、阳光充足；注意休息，避免剧烈运动和过重的体力劳动；注意个人卫生，预防呼吸道和泌尿道感染，如出现感染症状时，应及时治疗。

2. 生活指导　严格按照饮食计划进餐；能够劳逸结合；学会与疾病有关的家庭护理知识，如如何控制饮水量、自我监测血压等。

3. 怀孕指导　在血压和 BUN 正常时，可安全怀孕。如曾有高血压症，且 BUN 较高，应该避孕，必要时行人工流产。

4. 用药指导　掌握利尿剂、降压药等各种药物的使用方法、用药过程中的注意事项；不使用对肾功能有害的药物，如氨基糖苷类抗生素、抗真菌药等。

5. 心理指导　能明确不良心理对疾病的危害性，学会有效的调适方法，心境平和，积极配合医护工作。

（十）预后

慢性肾炎呈持续进行性进展，最终发展至终末期肾衰竭。其进展的速度主要取决于肾脏病理类型、延缓肾功能进展的措施以及避免各种危险因素。其中长期大量蛋白尿、伴高血压或肾功能受损者预后较差。

第二节　肾病综合征护理

肾病综合征（nephrotic syndrome，NS）是指由各种肾小球疾病引起的以大量蛋白尿（尿蛋白定量 >3.5g/d）、低蛋白血症（血浆白蛋白 <30g/L）、水肿、高脂血症为临床表现的一组综合征。

1、病因

NS 分为原发性和继发性两大类，本节主要讨论原发性 NS。原发性 NS 为各种不同病理类型的肾小球病，常见的有：①微小病变肾病；②系膜增生性肾小球肾炎；③局灶节段性肾小球硬化；④膜性肾病；⑤系膜毛细血管性肾小球肾炎。

二、病理生理

1. 大量蛋白尿　在正常生理情况下，肾小球滤过膜具有分子屏障及电荷屏障作用，这些屏障作用受损致使原尿中蛋白含量增多，当其增多明显超过近曲小管回吸收量时，形成大量蛋白尿。而高血压、高蛋白饮食或大量输注血浆蛋白等因素均可加重尿蛋白的排出。尿液中主要含白蛋白和与白蛋白近似分子量的蛋白。大分子蛋白如纤维蛋白原、α_1 和 α_2 巨球蛋白等，因其无法通过肾小球滤过膜，从而在血浆中的浓度保持不变。

2. 低白蛋白血症　大量白蛋白从尿中丢失的同时，如肝白蛋白合成增加不足以克服丢失和分解，则出现低白蛋白血症。同时，NS 患者因胃肠黏膜水肿导致食欲减退、蛋白摄入不足、吸收不良或丢失也可加重低白蛋白血症。另外，某些免疫球蛋白（如 IgG）和补体、抗凝及纤溶因子、金属结合蛋白及内分泌素蛋白也可减少，尤其是肾小球病理损伤严重，大量蛋白尿和非选择性蛋白尿时更为显著。患者易产生感染、高凝、微量元素缺乏、内分泌紊乱和免疫功能低下等并发症。

由于免疫球蛋白和补体成分的丢失，NS 患者的抵抗力降低，易患感染。B 因子和 D 因子的丢失导致患者对致病微生物的易感性增加。激素结合蛋白随尿液的丢失会导致体内一系列内分泌和代谢紊乱。少数患者会在临床上表现出伴 NS 的甲状腺功能低下，并且会随着 NS 的缓解而得到恢复。NS 时，血钙和维生素 D 水平也受到明显的影响。血浆中维生素 D 水平下降，又同时使用激素或者有肾功能损害时，就会加速骨病的产生。因此，对于这样的患者应及时进行骨密度、血浆激素水平的监测，同时补充维生素 D 及相关药物，防止骨病的发生。

3. 水肿　NS 时低白蛋白血症、血浆胶体渗透压下降，使水分从血管腔内进入组织间隙，是造成 NS 水肿的基本原因。此外，部分患者有效循环血容量不足，肾素 - 血管紧张素，醛固酮系统激活和抗利尿激素分泌增加，可增加肾小管对钠的重吸收，进一步加重水肿。但也有研究发现，约 50% 的 NS 患者血容量并不减少甚至增加，血浆肾素水平正常或下降，提示 NS 患者的水钠潴留并不依赖于肾素，血管紧张素，醛固酮系统的激活，而是肾脏原发的水钠潴留的结果。

4. 高脂血症　患者表现为高胆固醇血症和（或）高甘油三酯血症，并可伴有低密度脂蛋白（LDL）、极低密度脂蛋白（VLDL）及脂蛋白 a[Lp（a）] 的升高，高密度脂蛋白（HDL）正常或降低。高脂血症的发生与肝脏脂蛋白合成的增加和外周组织利用及分解减少有关，后者可能是高脂血症更为重要的原因。高胆固醇血症的发生与肝脏合成过多富含胆固醇和载脂蛋白 B 的 LDL 及 LDL 受体缺陷致 LDL 清除减少有关。高甘油三酯血症在 NS 中也常见，其产生的原因更多是由于分解减少而非合成增多。

三、临床表现

引起原发性 NS 的肾小球疾病的病理类型有 5 种，各种病理类型的临床特征、对激素的治疗反应和预后不尽相同。

1. 微小病变型肾病　微小病变型肾病占儿童原发性 NS 的 80%~90%，占成人原发性 NS 的 5%~10%。好发于儿童，男性多于女性。典型临床表现为 NS，15% 左右伴镜下血尿，一般无持续性高血压及肾功能减退。60 岁以上的患者，高血压和肾功能损害较多见。90% 对糖皮质激素治疗敏感，但复发率高达 60%。

2. 系膜增生性肾小球肾炎　此类型在我国的发病率显著高于西方国家，占原发性 NS 的 30%，男性多于女性，好发于青少年。约 50% 于前驱感染后急性起病，甚至出现急性肾炎的表现。如为非 IgA 系膜增生性肾小球肾炎，约 50% 表现为 NS，约 70% 伴有血尿；如为 IgA 肾病，约 15% 出现 NS，几乎均有血尿。肾功能不全和高血压随着病变程度加重会逐渐增加。对糖皮质激素及细胞毒性药物的治疗反应与病理改变轻重有关，轻者疗效好，重者疗效差。50% 以上的患者经激素治疗后可获完全缓解。

3. 系膜毛细血管性肾小球肾炎　此类型占我国原发性 NS 的 10%，男性多于女性，好发于青壮年。约半数患者有上呼吸道的前驱感染史。约 50%~60% 表现为 NS，30% 的患者表现为无症状蛋白尿，常伴有反复发作的镜下血尿或肉眼血尿。20%~30% 的患者表现为急性肾炎综合征。高血压、贫血及肾功能损害常见，常呈持续进行性进展。75% 的患者有持续性低补体血症，是本病的重要特征之一。糖皮质激素及细胞毒性药物对成人疗效差，发病 10 年后约 50% 的病例将进展为慢性肾衰竭。肾移植术后常复发。

4. 膜性肾病　此型占我国原发性 NS 的 25%~30%，男性多于女性，好发于中老年。起病隐匿，约 70%~80% 表现为 NS，约 30% 可伴有镜下血尿。肾静脉血栓发生率可高达 40%~50%，肾静脉血栓最常见。有自发缓解倾向，约 25% 的患者会在 5 年内自发缓解。单用激素治疗无效；必须与细胞毒性药物联合使用可使部分患者缓解，但长期和大剂量使用激素和细胞毒性药物有较多的毒副作用，因此必须权衡利弊，慎重选择。此外，应适当使用调脂药和抗凝治疗。患者常在发病 5~10 年后逐渐出现肾功能损害。

5. 局灶性节段性肾小球硬化　此型占我国原发性 NS 的 20%~25%，好发于青少年男性。多隐匿起病，

NS 为主要临床表现，其中约 3/4 伴有血尿，约 20% 可见肉眼血尿。确诊时约半数伴高血压、约 30% 有肾功能减退，部分患者可伴有近曲小管功能障碍。部分患者可由微小病变型肾病转变而来。对激素和细胞毒性药物治疗的反应性较差，激素治疗无效者达 60% 以上，疗程要较其他病理类型的 NS 适当延长。预后与激素治疗的效果及蛋白尿的程度密切相关。激素治疗反应性好者，预后较好。

四、并发症

1. 感染　是 NS 的常见并发症，与大量蛋白质营养不良、免疫功能紊乱及激素治疗有关。常见感染部位的顺序为：呼吸道、泌尿道、皮肤。感染是 NS 复发和疗效不佳的主要原因之一。

2. 血栓和栓塞　NS 患者的高脂血症以及蛋白质从尿中丢失会造成血液黏稠度增加，加之 NS 时血小板功能亢进、利尿剂和糖皮质激素等因素进一步加重高凝状态，使血栓、栓塞易发，其中以肾静脉血栓最为多见（发生率为 10%~50%，其中 3/4 病例无临床症状）。此外，肺血管血栓、栓塞，下肢静脉、脑血管、冠状血管血栓也不少见。

3. 急性肾衰竭　NS 时有效循环血容量的减少导致肾血流量不足，易诱发肾前性氮质血症。少数患者可出现急性肾衰竭，尤以微小病变型肾病居多。其机制可能是肾间质高度水肿压迫肾小管及大量管型阻塞肾小管，导致肾小管腔内高压、肾小球滤过率骤然减少所致。

4. 蛋白质和脂肪代谢紊乱　可出现低蛋白血症，蛋白代谢呈负平衡。长期低蛋白血症可造成患者营养不良、机体抵抗力下降、生长发育迟缓、内分泌紊乱等。低蛋白血症还可导致药物与蛋白结合减少，游离药物增多，影响药物的疗效，增加部分药物的毒性作用；金属结合蛋白丢失可使微量元素（铁、铜、锌等）缺乏；内分泌素结合蛋白不足可诱发内分泌紊乱。高脂血症增加血液黏稠度，促进血栓、栓塞并发症的发生，还将增加心血管系统并发症冠状动脉粥样硬化、心肌梗死，并可促进肾小球硬化和肾小管 - 间质病变的发生，促进肾脏病变的慢性进展。

五、辅助检查

1. 尿液检查　尿蛋白定性一般为 ＋＋＋ ~ ＋＋＋＋，尿中可有红细胞、管型等。24h 尿蛋白定量超过 3.5g。

2. 血液检查　血浆清蛋白低于 30g/L，血中胆固醇、甘油三酯、低及极低密度脂蛋白增高。肾衰竭时血尿素氮、血肌酐升高。

3. 肾活检　可明确肾小球的病理类型。

4. 肾 B 超检查　双肾正常或缩小。

六、诊断要点

根据大量蛋白尿、低蛋白血症、高脂血症、水肿等临床表现，排除继发性 NS 即可确立诊断，其中尿蛋白 >3.5g/d、血浆清蛋白 <30g/L 为诊断的必备条件。NS 的病理类型有赖于肾活组织病理检查。

七、治疗要点

治疗原则以抑制免疫与炎症反应为主，同时防治并发症。

1. 一般治疗

（1）适当休息，预防感染：NS 患者应注意休息，避免到公共场所并预防感染。病情稳定者适当活动是必需的，以防止静脉血栓形成。

（2）限制水钠，优质蛋白饮食：水肿明显者应适当限制水钠摄入（NaCl<3g/d）。肾功能良好者不必限制蛋白的摄入，但 NS 患者摄入高蛋白饮食会加重蛋白尿，促进肾脏病变的进展。因此，主张给予 NS 患者正常量 0.8~1.0g（kg·d）的优质蛋白（富含必需氨基酸的动物蛋白）饮食。

2. 对症治疗

（1）利尿消肿：一般患者在使用激素并限制水、钠摄入后可达到利尿消肿的目的。对于水肿明显，

经上述处理仍无效者可适当选用利尿剂。利尿治疗的原则是不宜过快、过猛，以免引起有效血容量不足、加重血液高黏倾向，诱发血栓、栓塞并发症。常用噻嗪类利尿剂（氢氯噻嗪）和保钾利尿剂（螺内酯）作基础治疗，二者并用可提高利尿的效果，同时可减少钾代谢紊乱。上述治疗无效时，改为渗透性利尿剂（低分子右旋糖酐、羟乙基淀粉）并袢利尿剂（呋塞米），可获良好利尿效果。注意在通过输注血浆或血浆白蛋白利尿时要严格掌握适应证，只有对病情严重的患者在必需利尿时方可使用，且要避免过频、过多。对伴有心脏病的患者应慎用此法利尿。

（2）提高血浆胶体渗透压：血浆或白蛋白等静脉输注均可提高血浆胶体渗透压，促进组织中水分回吸收并利尿，如继而使用呋塞米 60~120mg 加于葡萄糖溶液中缓慢静脉滴注，有时能获得良好的利尿效果。但由于输入的蛋白均将于 24~48h 内由尿中排出，可引起肾小球高滤过及肾小管高代谢造成肾小球脏层及肾小管上皮细胞损伤、促进肾间质纤维化，轻者影响糖皮质激素疗效，延迟疾病缓解，重者可损害肾功能，多数学者认为非必要时不宜多用。故应严格掌握适应证，对严重低蛋白血症、高度水肿而又少尿（尿量 <400mL/d）的 NS 患者，在必须利尿的情况下方可考虑使用，但也要避免过频、过多使用。心力衰竭者慎用。

（3）减少尿蛋白：持续性大量蛋白尿本身可导致肾小球高滤过、加重肾小管，间质损伤、促进肾小球硬化，是影响肾小球病预后的重要因素。已证实减少尿蛋白可以有效延缓肾功能的恶化。应用 ACEI 如贝那普利和（或）ARB 如氯沙坦，可通过有效地控制高血压，降低肾小球内压和直接影响肾小球基底膜对大分子蛋白的通透性，有不依赖于降低全身血压而减少尿蛋白作用。所用剂量一般应比常规降压药剂量大，才能获得良好疗效。

（4）调脂：高脂血症可加速肾小球疾病的发展，增加心、脑血管疾病的发生率，因此，NS 患者合并高脂血症应使用调脂药，尤其是有高血压及冠心病家族史、高 LDL 及低 HDL 血症的患者更需积极治疗。常用降脂药有：① 3- 羟基 -3- 甲基戊二酰单酰辅酶 A 还原酶抑制剂，如洛伐他汀、辛伐他汀；②纤维酸类药物，如非诺贝特、吉非贝齐；③普罗布考，本品除降脂作用外还具有抗氧化作用，可防止低密度脂蛋白的氧化修饰，抑制粥样斑块的形成，长期使用可预防肾小球硬化。若 NS 缓解后高脂血症自行缓解则不必使用调脂药。

（5）抗凝：由于凝血因子的改变及激素的使用，常处于高凝状态，有较高血栓并发症的发生率，尤其是在血浆白蛋白 <20g/L 时，更易合并静脉血栓的形成。建议当血浆白蛋白 <20g/L 时常规使用抗凝剂，可使用普通肝素或低分子肝素，维持 APTT 在正常的 2 倍。此外，也可使用口服抗血小板药如双嘧达莫、阿司匹林。一旦出现血栓或栓塞时，应及早予尿激酶或链激酶溶栓，并配合应用抗凝药。治疗期间应密切观察出、凝血情况，避免药物过量而致出血。

（6）抗感染：用激素治疗时，不必预防性使用抗生素，因其不能预防感染，反而可能诱发真菌双重感染。一旦出现感染，应及时选用敏感、强效及无肾毒性的抗生素。

（7）透析：急性肾衰竭时，利尿无效且达到透析指征时应进行血液透析。

3. 抑制免疫与炎症反应

（1）糖皮质激素：该药可能是通过抑制免疫与炎症反应，抑制醛固酮和抗利尿激素的分泌，影响肾小球基底膜通透性而达到治疗作用。应用激素时应注意以下几点：①起始用量要足：如泼尼松始量为 1mg/（kg·d），共服 8~12 周。②撤减药要慢：足量治疗后每 1~2 周减少原用量的 10%，当减至 20mg/d 时疾病易反跳，应更加缓慢减量。③维持用药要久：最后以最小有效剂量（10mg/d）作为维持量，再服半年至 1 年或更久。激素可采用全日量顿服，维持用药期间两日量隔日一次顿服，以减轻激素的副作用。

NS 患者对激素治疗的反应可分为 3 种类型：①激素敏感型：即治疗 8~12 周内 NS 缓解。②激素依赖型：即药量减到一定程度即复发。③激素抵抗型：即对激素治疗无效。

（2）细胞毒性药物：目前国内外最常用的细胞毒性药物为 CTX，细胞毒性药物常用于"激素依赖型"或"激素抵抗型"NS，配合激素治疗有可能提高缓解率。一般不首选及单独应用。

（3）环孢素：该药可选择性抑制辅助性 T 细胞及细胞毒效应 T 细胞。近年来已开始用该药治疗激素及细胞毒性药物都无效的难治性 NS，但此药昂贵，副作用大，停药后病情易复发：因而限制了它的广泛应用。

（4）霉酚酸酯：霉酚酸酯（mycophenolate mofetil，MMF）是一种新型有效的免疫抑制剂，在体内代谢为霉酚酸，通过抑制次黄嘌呤单核苷酸脱氢酶、减少鸟嘌呤核苷酸的合成，从而抑制 T、B 淋巴细胞的增殖。可用于激素抵抗及细胞毒性药物治疗无效的 NS 患者。推荐剂量为 1.5~2.0g/d，分两次口服，共用 3~6 个月，减量维持半年。副作用相对较少，有腹泻及胃肠道反应等，偶有骨髓抑制作用。其确切的临床效果及副作用还需要更多临床资料证实。

4. 中医中药治疗　一般主张与激素及细胞毒性药物联合使用，不但可降尿蛋白，还可拮抗激素及细胞毒性药物的不良反应，如雷公藤多苷片、真武汤等。

八、护理评估

1. 健康史

（1）病史：询问本病的有关病因，如有无原发性肾疾病、糖尿病、过敏性紫癜、系统性红斑狼疮等病史。询问有关的临床表现，如水肿部位、程度、特点及消长情况，有无出现胸闷、气促、腹胀等胸腔、心包、腹腔积液的表现；有无肉眼血尿、高血压、尿量减少等。注意有无发热、咳嗽、咳痰、尿路刺激征、腹痛等感染征象；有无腰痛、下肢疼痛等肾静脉血栓、下肢静脉血栓的表现。

（2）治疗经过：询问患者的用药情况，如激素的剂量、用法、减药情况、疗程、治疗效果、有无副作用等；有无用过细胞毒性药及其他免疫抑制剂，其剂量及疗效等。

2. 身心状况

（1）身体评估：评估患者的一般状态，如精神状态、营养状况、生命体征、体重等有无异常。评估水肿范围、特点，有无胸腔、腹腔、阴囊水肿和心包积液。

（2）心理 - 社会状况：患者有无因形象的改变产生自卑、悲观、失望等不良的情绪反应；患者及家属的应对能力；患者的社会支持情况、患者出院后的社区保健资源等。

3. 辅助检查　观察实验室及其他检查结果，如24h尿蛋白定量结果、血浆白蛋白浓度的变化、肝肾功能、血清电解质、血脂浓度的变化、凝血功能等；肾活组织的病理检查结果等。

九、护理诊断／合作性问题

1. 体液过多　与低蛋白血症致血浆胶体渗透压下降等有关。
2. 营养失调（低于机体需要量）　与大量蛋白质的丢失、胃肠黏膜水肿致蛋白质吸收障碍等因素有关。
3. 焦虑　与疾病造成的形象改变及病情复杂，易反复发作有关。
4. 有感染的危险　与皮肤水肿，大量蛋白尿致机体营养不良，激素、细胞毒性药物的应用致机体免疫功能低下有关。
5. 潜在并发症　血栓形成、急性肾衰竭、心脑血管并发症等。

十、护理目标

（1）患者能积极配合治疗，水肿程度减轻或消失。
（2）能按照饮食原则进食，营养状况逐步改善。
（3）能正确应对疾病带来的各种问题，焦虑程度减轻。
（4）无感染发生。
（5）无血栓形成及急性肾衰竭、心脑血管等并发症的发生。

十一、护理措施

1. 一般护理

（1）休息与活动：NS 如有全身严重水肿、胸腹腔积液时应绝对卧床休息，并取半坐卧位。护理人员可协助患者在床上作关节的全范围运动，以防止关节僵硬及挛缩，并可防止肢体血栓形成。对于有高血压的患者，应适当限制活动量。老年患者改变体位时不可过快，以防止直立性低血压。水肿减轻后患者可进行简单的室内活动，尿蛋白定量下降到2g/d以下时可恢复适量的室外活动，恢复期的患者应在其体能范围内适当进行活动。但需注意在整个治疗、护理及恢复阶段，患者应避免剧烈运动，如跑、跳、提取重物等。

（2）饮食护理：NS患者的饮食要求既能改善患者的营养状况，又不增加肾脏的负担。饮食原则如下：①蛋白质：高蛋白饮食可增加肾脏负担，对肾不利，故提倡正常量的优质蛋白（富含必需氨基酸的动物蛋白）摄入，按1g（kg·d）供给。但当肾功能不全时，应根据肌酐清除率调整蛋白质的摄入量。②热量供给要充足，不少于126~147kJ（30~35kcal）/（kg·d）。③为减轻高脂血症，应少食富含饱和脂肪酸的食物如动物油脂，而多吃富含多聚不饱和脂肪酸的食物如植物油及鱼油，以及富含可溶性纤维的食物如燕麦、豆类等。④水肿时低盐饮食，勿食腌制食品。⑤注意各种维生素及微量元素（如铁、钙）的补充。且应定期测量血浆白蛋白、血红蛋白等指标以反映机体营养状态。由于NS患者一般食欲欠佳，因此可采用增加餐次的方法以提高摄入量。同时在食谱内容上注意色、香、味。在烹调方法上可用糖醋汁、番茄汁等进行调味以改善低盐膳食的味道。

2. 病情观察　监测生命体征、体重、腹围、出入量的变化，定时查看各种辅助检查结果，结合临床表现判断病情进展情况。如根据体温有无升高，患者有无出现咳嗽、咳痰、肺部湿啰音、尿路刺激征、皮肤破溃化脓等判断是否合并感染；根据患者有无腰痛、下肢疼痛、胸痛、头痛等判断是否合并肾静脉、下肢静脉、冠状血管及脑血管血栓；根据患者有无少尿、无尿及血BUN、血肌酐升高等判断有无肾衰竭。同时，注意观察有无营养不良、内分泌紊乱及微量元素缺乏的改变。

3. 感染的预防及护理　保持水肿皮肤清洁、干燥，避免皮肤受摩擦或损伤；指导和协助患者进行口腔黏膜、眼睑结膜及阴部等的清洁；定期做好病室的空气消毒，用消毒药水拖地板、湿擦桌椅等；尽量减少病区的探访人次，对有上呼吸道感染者应限制探访；同时指导患者少去公共场所等人多聚集的地方；遇寒冷季节，嘱患者减少外出，注意保暖。出现感染情况时，按医嘱正确采集患者的血、尿、痰、腹水等标本送检，根据药敏试验使用合适的抗生素，观察用药后感染有无得到有效控制。

4. 用药护理

（1）激素和细胞毒性药物：应用环孢素的患者，服药期间应注意监测血药浓度，观察有无副作用的出现，如肝肾毒性、高血压、高尿酸血症、高血钾、多毛及牙龈增生等。

（2）抗凝药：如在使用肝素、双嘧达莫等的过程中，若出现皮肤黏膜、口腔、胃肠道等的出血倾向时，应及时减药并给予对症处理，必要时停药。

（3）中药：使用雷公藤制剂时，应注意监测尿量、性功能及肝肾功能、血常规的变化。因其可造成性腺抑制、肝肾损害及外周血白细胞减少等不良反应。

5. 心理护理　针对本病病程长、表现复杂、易反复发作带给患者及家属的忧虑。首先允许患者发泄自己的郁闷，对患者的表现表示理解；还要引导患者多说话，随时将自己的需要说出来，这样消极的寂寞会逐渐变为积极的配合；在此期间，随时向患者及家属报告疾病的进展情形，对任何微小的进步都应给予充分的认可，使他们重建信心。同时，要根据评估资料，调动患者的社会支持系统，为患者提供最大限度的物质和精神支持。

十二、护理评价

（1）患者水肿程度有无减轻并逐渐消退。

（2）营养状况有无改善。

（3）焦虑程度有无减轻。

（4）是否发生感染。

（5）有无血栓形成、急性肾衰竭、心脑血管等并发症的发生。

十三、健康指导

1. 预防指导　认识到积极预防感染的重要性，能够加强营养、注意休息、保持个人卫生，积极采取措施防止外界环境中病原微生物的侵入。

2. 生活指导　能够根据病情适度活动，注意避免肢体血栓等并发症的产生。饮食上注意限盐，每日不摄入过多蛋白。

3. 病情监测指导　学会每日用浓缩晨尿自测尿蛋白，出院后坚持定期门诊随访，密切观察肾功能的变化。

4. 用药指导　坚持遵医嘱用药，勿自行减量或停用激素，了解激素及细胞毒性药物的常见副作用。

5. 心理指导　意识到良好的心理状态有利于提高机体的抵抗力，增强适应能力。能保持乐观开朗的心态，对疾病治疗充满信心。

十四、预后

影响 NS 预后的因素主要有：①病理类型：微小病变型肾病和轻度系膜增生性肾小球肾炎预后较好，系膜毛细血管性肾炎、局灶节段性肾小球硬化、重度系膜增生性肾小球肾炎预后较差。早期膜性肾病也有一定的缓解率，晚期则难于缓解；②临床表现：大量蛋白尿、严重高血压及肾功能损害者预后较差；③激素治疗效果：激素敏感者预后相对较好，激素抵抗者预后差；④并发症：反复感染导致 NS 经常复发者预后差。

第七章

耳鼻喉科疾病护理

第一节　外耳道炎护理

外耳道炎（external otitis）可分为两类，一类为局限性外耳道炎，表现为外耳道疖；另一类为弥漫性外耳道炎，表现为外耳道皮肤的弥漫性炎症。

一、护理评估

1. 健康史　评估患者有无慢性化脓性中耳炎病史，一有无糖尿病等其他全身性疾病，是否有挖耳等不良习惯。

2. 身体状况

（1）外耳道疖：早期耳痛剧烈，张口、咀嚼时加重，可放射至同侧头部。疖肿堵塞外耳道时，可有耳鸣及耳闷。脓肿成熟破溃后，有脓血自外耳道流出，此时耳痛减轻。多有全身不适或发热等症状。

（2）弥漫性外耳道炎：急性者表现为耳痛、灼热，可有少量分泌物流出。检查有耳屏压痛及耳郭牵拉痛，耳周淋巴结肿痛，外耳道皮肤弥漫性红肿，外耳道壁上可积存分泌物，外耳道腔变窄。慢性者外耳道发痒，有少量渗出物。外耳道皮肤增厚、皲裂、脱屑，分泌物积聚，甚至可引起外耳道狭窄。

3. 心理－社会状况　因耳痛、发热等导致患者烦躁不安，若合并有糖尿病等其他全身性疾病，患者易产生焦虑心理。

4. 辅助检查　血常规检查白细胞可增高。

5. 诊断与治疗要点

（1）有耳郭牵拉痛及耳屏压痛，外耳道皮肤弥漫性红肿或外耳道壁积存有分泌物，伴全身不适或耳周淋巴结肿痛即可诊断。应注意与急性乳突炎鉴别。

（2）早期局部热敷或理疗，疖肿成熟后及时挑破脓头或切开引流。全身应用抗生素控制感染。积极治疗感染病灶。

二、护理问题

1. 疼痛（耳痛）　与外耳道炎症有关。
2. 体温过高　与外耳道急性炎症引起全身反应有关。
3. 舒适改变　由耳部不适、耳痛引起。
4. 知识缺乏　缺乏外耳道炎的治疗与自我护理知识。

三、护理措施

1. 一般护理

（1）嘱患者注意休息，多饮水。

（2）进营养丰富、易消化饮食，忌辛辣刺激性食物。

2. 病情观察　观察外耳道皮肤红肿情况。高热者观察体温变化，并注意液体的补充。

3. 治疗配合

（1）应用抗生素控制感染，必要时遵医嘱使用止痛剂。

（2）早期局部热敷或理疗。局部尚未化脓者用10%鱼石脂甘油外敷，消炎止痛。疖肿成熟后及时挑破脓头或切开引流，用3%的过氧化氢溶液清洁外耳道。

（3）积极治疗感染病灶，如化脓性中耳炎、糖尿病等。

4. 心理护理　讲解疾病相关知识，以消除其焦虑心理。多关心、安慰患者，鼓励其积极配合治疗。

四、健康教育

（1）纠正挖耳等不良习惯，防止外耳道皮肤受损。

（2）游泳时宜戴耳塞，洗澡、洗头时若有污水进入应及时用棉签拭干。

（3）外耳道炎急性期和治疗恢复期均禁止游泳。

第二节　鼓膜外伤护理

鼓膜外伤（tympanic membrane trauma）多因间接或直接的外力损伤所致。

一、护理评估

1. 健康史　评估患者是否有耳外伤史，近期是否挖耳、取耵聍等。

2. 身体状况　鼓膜外伤后突感耳痛，听力减退伴耳鸣和耳内闷塞感。单纯的鼓膜破裂，听力损失较轻。压力伤除引起鼓膜破裂外，还可由于镫骨强烈运动而致内耳受损，出现眩晕、恶心及混合性聋。检查可见穿孔边缘有少量血迹，耳聋属传导性或混合性。

3. 心理－社会状况　患者对突然出现的耳痛、听力下降及耳鸣等不适应，同时因担心预后表现出焦虑、恐惧心理。

4. 辅助检查　耳镜检查鼓膜多呈不规则状穿孔，外耳道可有血迹或血痂，穿孔边缘可见少量血迹。

5. 诊断与治疗要点

（1）耳镜检查可见穿孔，外耳道有血迹或血痂，即可诊断。

（2）保持外耳道清洁、干燥，必要时使用抗生素预防感染。穿孔较大不能自愈者需行鼓膜修补术。

（3）禁止耳内冲洗和滴药。

二、护理问题

1. 疼痛（耳痛）　由外伤引起。

2. 有感染的危险　与鼓膜破裂有关。

3. 知识缺乏　缺乏鼓膜外伤的治疗与自我护理知识。

三、护理措施

1. 一般护理

（1）指导患者外伤后保持外耳道清洁、干燥，禁止滴药、进水、用力擤鼻，外耳道口用消毒干棉球堵塞并及时更换，以免发生中耳感染。

（2）进营养丰富、易消化饮食，避免辛辣、硬等刺激性食物。

2. 病情观察　观察患者耳痛情况及听力、耳鸣改善情况。

3. 治疗配合

（1）清除外耳道内存留的异物、泥土等，用75%酒精消毒外耳道及耳郭。

（2）必要时遵医嘱使用抗生素预防感染。

（3）外伤性穿孔可于3~4周内自愈，穿孔较大不能自愈者可行鼓膜修补术。

（4）需手术者做好术前准备，术后指导患者保持外耳道清洁、干燥，避免用力擤鼻、咳嗽等，以免用于修补穿孔处的筋膜脱落，导致手术失败。

4. 心理护理　讲解疾病相关知识及自我护理知识，以消除其焦虑、恐惧心理。多关心、安慰患者，鼓励其积极配合治疗，争取早日康复。

四、健康教育

（1）禁用锐器挖耳。如可预知爆破应戴防护耳塞，紧急情况下可用手指塞耳。跳水或潜水时可戴耳塞保护双耳。

（2）预防感冒，增强机体抵抗力，促进穿孔鼓膜自愈。

（3）行鼓膜修补术者，术后应注意避免上呼吸道感染，以免感染中耳影响手术效果。

第三节　分泌性中耳炎护理

分泌性中耳炎（secretory otitis media）是以传导性聋及鼓室积液为主要特征的中耳非化脓性炎性疾病。多发于冬春季，是成人和儿童常见的听力下降原因之一。本病可分为急性和慢性两种，急性分泌性中耳炎病程延续6~8周未愈者，可称为慢性分泌性中耳炎。慢性分泌性中耳炎也可缓缓起病或由急性分泌性中耳炎反复发作，迁延转化而来。如鼓室积液呈胶冻状，则称为胶耳。

一、护理评估

1. 健康史　询问患者发病前有无感冒史，是否过度劳累，有无腺样体肥大、鼻炎、鼻窦炎等病史。

2. 身体状况

（1）听力减退：听力下降伴自听增强，头偏向健侧或前倾位时，因积液离开蜗窗，听力可暂时改善，积液黏稠时，听力可不因头位变动而改变。

（2）耳痛：急性者可有隐隐耳痛，慢性者耳痛不明显。

（3）耳鸣：多为低调间歇性，如"嗡嗡"声，当头部运动、打呵欠或擤鼻鼓气时，耳内可出现气过水声。

（4）耳闷：耳内闭塞或闷胀感，按压耳屏后可暂时减轻。

3. 心理－社会状况　因耳鸣、听力减退、耳闷胀感等导致患者产生焦虑心理，慢性者因病程长、易反复而表现为烦躁不安等。

4. 辅助检查

（1）耳镜检查：鼓膜内陷，失去正常光泽，呈琥珀或淡黄色。

（2）听力检查：纯音听阈测试及音叉试验示传导性聋。

（3）CT扫描：可见中耳系统气腔有不同程度密度增高。

（4）成人应进行鼻咽部检查，注意排除鼻咽癌。

5. 诊断与治疗要点

（1）根据病史和临床表现，结合听力检查可诊断。诊断性鼓膜穿刺术可明确诊断。

（2）清除积液，改善中耳通气引流，针对病因治疗。

二、护理问题

1. 感知改变（听力下降）　与中耳积液有关。

2. 舒适改变　与鼓室积液引起耳鸣、耳痛、耳闷塞感有关。

3. 知识缺乏　缺乏分泌性中耳炎的预防及手术后的自我护理知识。

三、护理措施

1. 一般护理

（1）指导患者注意休息，防感冒。

（2）需手术者，术后保持术耳清洁、干燥，以免引起中耳感染。

（3）进营养丰富、易消化软食，忌辛辣刺激性食物。

2. 病情观察　观察患者听力恢复及耳闷改善情况。

3. 治疗配合

（1）遵医嘱正确使用滴鼻液，选用合适的抗生素控制感染，稀化黏素类药物有利于纤毛的排除功能，糖皮质激素类药物可减轻炎性渗出。

（2）配合医生行鼓膜穿刺抽液，若积液黏稠可根据病情行鼓膜切开或鼓室置管术。

（3）需手术治疗者，做好术前准备及术后护理。

（4）积极治疗咽部或鼻腔疾病，如扁桃体炎、腺样体肥大、鼻息肉等。

4. 心理护理　讲解疾病相关知识及自我防护知识，以消除其焦虑心理。多关心安慰患者，鼓励其积极配合治疗护理，力求彻底治愈。

四、健康教育

（1）指导患者正确滴鼻、擤鼻，鼓膜置管未脱落前禁忌游泳。

（2）加强锻炼，增强机体抵抗力，防止感冒。

（3）本病儿童易被忽视：应加强卫生宣教，提高家长及老师对本病的认识。10岁以下儿童应定期进行筛选性声导抗检测。

第四节　慢性鼻炎护理

慢性鼻炎（chronic rhinitis）是鼻腔黏膜和黏膜下层的慢性炎症性疾病。临床表现以鼻腔黏膜肿胀、分泌物增多、无明确致病微生物感染、病程持续数月以上或反复发作为特点。可分为慢性单纯性鼻炎和慢性肥厚性鼻炎两型，后者多由前者发展、转化而来。

一、护理评估

1. 健康史　评估患者有无烟酒嗜好，有无导致本病的全身、局部因素，询问患者的职业及其工作、生活环境。

2. 身体状况

（1）慢性单纯性鼻炎

1）鼻塞：表现为间隙性：白天、运动或夏季减轻，夜间、静坐或寒冷时加重；交替性：变换侧卧方位时，两侧鼻腔阻塞随之交替。

2）多涕：一般为黏液涕，继发感染时可有脓涕，可有头痛、头昏、咽干、咽痛等症状。

（2）慢性肥厚性鼻炎：鼻塞，表现为持续性，无交替。鼻涕不多，黏液性或黏脓性，不易擤出。常有闭塞性鼻音、耳鸣和耳闭塞感以及头昏、头痛、咽干、咽痛等症状。少数患者可有嗅觉减退。

3. 心理-社会状况　因病程长，且鼻塞、流涕影响正常的工作、学习、生活及社交，患者易产生焦虑心理。

4. 辅助检查

（1）慢性单纯性鼻炎鼻镜检查：鼻腔黏膜充血，下鼻甲肿胀，表面光滑、柔软、富有弹性，对血管收缩剂敏感。

（2）慢性肥厚性鼻炎鼻镜检查：下鼻甲黏膜肥厚，鼻甲骨肥大，黏膜表面不平，呈结节状或桑葚样，对血管收缩剂不敏感。

5. 诊断与治疗要点

（1）根据病史和临床表现，结合鼻镜检查，可明确诊断。

（2）用生理盐水清洗鼻腔，鼻内使用糖皮质激素、血管收缩剂，慢性肥厚性鼻炎黏膜肥厚或对血管收缩剂不敏感者，可根据情况选择手术治疗。

二、护理问题

1. 舒适改变（鼻塞、头昏、头痛）　与鼻黏黏膜充血、肿胀、肥厚及分泌物增多有关。
2. 潜在并发症　鼻窦炎、中耳炎等。
3. 知识缺乏　缺乏慢性鼻炎的防治知识。

三、护理措施

1. 一般护理

（1）指导患者注意休息。

（2）局麻术后取半卧位，全麻患者去枕平卧，清醒后改为半卧位。

（3）协助患者漱口，行超声雾化吸入，以保持口腔清洁湿润。

（4）鼓励患者多饮水，进营养丰富易消化饮食，忌辛辣、硬、热等刺激性食物。

2. 病情观察　术后注意观察鼻腔渗血及前、后鼻孔纱条松动情况，若有异常，及时通知医生处理。观察头痛情况，术后24h内，可用冰袋冷敷额部，以减轻疼痛。

3. 治疗配合

（1）用生理盐水清洗鼻腔，以清除鼻内分泌物，改善通气。

（2）鼻内使用糖皮质激素，抗炎、减轻充血。使用血管收缩剂，如麻黄碱，应注意连续使用不宜超过7d，禁用萘甲唑啉。

（3）慢性肥厚性鼻炎黏黏肥厚、对血管收缩剂不敏感者，可行下鼻甲黏膜下部分切除术（切除范围以不超过下鼻甲的1/3为宜）、下鼻甲黏骨膜下切除术或下鼻甲骨折外移术等。

（4）术后遵医嘱使用抗生素及止血剂。

4. 心理护理　需手术者，介绍手术的目的、意义及术中配合，使其有充分的心理准备，以减轻焦虑感。讲解疾病相关知识及自我护理知识，鼓励患者积极配合治疗、护理。

四、健康教育

（1）指导患者正确滴鼻、擤鼻，遵医嘱合理选择、使用滴鼻剂，防止药物性鼻炎。

（2）生活有规律，注意劳逸结合，忌烟、酒辛辣刺激性食物。

（3）加强锻炼，增强机体抵抗力，防止感冒。注意改善工作和生活环境。

（4）急性鼻炎需彻底治愈，及时治疗全身和局部病因。

第五节　变应性鼻炎护理

变应性鼻炎（allergic rhinitis，AR）是发生在鼻黏膜的变态反应性疾病，普通人群患病率为10%~30%，以鼻痒、喷嚏、鼻分泌亢进、鼻黏膜肿胀等为主要特点。分为常年性变应性鼻炎（perennial al-lergic rhinitis，PAR）和季节性变应性鼻炎（seasonal allergic rhinitis，SAR），后者又称"花粉症"。

一、护理评估

1. 健康史　评估患者是否长期处于空气污染较重的环境中，是否为特异性体质，是否有接触某种变应原的病史。

2. 身体状况　以鼻痒、阵发性喷嚏、大量水样鼻涕和鼻塞为主要症状，部分患者尚有嗅觉减退，季节性鼻炎尚有眼痒和结膜充血。

3. 心理－社会状况　因鼻痒、鼻塞、阵发性喷嚏和大量水样鼻涕,影响正常的工作、学习、生活及社交,易产生焦虑心理。

4. 辅助检查

（1）鼻镜检查:常年性者鼻黏膜为苍白、充血或浅蓝色,季节性者在花粉播散期鼻黏膜明显水肿,这些变化以下鼻甲最为明显。

（2）查找致敏变应原:疑为常年性变态反应性鼻炎的患者可做特异性皮肤试验,鼻黏膜激发试验和体外特异性 IgE 检测。疑为花粉症者应以花粉浸液做特异性皮肤试验。

5. 诊断与治疗要点

（1）常年性变应性鼻炎者常年发病,有典型的临床症状和体征,病程超过 1 年,有个人和（或）家族过敏性疾病史。季节性变应性鼻炎者每年发病季节基本一致,发作期有典型的临床症状和体征。

（2）非特异性治疗:使用糖皮质激素、抗组胺药、肥大细胞稳定剂、血管收缩剂等。特异性治疗:避免与变应原接触,行变应原特异性免疫治疗。

二、护理问题

1. 舒适改变　鼻痒、鼻塞、喷嚏和大量清水样鼻涕,与变态反应有关。
2. 感知改变　鼻塞、嗅觉减退,与变应性鼻炎,鼻黏膜充血肿胀有关。
3. 知识缺乏　缺乏变应性鼻炎的防治及自我护理知识。

三、护理措施

1. 一般护理

（1）指导患者经常开窗通风,勤洗衣物、勤晒被褥、勤做卫生（做卫生时戴口罩）,保持室内清洁,勿养宠物。

（2）忌烟、酒辛辣刺激性食物。

2. 病情观察　观察患者鼻塞、鼻痒、阵发性喷嚏等症状改善情况。

3. 治疗配合

（1）遵医嘱使用糖皮质激素、抗组胺药、肥大细胞稳定剂、血管收缩剂治疗等。

（2）避免与变应原接触:避免暴露于致敏物是最有效的治疗方法,花粉症患者在致敏花粉播散季节可离开花粉播散区,但常年性变应性鼻炎的致敏物大多为常年存在的吸入性致敏物,常难以避免。因此,特异性免疫治疗至关重要。

（3）变应原特异性免疫治疗:主要用于治疗吸入变应原所致的Ⅰ型变态反应。治疗过程中要严密观察,备好抢救药品和器械,警惕不良反应的发生。

4. 心理护理　关心、安慰患者,讲解疾病相关知识及自我防护知识,鼓励患者坚持治疗。

四、健康教育

（1）花粉症者避免接触致敏物,常年性变应性鼻炎者积极查找致敏变应原并避免接触。

（2）介绍抗组胺药物的作用、副作用,指导正确使用鼻喷雾剂或滴鼻剂。

（3）免疫治疗疗程较长,指导患者应遵医嘱坚持治疗。

（4）生活有规律,注意劳逸结合,忌烟、酒辛辣刺激性食物。

（5）若在空气污染较严重的环境中工作,应注意改善工作环境或调整工种。

第六节　鼻出血护理

鼻出血(nose bleed)是临床常见症状之一,可单纯由鼻腔、鼻窦疾病引起,也可由某些全身性疾病所致,但以前者多见。

一、护理评估

1. 健康史　评估患者有无引起鼻出血的局部或全身性疾病，有无接触风沙或干燥气候生活史，有无鼻出血病史及发病后的诊治情况。

2. 身体状况

（1）局部病因引起出血者多表现为单侧鼻腔出血，全身性疾病引起者多表现为双侧或交替性出血。可呈间歇性反复出血或持续性出血。

（2）出血量多少不一，可表现为涕中带血、滴血、流血或血流如注。重者在短时间内失血量达数百毫升，可出现面色苍白、出汗、血压下降、脉速而无力等。一次大量出血可致休克，反复多次少量出血则可导致贫血。

（3）儿童、青少年出血部位多在鼻中隔前下方的易出血区（即利特尔区）。中老年鼻出血部位多在鼻腔后段的鼻–鼻咽静脉丛或鼻中隔后部的动脉，出血量相对较多，较凶猛，不易止血。

3. 心理–社会状况　患者及家属常因出血量大或反复出血，就诊时表现出紧张、恐惧心理，后因担心疾病愈后表现为焦虑不安。

4. 辅助检查

（1）鼻腔检查：了解鼻出血的部位，进而选择适宜的止血方法。

（2）鼻咽部检查：待病情相对稳定后，可行鼻内镜检查，以了解鼻咽部有无病变。

（3）实验室检查：包括全血细胞计数、出血和凝血时间、凝血酶原时间、凝血因子等，以了解患者的全身情况。

5. 诊断与治疗要点

（1）根据病史和临床表现，可明确诊断。

（2）局部采用简易止血方法、烧灼法、填塞法及鼻内镜下止血法等止血。对于出血量大或行前后鼻孔填塞的患者应视病情使用镇静剂、止血剂、抗生素等药物，必要时补液、输血、氧疗。因全身性疾病引起鼻出血者应积极治疗原发病。

二、护理问题

1. 恐惧　与出血量大、反复鼻出血及担心疾病的预后有关。
2. 舒适改变　与鼻腔填塞致头痛及张口呼吸有关。
3. 潜在并发症　感染、出血性休克。
4. 自理能力下降　与大量出血后体弱、病情要求减少活动有关。
5. 知识缺乏　缺乏与鼻出血相关的自我保健和预防知识。

三、护理措施

1. 一般护理

（1）创造安静环境，嘱患者卧床休息。协助取半卧位，监测生命体征。

（2）保持口腔清洁湿润，协助患者漱口或行口腔护理，配合超声雾化吸入。

（3）鼓励患者多饮水，进营养丰富易消化饮食，忌辛辣、硬、热等刺激性食物。

2. 病情观察

（1）观察鼻腔、口咽渗血情况，观察填塞纱条和后鼻孔纱球有无松动、脱落，发现异常及时处理。

（2）鼻腔填塞可致血氧分压降低和二氧化碳分压升高，老年及体型肥胖者注意监测血氧饱和度，并根据情况给予氧气吸入。

3. 治疗配合

（1）儿童及青少年鼻出血多在鼻中隔前下部（易出血区），一般出血量较少，可采用简易止血法。反复少量出血，且出血点明确者可选用烧灼法。对于出血较剧、渗血面较大或出血部位不明者，可进行鼻腔填塞，材料有吸收性明胶海绵、胶原蛋白海绵、凡士林油纱条、碘仿纱条等。经前鼻孔纱条填塞未能奏效者，可行后鼻孔填塞。必要时可行鼻内镜下止血法，该方法目前在临床已广泛应用。

（2）遵医嘱使用抗生素及止血剂，必要时使用镇静剂，补液，输血。

4. 心理护理　关心、安慰患者，讲解疾病相关知识，使患者及家属情绪稳定，积极配合治疗、护理。

四、健康教育

（1）日常生活有规律，合理饮食，高血压者应坚持按时服用降压药。

（2）教会患者或家属简易止血法：若院外再次出血，应保持镇静，可先自行采取简易止血法处理，再到院就诊。

第八章

普外科疾病护理

第一节 急性化脓性腹膜炎护理

腹膜受到细菌、化学性刺激或损伤所引起的腹膜急性炎症性病变，称为急性腹膜炎。主要表现为急性腹痛、恶心、呕吐、腹膜刺激征和全身感染症状。

一、解剖概要

腹膜是一层很薄的浆膜，分相互连续的脏腹膜和壁腹膜两部分。壁腹膜贴附于腹壁内面；脏腹膜覆盖在腹腔脏器的表面，成为内脏的浆膜层。腹膜腔是壁腹膜和脏腹膜之间的潜在腔隙，是人体最大的体腔。腹膜腔分大、小腹膜腔两部分，即大腹膜腔和网膜囊，两者经网膜孔相连。男性腹膜腔是密闭的，女性腹膜腔经输卵管、子宫、阴道与外界相通。

腹膜具有润滑、吸收和渗出、防御和修复等生理功能，能吸收大量积液、血液、空气和毒素，腹膜能渗出大量液体稀释毒素和减少刺激，当大量毒素需要腹膜吸收时可导致感染性休克。

二、病因和病理

腹膜受到细菌或胃肠道内容物的刺激后迅速发生充血、水肿等反应，并失去原有光泽；继而产生大量浆液性渗出液，以稀释腹膜腔内的毒素；渗出液中的吞噬细胞、中性粒细胞及坏死组织、细菌和凝固的纤维蛋白原使渗出液变浑浊。以大肠埃希菌为主的脓液呈黄绿色，常与其他致病菌混合感染而变得稠厚，并有粪臭味。

腹膜炎的专归与患者全身情况和腹膜局部防御能力有关外，还取决于污染细菌的性质、数量和污染的持续时间。腹膜的严重充血水肿可引起机体水、电解质紊乱；腹腔内大量渗出液浸泡肠管可导致麻痹性肠梗阻，肠管扩张使膈肌上移影响心肺功能，肠腔内大量积液又使血容量明显减少，细菌入侵和毒素吸收导致感染性休克。严重者可致死亡。病变轻者，病变经大网膜包裹或填塞而被局限，形成局限腹膜炎。

三、临床表现

(一)急性腹膜炎

根据病因不同，腹膜炎的症状可以是突然发生，也可以是逐渐出现的。空腔脏器损伤破裂或穿孔引起的腹膜炎发病较突然。

1. 症状　如下所述。

(1)腹痛：是最主要的临床表现，疼痛的性质与发病的原因、炎症的轻重、年龄、身体素质等有关。剧烈腹痛，难以忍受，呈持续性。深呼吸、咳嗽、改变体位是疼痛加重。腹痛先从原发病变部位开始，随炎症扩散而波及全腹。

(2)恶心、呕吐：腹膜受到刺激，可引起反射性恶心、呕吐，呕吐物为胃内容物，发生麻痹性肠梗阻时呕吐物为黄绿色胆汁，甚至是褐色粪水样内容物。

（3）体温、脉搏：骤然发病的病例，体温由正常逐渐升高、脉搏逐渐加快；年老体弱者体温可不升高，多数患者脉搏加速与体温成正比，若脉搏快体温反而下降，常提示病情恶化。

（4）感染中毒表现：患者可相继出现寒战、高热、脉速、呼吸浅快及口干；随着病情进展，可出现面色苍白、口唇发绀、肢端发冷、呼吸急促、血压下降、神志恍惚等全身感染、中毒表现。严重者可出现代谢性酸中毒及感染性休克。

2. **体征**　腹胀，腹式呼吸减弱或消失。腹部压痛（tenderness）、腹肌紧张（rigidity）和反跳痛（rebound tendemess）是腹膜炎的标志性体征。腹胀加重是病情恶化的重要标志。胃肠或胆囊穿孔引起强烈的腹肌紧张，甚至呈"木板样"强直。婴幼儿、老年人或极度虚弱的患者腹肌紧张不明显，易被忽视。

（二）腹腔脓肿

1. **膈下脓肿**　脓液积聚于膈肌以下、横结肠及其系膜以上的间隙内，统称为膈下脓肿（subphrenic adscess）膈下脓肿的临床特点是出现明显的全身症状，发热，初为弛张热，脓肿形成后呈持续性高热。脓肿刺激膈肌可引起呃逆。感染波及胸膜时可出现胸腔积液、气促、咳嗽和胸痛等表现。

2. **盆腔脓肿**　盆腔处于腹腔最低位置，腹膜炎时，腹腔内炎性渗物及脓液易积聚于此而形成盆腔脓肿（pelvic abscess）。因盆腔腹膜面积较小，吸收能力较低，故盆腔脓肿的特点是局部症状明显而全身中毒症状较轻。

四、辅助检查

1. **实验室检查**　血常规检查示白细胞计数及中性粒细胞比例增高，可出现中毒颗粒。病情危重或机体反应能力低下者，白细胞计数不升高反而降低，仅有中性粒细胞比例增高。

2. **影像学检查**　如下所述。

（1）腹部X线检查：立、卧位平片见小肠普遍胀气并有多个小液平；胃肠穿孔时，立位平片多数可见膈下游离气体；膈下脓肿时，患侧膈肌升高，肋膈角模糊或胸腔积液。

（2）B超检查：显示腹腔内积液量，但不能鉴别液体性质。

（3）CT检查：对腹腔内实质性脏器的病变有诊断价值，也可明确脓肿的大小及部位。

3. **诊断性腹腔穿刺或腹腔灌洗**　根据抽出液性状、气味、浑浊度，涂片、细菌培养以及淀粉酶测定等有助于诊断。

五、治疗原则

1. **非手术治疗**　对病情较轻或病程较长已超过24小时、腹部体征已减轻或炎症已局限以及原发性腹膜炎者可行非手术治疗。

（1）禁食和胃肠减压。

（2）静脉输液，纠正水、电解质紊乱；补充热量或提供营养支持。

（3）合理应用抗菌药。

（4）对症处理镇静、止痛和吸氧等。

（5）物理治疗盆腔脓肿未形成或较小时，可辅助热水坐浴、温盐水保留灌肠等治疗。

2. **手术治疗**　如下所述。

（1）手术适应证：经非手术治疗6~8小时后（一般不超过12小时），腹膜炎症状加重和体征器官破裂等；腹腔内炎症较重，出现严重的肠麻痹或中毒症状，并发休克；腹膜炎病因不明且无局限趋势者。

（2）手术处理：剖腹探查，明确病因，处理原发病灶；清理腹腔，充分引流；引流以形成的腹腔脓肿。

六、护理评估

1. **术前评估**　如下所述。

（1）健康史和相关因素：询问既往史，尤其注意有无胃、十二指肠溃疡病史，慢性阑尾炎发作史，其他腹腔内脏器官疾病和手术史；近期有无腹部外伤史。儿童应注意近期有无呼吸道、泌尿道感染史、营养不良或其他导致抵抗力低下的原因。

（2）身体状况：了解患者腹痛的性质、程度、是否周期性发作；是否有呕血、黑便等症状；是否有腹部刺激征、程度及范围。患者的生命体征是否平稳、有无感染或休克的表现。便血前后是否有心悸、头晕、目眩、甚至晕厥。患者是否有恶心、呕吐及发生的时间，了解呕吐物的性质。患者是否有水、电解质失衡及营养不良。

（3）心理–社会状况：了解患者对疾病的态度；情绪是否稳定；对疾病、检查、治疗及护理是否配合；对医院环境是否适应；对手术是否接受及程度；是否了解康复知识及掌握程度。了解家属及亲友的心理状态；家庭经济承受能力等。

2. 术后评估　如下所述。

（1）向手术医生、麻醉师了解患者手术经过、生命体征的平稳、手术方式，腹腔炎症情况，发病类型及输液情况。

（2）了解患者术后留置各种引流管的位置、用途，引流情况，切口渗血情况，引流液的颜色、性质和量。

（3）了解患者术后伤口疼痛程度，腹部肠蠕动情况，食欲、康复知识掌握程度及功能锻炼完成情况，以及家属亲友的配合情况等。

七、护理问题

1. 体温过高　与腹膜炎毒素吸收有关。
2. 腹痛、腹胀　与腹膜炎炎症反应和刺激、毒素吸收有关。
3. 体液不足　与腹膜腔大量渗出、高热或体液丢失有关。
4. 潜在并发症　腹腔脓肿或切口感染。

八、护理目标

（1）患者体温逐渐降至正常范围。
（2）患者腹痛、腹胀等不适症状减轻或缓解。
（3）患者水、电解质平衡得以维持，未发生酸碱失衡。
（4）并发症：得到预防或及时处理。

九、护理措施

（一）术前护理

1. 心理护理　安慰患者，减轻腹胀、腹痛促进患者舒适。
2. 体位　患者取半卧位，促进腹腔内渗出液流向盆腔，以减少毒素吸收、减轻中毒症状、利于引流和局限感染。避免腹胀所致的膈肌抬高，减轻腹胀对呼吸循环的影响。休克患者应取中凹卧位。
3. 禁食、胃肠减压　吸出胃肠道内容物和气体，改善胃、肠壁的血液循环和减少消化道内容物继续流入腹腔，减轻腹胀和腹痛。
4. 止痛　明确诊断的患者，可用哌替啶类止痛剂镇痛。诊断不明或需要继续观察的患者，慎用止痛药物，以免掩盖真实病情。做好急诊手术的准备工作。

（二）控制感染，加强支持治疗

1. 合理应用抗生素　继发性腹膜炎多为混合性感染，应根据细菌培养及药敏结果选择广谱抗生素。但抗生素的使用不能完全替代手术治疗。
2. 降温　高热患者，应给予药物降温协同物理降温。
3. 支持治疗　急性腹膜炎的患者由于炎症、机体应激反应和长时间禁食的原因所致营养不良及贫血，应给予肠内外营养支持，提高机体防御能力和愈合能力。

（三）维持体液平衡和生命体征平稳

1. 输液　迅速建立静脉通路，补充液体和电解质等，纠正电解质及酸碱失衡。尽量选择上肢粗大血管穿刺，必要时留置中心静脉。根据病情输入全血或血浆提高胶体渗透压，维持有效循环血量。

2. 准确记录出入量　维持每小时尿量 30~50mL。

3. 抗休克治疗　患者发生休克时，加快补液速度的同时应定时监测中心静脉压、血气分析、肾功能、离子血糖等指标。

（四）术后护理

1. 一般护理　全身麻醉清醒或硬膜外麻醉患者去枕平卧术后 6 小时后，生命体征平稳改半卧位。若患者病情允许，鼓励患者早期活动，活动量因人而异。对年老体弱或病情较重者。

2. 术后并发症的预防和护理　如下所述。

（1）严密观察病情：术前或术后密切观察心率、血压、血氧饱和度、中心静脉压数值等。

（2）术后 6 小时鼓励患者尽早下床活动，预防肠管粘连。

（3）妥善固定胃管、尿管、引流管等，保持引流通畅，避免管路扭曲、受压、折、脱出。每 24 小时更换负压引流器、尿袋、引流袋一次，严格无菌操作，防止管路逆行感染。准确记录引流液的颜色、性状、引流量。

（4）遵医嘱为患者做雾化吸入，稀释痰液，及时为患者叩背，预防肺部感染。

（5）遵医嘱应用血液循环治疗仪，预防下肢静脉血栓的形成。

（6）做好口腔护理、尿管护理、皮肤护理，预防感染。

（7）密切观察切口敷料情况，如有渗出及时通知医生更换敷料。保持切口敷料清洁干燥。

十、护理评价

（1）恐惧（焦虑）是否减轻或缓解，情绪是否稳定。

（2）疼痛是否减轻或缓解，睡眠状况是否改善。

（3）营养状况是否改善，体重是否稳定或增加，低蛋白血症及贫血是否得到纠正。

（4）水、电解质是否维持平衡，生命体征是否平稳，皮肤弹性是否良好。

（5）术后并发症是否得到预防，是否及时发现和处理并发症。

十一、健康指导

（1）有消化系统疾病者及时就诊。

（2）告知患者注意休息、避免过劳，保持乐观的情绪，同时劝告患者放弃喝酒、吸烟等对身体有危害性的不良习惯。

（3）告知患者及家属有关手术后期可能出现的并发症的相关知识并止痛措施。

（4）患者的恐惧程度是否得到缓解或减轻，情绪是否稳定，能否主动配合各项治疗和护理。

（5）患者有无发生损伤部位的再出血和腹腔脓肿；若发生是否得到及时发现与处理。

第二节　腹外疝护理

体内某个脏器或组织离开其正常解剖部位，通过先天或后天形成的薄弱点、缺损或孔隙进入另一个部位，称为疝。疝多发于腹部，以腹外疝最多见。腹外疝是外科最常见的腹部疾病之一，护士应掌握其发病的原因、表现和护理，加强健康指导。

一、概述

腹腔内脏器或组织连同壁腹膜，经腹壁薄弱点或缺损处向体表突出形成的包块，即为腹外疝。常见的有腹股沟疝、股疝、脐疝、切口疝等。

（一）病因

腹外疝发病的主要原因有 2 个：一是腹壁强度降低；二是腹内压增高。

1. 腹壁强度降低　如下所述。

（1）先天性因素：在胚胎发育过程中，某些器官或组织穿过腹壁造成局部腹壁强度降低，如股动、静脉穿过的股管，脐血管穿过的脐环，精索或子宫圆韧带穿过的腹股沟管，以及腹股沟三角区均为腹壁薄弱区。

（2）后天性因素：腹壁外伤或感染造成腹壁缺损、腹部手术切口愈合不良、年老体弱或过度肥胖引起腹壁肌肉萎缩等，均可导致腹壁强度降低。

2. 腹内压增高　腹内压增高是引起腹外疝发生的重要诱因。导致腹内压增高的常见因素有负举重物、从事重体力劳动、长期便秘、排尿困难、慢性咳嗽、腹腔积液、妊娠、婴儿经常啼哭等。

（二）病理解剖

典型的腹外疝包括疝环、疝囊、疝内容物和疝外被盖四部分。

1. 疝环　是腹壁的薄弱或缺损处。通常以疝环所在的部位为疝命名，如腹股沟疝、股疝、脐疝、切口疝等。

2. 疝囊　是壁腹膜从疝环向外突出所形成的囊袋状结构，分为疝囊颈、疝囊体、疝囊底三部分，通常呈梨形或半球形。疝囊颈是疝囊与腹腔间的通道，其位置相当于疝环处。

3. 疝内容物　是进入疝囊内的腹腔内脏器或组织，最常见的是小肠，其次是大网膜。

4. 疝外被盖　指覆盖在疝囊以外的各层腹壁组织，一般包括筋膜、肌肉、皮下组织和皮肤。

（三）病理类型

1. 易复性疝　疝内容物很容易回纳入腹腔的疝，又称为可复性疝。当患者站立、行走、举重、咳嗽及排便等腹内压增高时，疝内容物进入疝囊，在腹壁上出现包块；而当平卧休息或用手推送疝块时，疝内容物可回纳腹腔，腹壁上出现包块便消失，故俗称"疝气"。临床上最常见。

2. 难复性疝　病程较长，疝内容物与疝囊壁粘连，疝内容物不能完全回纳腹腔，称为难复性疝，其内容物大多数是大网膜。少数病程长、疝环大的腹外疝，如盲肠、乙状结肠、膀胱等，也随小肠、网膜等滑入疝囊，并成为疝囊壁的一部分，这种疝称为滑动性疝，是难复性疝中较特殊的一类。

3. 嵌顿性疝　当腹内压骤然升高时，疝内容物强行扩张疝环而进入疝囊，并随即被弹性回缩的疝环卡住，使疝内容物不能回纳腹腔，称为嵌顿性疝。

4. 绞窄性疝　若嵌顿时间过久，疝内容物发生缺血坏死，则形成绞窄性疝。嵌顿性疝和绞窄性疝实际上是同一个病理过程的 2 个不同阶段，临床上很难直接分开。

二、常见腹外疝

腹外疝根据发生部位分为腹股沟疝（腹股沟斜疝和腹股沟直疝）、股疝、脐疝、切口疝等。

（一）护理评估

1. 健康史　了解患者有无腹部外伤及手术史，有无感染、切口愈合不良等情况，分析有无引起腹壁薄弱或缺损的原因。是否存在过度肥胖、糖尿病、年老体弱等腹壁肌肉萎缩的因素。详细评估有无引起患者腹内压增高的因素，如习惯性便秘、慢性咳嗽、从事重体力劳动等。

2. 身心状况　如下所述。

（1）躯体表现

1）腹股沟疝：腹腔内脏器或组织从腹股沟区的孔隙或薄弱点突向体表，称为腹股沟疝。以男性多见，男女发病率之比约为 15∶1，右侧比左侧多见。腹股沟疝分为斜疝和直疝 2 种，以腹股沟斜疝最多见。凡腹腔内脏器或组织经腹股沟管深环（内环）突出，经过腹股沟管，再穿出腹股沟管浅环（外环）的疝，可进入阴囊，称为腹股沟斜疝。若经腹股沟三角（直疝三角，又称海氏三角）突出者，称为腹股沟直疝。

A. 腹股沟斜疝：是临床最常见的腹外疝，多见于儿童及青壮年男性。一般无明显症状，可仅有局部坠胀感。主要表现为腹股沟区出现可回纳性疝块，并可进入阴囊或大阴唇，常在腹内压增高时出现。

疝块呈梨形或椭圆形，其近端呈蒂柄状，平卧或用手向腹腔推送时，疝块可回纳入腹腔。疝块回纳腹腔后，可感到浅环宽大松弛，嘱患者咳嗽，指尖可有冲击感；将用手指紧压腹股沟管深环处，让患者站立并咳嗽，疝块不再出现，但放开手指后疝块又可出现。

B．腹股沟直疝：多见于年老体弱者，其临床特点有别于腹股沟斜疝（表 8-1）。一般无自觉症状，偶尔感下腹胀满不适、行走不便。当患者站立或腹内压增高时，在腹股沟内侧和耻骨结节外上方出现一半球形肿块，不降入阴囊。疝块容易回纳，极少发生嵌顿。

表 8-1　斜疝和直疝的鉴别

鉴别点	斜疝	直疝
发病年龄	多见于儿童及青壮年	多见于老年
突出途径	经腹股沟管突出，可进阴囊	由直疝三角突出，不进阴囊
疝块外形	椭圆或梨形，上部呈带柄状	半球形，基底较宽
回纳疝块后压迫深环	疝块不再突出	疝块仍可突出
疝囊颈与腹壁下动脉关系	疝囊颈在腹壁下动脉外侧	疝囊颈在腹壁下动脉内侧
精索与疝囊的关系	精索在疝囊后方	精索在疝囊前外方
嵌顿机会	较多	极少

2）股疝：腹腔内脏器或组织经股环、股管，自卵圆窝突出的疝，称为股疝。发病率占腹外疝的 5%，多见于中年以上经产妇。因股环较窄小而周围组织坚韧，且疝块沿股管垂直而下，至卵圆窝处向前转折成锐角，故股疝极易嵌顿，是最易嵌顿和绞窄的腹外疝，故一经诊断，应尽早手术治疗。

3）脐疝：腹腔内脏器或组织通过脐环突出者称为脐疝。临床分婴儿型和成人型 2 种。婴儿脐疝较常见，是由于脐环闭锁不全或脐部瘢痕组织薄弱，加之婴儿经常啼哭，使腹内压增高所致。表现为脐部出现球形肿块，易回纳，极少发生嵌顿。成人脐疝较少见，多见于中年肥胖经产妇，常与多次妊娠、肥胖等腹内压增高、腹壁薄弱等因素有关。成人脐疝因为脐环狭小，容易发生嵌顿和绞窄。

4）切口疝：腹腔内脏器自腹壁手术切口瘢痕处突出的疝，称为切口疝。最主要的病因是切口感染所致腹壁组织破坏。此外，术后患者如出现明显腹胀、剧烈咳嗽等导致腹内压增高的原因，可引起切口内层的组织部分裂开，使腹壁强度降低。主要表现为在术后数周或数月，在伤口瘢痕处发现柔软肿块，疝块较大者，可伴有腹胀、腹部牵拉感、腹痛等表现。疝块回纳后，可摸到腹壁深处的缺损，因疝环较宽大，很少发生嵌顿。

（2）心理－社会状况：因疝块反复出现而影响患者正常的工作、生活和学习，常感到焦虑不安。因对疝的病因、治疗及预防复发的措施等认识不足，对手术及预后存在顾虑。

3．辅助检查　如下所述。

（1）透光试验：腹股沟斜疝阴囊透光试验阴性。若为鞘膜积液，多为透光试验阳性，此方法可与鞘膜积液鉴别。

（2）实验室检查：继发感染时，血常规检查白细胞计数和中性粒细胞比例升高。粪便检查如为血便、隐血试验阳性，可考虑有肠管绞窄。

（3）X 线检查：可发现有无肠梗阻表现。

4．治疗要点与反应　如下所述。

（1）非手术治疗：腹外疝一般应及早施行手术治疗，但 1 岁以内的患儿，可暂不手术，随着生长发育，腹壁肌逐渐增强，腹外疝可望自愈。可暂时压迫疝环，避免疝内容物脱出，如腹股沟斜疝用棉束带包扎压迫。年老体弱或伴有严重疾病不能耐受手术者，可佩带特制的疝带，防止疝内容物脱出。脐疝患儿在回纳疝块后，用一枚大于脐环、纱布包裹的硬币或小木片压住脐环，再用弹力绷带加以固定；2 岁以后，如脐疝疝环直径仍大于 1.5cm，则需手术治疗。

（2）手术治疗：是治疗腹外疝最有效的方法。常用的手术方式有以下几种。

1）疝囊高位结扎术：单纯在疝囊颈以上高位结扎疝囊，同时切除多余的疝囊，是治疗婴幼儿腹外疝最常用的手术方法。

2）疝修补术：是治疗腹外疝最常用的手术方式。在疝囊高位结扎的基础上，利用周围健康的组织来加强或修补腹壁的薄弱或缺损。

3）无张力疝修补术：对疝环周围组织严重缺损，无法做修补术的患者，可应用人工高分子材料，如合成纤维网片、丝绸片等，以缝补腹壁。

4）经腹腔镜疝修补术：腹腔镜下利用合成纤维网片等材料来修补腹壁缺损或使内环缩小，具有创伤小、痛苦少、手术瘢痕小、恢复快等优点。但对技术设备要求高，临床广泛应用仍受限制。

（3）嵌顿性疝和绞窄性疝的治疗：嵌顿性疝原则上需紧急手术，以防疝内容物绞窄坏死。嵌顿性疝在下列情况下可先试行手法复位：①嵌顿时间在3~4小时内，局部压痛不明显，无腹膜刺激征者；②年老体弱或伴器质性疾病，估计肠内容物尚未绞窄坏死者。复位手法须轻柔，切忌粗暴；复位后还需严密观察腹部情况，如出现腹膜炎或肠梗阻表现，或手法复位失败，或已发生绞窄性疝者，应紧急手术治疗。

（二）护理诊断与合作性问题

1. 急性疼痛　与疝块嵌顿、绞窄及手术创伤有关。

2. 知识缺乏　缺乏腹外疝的病因、预防疝复发的相关知识。

3. 潜在并发症　术后阴囊血肿、切口感染。

（三）护理目标

患者疼痛减轻或消失；患者能说出腹外疝发生的原因及预防腹外疝复发的相关知识；患者未发生并发症，或并发症发生时能得到及时发现和处理。

（四）护理措施

1. 非手术治疗的护理　如下所述。

（1）棉束带压迫治疗的护理：采用棉束带压迫治疗的患儿，棉束带松紧要适度，保持清洁，被排泄物污染后应立即更换。对于脐疝患儿，要经常检查脐环压迫部位是否移位。

（2）疝带压迫治疗的护理：医用疝带压迫治疗有不舒适感，长期佩带易产生厌烦情绪，应劝慰患者，说明坚持使用疝带的意义。同时指导患者正确佩戴，防止压迫错位而影响治疗效果。

2. 手术前护理　如下所述。

（1）一般护理

1）卧位与活动：术前一般患者卧位和活动不受限制，但巨大疝患者应卧床休息2~3日，回纳疝内容物，使局部组织松弛，减轻充血水肿，有利于手术后切口愈合。

2）饮食：多饮水、多吃蔬菜等富含纤维素食物，以保持大便通畅。

（2）病情观察：注意观察腹部症状及体征，如患者出现嵌顿性疝和绞窄性疝的征象，应立即报告医生，并积极配合紧急处理。

（3）配合治疗护理

1）避免腹内压增高：术前有咳嗽、便秘、排尿困难等引起腹内压增高因素存在时，除非急诊手术，均应做相应处理，症状控制后方可手术，否则术后易复发。术前患者戒烟2周；注意保暖，防止感冒。

2）严格备皮：是预防切口感染，避免疝复发的重要措施。术前严格备皮，对会阴、阴囊部皮肤的准备更要仔细，避免损伤皮肤。术日晨再次检查皮肤准备情况，如有皮肤破损或有感染征象，应暂停手术。

3）灌肠和排尿：术前晚灌肠，防止术后腹胀和便秘。进手术室前，嘱患者排尽尿液，防止术中误伤膀胱。

4）嵌顿性或绞窄性疝准备：患者往往有脱水、酸中毒和全身中毒症状，甚至出现感染性休克，应紧急手术治疗。术前做好禁食、胃肠减压、补液、抗感染，病情严重者必要时需备血等处理。

（4）心理护理：向患者及其家属解释发生腹外疝的病因和诱发因素、手术治疗的必要性和手术方法，以消除患者对手术的顾虑，使其积极配合治疗和护理。

3. 手术后护理　如下所述。

（1）一般护理

1）卧位与活动：术后取平卧位，膝下垫一软枕，膝、髋关节微屈，以降低腹部切口张力，利于切口愈合和减轻切口疼痛。一般术后卧床3~6日。无张力疝修补术后，患者可早期离床活动。年老体弱、巨大疝、绞窄性疝、复发性疝患者应延长卧床时间，以防疝复发。卧床期间注意适当的床上活动。

2）饮食：一般患者术后6~12小时无恶心、呕吐，可进流食，次日可进软食或普食。行肠切除吻合术患者，术后应禁食，待胃肠道功能恢复后方可进流食，再逐步过渡到半流食、普食。

（2）病情观察：注意观察患者生命体征的变化，密切观察切口有无渗血、感染及阴囊有无肿大、血肿的征象，同时观察有无其他并发症（如术中肠管损伤或膀胱损伤）的出现。如有异常应及时报告医生处理。

（3）配合治疗护理

1）预防阴囊血肿：术后24小时内，切口部位用沙袋压迫以减轻渗血。用"丁"字带或阴囊托托起阴囊，防止阴囊血肿。

2）预防感染：注意保持敷料清洁、干燥，避免大小便污染，尤其是婴幼儿更应加强护理。发现敷料脱落或污染时，应及时更换，以防切口感染。嵌顿性或绞窄性疝术后，遵医嘱常规应用抗生素。

3）防止腹内压增高：术后注意保暖，避免感冒咳嗽。如有咳嗽应及时治疗，并嘱患者在咳嗽时用手掌按压伤口，减少腹内压增高对切口愈合的不利影响。保持大小便通畅，如有便秘应及时处理。

（4）心理护理：术后患者伤口疼痛，顾虑手术效果，护士应与患者多沟通，有针对性地做好安慰和解释工作，消除患者及家属的思想负担。

4. 健康指导　如下所述。

（1）患者出院后仍需适当休息，逐渐增加活动量，3个月内避免重体力劳动或提举重物等。

（2）积极预防和治疗引起腹内压增高的因素，如慢性咳嗽、习惯性便秘、排尿困难等，以防疝复发。

（3）定期随访，若有疝复发，应及早治疗。

（五）护理评价

患者疼痛是否减轻或消失；患者能否说出腹外疝发生的原因及预防腹外疝复发的相关知识；患者是否发生并发症，或并发症发生时能否得到及时发现和处理。腹外疝是最常见的腹部外科疾病之一，常见的有腹股沟疝、股疝、脐疝、切口疝等。其病因由于腹壁强度降低、腹内压增高引起。手术治疗是腹外疝最有效的治疗方法。当腹外疝发生嵌顿或绞窄时，常需紧急处理。护理时，术前应强调严格备皮和消除腹内压增高的因素，术后注意不能过早下床活动，预防切口感染及阴囊血肿，及时发现和配合医生处理各种引起腹内压增高的因素，促使患者早日康复。

第三节　腹部损伤护理

腹部损伤（abdominal injury）在平时和战时都较多见，其发病率在平时占各种损伤的0.4%~1.8%。战时发生率明显增高，占各种损伤的50%。近年来随着我国交通运输业的发展，事故增多，各种创伤有增加的趋势，其中腹部伤亦增多。根据腹壁有无伤口可分为开放性和闭合性两大类。其中，开放性损伤根据腹壁伤口是否穿破腹膜分为穿透伤（多伴内脏损伤）和非穿透伤（偶伴内脏损伤）。穿透伤又可分为致伤物既有入口又有出口的贯通伤和仅有入口的非贯通伤。闭合性损伤可能仅局限于腹壁，也可同时兼有内脏损伤。

开放性损伤的致伤物常为各种锐器，如刀刺、弹丸或弹片等，闭合性损伤的致伤因素常为钝性暴力，如撞击、挤压、冲击、拳打脚踢、坠落或突然减速等。无论开放性或闭合性损伤，都可导致腹部内脏损伤。开放性损伤中受损部位以肝、小肠、胃、结肠及大管多见，闭合性损伤以脾、小肠、肝、肠系膜受损居多。

腹部损伤的严重程度很大程度上取决于暴力的强度、速度、着力部位和作用方向等外在因素，以及受损器官的解剖特点、原有病理情况和功能状态等内在因素的影响。

一、护理评估

1. 术前评估　如下所述。

（1）健康史：询问伤者或现场目击者及护送人员，了解受伤具体经过，包括受伤时间、地点、致伤因素以及伤情、伤后病情变化、就诊前的急救措施等。

（2）身体状况：了解腹膜刺激征的程度和范围；有无伴随的恶心、呕吐；腹部有无移动性浊音，肝浊音界有否缩小或消失；肠蠕动有否减弱或消失，直肠指检有无阳性发现。了解生命体征及其他全身变化，通过全面细致的体格检查判断有无并发胸部、颅脑、四肢及其他部位损伤。了解辅助检查结果，评估手术耐受性。

（3）心理–社会状况：了解患者的心理变化，以及了解患者和家属对损伤后的治疗和可能发生的并发症的认知程度和家庭经济承受能力。

2. 术后评估　了解手术的种类、术中患者情况、麻醉方式，手术后放置引流种类及位置，患者手术耐受程度，评估术后患者康复情况。

二、护理诊断及医护合作性问题

1. 体液不足　与损伤致腹腔内出血、渗出及呕吐致体液丢失过多有关。
2. 疼痛　与腹部损伤、出血刺激腹膜及手术切口有关。
3. 有感染的危险　与脾切除术后免疫力降低有关。
4. 焦虑／恐惧　与意外创伤的刺激、出血及内脏脱出等视觉刺激等有关。
5. 潜在并发症　腹腔感染、腹腔脓肿。

三、护理目标

（1）患者体液平衡能得到维持。
（2）疼痛缓解。
（3）体温得以控制，未出现继发感染的症状。
（4）焦虑／恐惧程度缓解或减轻。
（5）护士能及时发现并发症的发生并积极配合处理。

四、护理措施

1. 现场急救　腹部损伤常合并多发性损伤，急救时应分清轻重缓急。首先检查呼吸情况，保持呼吸道通畅；包扎伤口，控制外出血，将伤肢妥善外固定；有休克表现者应尽快建立静脉通路，快速输液。开放性腹部损伤者，妥善处理，伴有肠管脱出者，可覆盖保护，勿予强行回纳。

2. 非手术治疗患者的护理　如下所述。

（1）一般护理：①患者绝对卧床休息，给予吸氧，床上使用便盆；若病情稳定，可取半卧位；②患者禁食，防止加重腹腔污染。怀疑空腔器官破裂或腹胀明显者应进行胃肠减压。禁食期间全量补液，必要时输血，积极补充血容量，防止水、电解质及酸碱平衡失调。待肠蠕动功能恢复后，可开始进流质饮食。

（2）严密观察病情：每15~30min监测脉搏、呼吸、血压一次。观察腹部体征的变化，尤其注意腹膜刺激征的程度和范围、肝浊音界范围、移动性浊音的变化等。有下列情况之一者，考虑有腹内器官损伤：①受伤后短时间内即出现明显的失血性休克表现；②腹部持续性剧痛且进行性加重伴恶心、呕吐者；③腹部压痛、反跳痛、肌紧张明显且有加重的趋势者；④肝浊音界缩小或消失，有气腹表现者；⑤腹部出现移动性浊音者；⑥有便血、呕血或尿血者；⑦直肠指检盆腔触痛明显、波动感阳性，或指套染血者。

观察期间需特别注意：①尽量减少搬动，以免加重伤情；②诊断不明者不予注射止痛剂，以免掩盖伤情；

③怀疑结肠破裂者严禁灌肠。

（3）用药护理：遵医嘱应用广谱抗生素防治腹腔感染，注射破伤风抗毒素。必要时，进行肠外营养支持。

（4）术前准备：除常规准备外，还应包括交叉配血试验，有实质性器官损伤时，配血量要充足；留置胃管；补充血容量，血容量严重不足的患者，在严密监测中心静脉压的前提下，可在 15min 内输入液体 1000~2000mL。

（5）心理护理：主动关心患者，提供人性化服务。向患者解释腹部损伤后可能出现的并发症、相关的治疗和护理知识，缓解其焦虑和恐惧，稳定情绪，积极配合各项治疗和护理。

3. 手术治疗患者的护理　根据手术种类做好术后患者的护理，包括监测生命体征、观察病情变化、禁食、胃肠减压、口腔护理。遵医嘱静脉补液、应用抗生素和进行营养支持，保持腹腔引流的通畅，积极防治并发症。

五、健康教育

（1）加强安全教育：宣传劳动保护、安全行车、遵守交通规则的知识，避免意外损伤的发生。

（2）普及急救知识：在意外事故现场，能进行简单的急救或自救。

（3）出院指导：适当休息，加强锻炼，增加营养，促进康复。若有腹痛、腹胀、肛门停止排气排便等不适，应及时到医院就医。

六、护理评价

（1）患者体液平衡能否得以维持，生命体征是否稳定，有无水电解质紊乱征象。

（2）腹痛有无缓解或减轻。

（3）体温是否正常，有无感染发生。

（4）焦虑/恐惧程度是否得到缓解或减轻，情绪是否稳定，能否配合各项治疗和护理。

（5）有无腹腔感染或脓肿发生，有无得到及时发现和处理。

微信扫码
◆临床科研
◆医学前沿
◆临床资讯
◆临床笔记

第九章

精神科疾病护理

由于精神障碍的特殊性，患者的思维、情感、意志活动往往偏离正常，自知力缺乏，不能正确认识和评价自己，甚至社会功能退化。因此，精神科护士应具备扎实的精神科护理基本技能，学会运用沟通技巧与患者进行有效的交流，加强对精神障碍患者的观察与记录，为患者提供有针对性的有效护理。

第一节　护患关系与护患沟通

一、精神科的护患关系

（一）护患关系概述

护患关系（nurse-patient relationship）是指护士在特定的环境中（工作场所），运用专业知识和技能，有目的、有计划地与患者接触沟通，所形成的一种治疗性人际关系。护患关系的目的在于为患者提供身心支持并解决患者的健康问题，其特征为：护士对患者表达接纳、同情、帮助和支持，具有工作性、专业性和帮助性。护患关系是精神科护理干预的重要工具，精神科护士面对的经常是认知歪曲、自知力及判断力受损的患者，和谐的护患关系可以帮助护士尽早发现患者的异常状况，及时采取干预措施，让患者稳定下来。此外，护患关系也会影响护士对患者治疗的态度、信心及期望。因此，在精神科临床护理工作中，正确处理护患关系，与患者和谐相处，无论对患者疾病的转归，还是降低护士工作难度，提高工作效率、防范医疗纠纷，都有十分重要的现实意义。

（二）精神科护患关系的分期

Sullivan 指出所有的情感问题都来自于人际关系障碍。因此，人际关系作为治疗体系的一个组成部分越来越受到重视，对精神科护理人员而言，护患关系更是重要的干预手段。Peplau 也认为，咨询者是精神科护士的首要角色。为了正确有效地发挥护患关系的治疗性作用，必须明确护患关系的发展过程及工作内容。根据护理任务，将护患关系分成 4 个时期，即互动前期、开始期、工作期、结束期。每个时期都是建立在上一个时期的基础上，有具体的任务与特色。各期可能彼此重叠，尤其在护患关系时限较短的情况下。

1. 互动前期（the pre-interaction phase）　始于护士与患者第一次接触前，目标是探索自我感受。本期护士最重要的任务是进行自我分析，因为个人会将自己从生活经历中得到的个人观点和情感带到临床工作中，护士必须明确这些成见会影响其对患者的护理。例如，在与精神障碍患者接触前，许多护士可能会同一般人一样对其存在一些误解和偏见。最常见的就是认为其具有暴力倾向，因为媒体经常如此描述。护士会害怕患者突然爆发的攻击性行为给自己造成人身伤害，还有一些护士则担心因自己经验不足、谈吐不当而给患者造成伤害。

为了有效地对自我进行分析，护士应该逐步建立成熟稳定的自我概念和充分的自尊。在此基础上，应积极与患者建立建设性的人际关系，帮助患者以同样积极的态度投入护患关系。如果护理人员能明确和控制在语言或非语言上传递给患者的情感和态度，他们就是一个很好的角色榜样。经验丰富的精神科护士常从以下几个方面来进行自我分析：①我对这些患者是否有偏见？②当患者表现无礼、敌对或不合作时，我是否感到愤怒或受伤害？③我是否不愿承担在护患关系中的职责？④我是否对患者过于同情或保护？⑤我是否用优越感来掩饰内心的自卑？⑥我是否因害怕与患者接近而表现为冷漠、拒绝？⑦我是否让患者依赖自己以显示自己的重要性？

此阶段的其他任务是收集患者的初步信息，准备好与患者的第一次接触。信息来源包括入院卡片、与患者关系密切者、其他医务人员。

2. 开始（介绍）期　护士和患者从认识到相互熟悉，目标是与患者建立信任的关系，制订干预计划。护士本期的主要任务之一是与患者建立信任、理解、接受及开放的氛围，这就要求护士必须对患者表现出始终如一的关怀，在任何护理活动中都能信守承诺，做到言出必行。另外，制订干预计划也是此期的一项重要任务，是指护理人员通过言语和非言语的沟通收集更多的患者资料，并将护士和患者的期望和职责确定下来。在此基础上，初步形成护理诊断、具体目标和干预计划。制订计划是一个相互讨论与沟通的过程，患者要尽可能地参与其中。如果患者病情严重或严重孤僻，就不可能完全参与计划的制订，这时护士就必须先制订一个初步的计划，当患者病情逐渐好转后，再与其一起讨论计划的内容。开始期存在的问题就是护士和患者都可能会产生紧张、焦虑的情绪，特别是患有严重慢性精神障碍的患者。因此，护士必须探索自身和患者的情感反应及找出原因，并寻求解决的途径。如护士诚恳和非批判的态度能使患者感觉放松；接触次数增加可以消除双方的紧张情绪。当患者对护士产生信任时，就会觉得舒适和被认可。

3. 工作期　是执行治疗性护理措施的阶段，主要目标是促进患者的行为改变。本期护士的主要任务是执行护理计划，帮助患者改变不良行为，建立适应性行为与技巧。在精神科护理中，护士和患者共同寻找压力源，促进患者在认知、思维、情感及行为方面自知力的恢复。这些自知力应该以行为改变的形式表现出来，并能融入患者的生活中。在护士的帮助下，患者能控制焦虑，增加独立性，明确自我职责，建立积极的应对机制。

由于工作期是帮助患者解决问题的过程，患者要面对生活中的痛苦，因此经常会有抵抗行为。护士应该为患者提供支持性的帮助，避免这些行为成为护患关系进展中的障碍。

4. 结束期　当护理目标已达到，患者转院、出院时，就标志着护患关系到了结束期。本期目标是评价护理目标是否达到，确保护患关系顺利结束。结束期是护患关系中最困难也是最重要的一个时期。此期护士的任务之一是与患者共同评价其进步与目标达到的程度。目标包括患者自我照顾和适应外界的能力，能够独立和协调地开展工作，情绪稳定并能识别焦虑和应激的征兆，面对焦虑、愤怒和敌意时能积极地应对。此外，护士还可与患者共同讨论制订遇到困境时的持续护理计划。虽然在开始阶段就已为结束期作了准备，但护士和患者在关系结束时仍不免感到悲伤和失落。因此，此期护士的另一主要任务就是探索和处理这些情感，护士应与患者分享个人的情感，帮助患者接受和经历结束的过程，使其在此过程中变得更加成熟。表9-1总结了护患关系各阶段护士的目标和主要任务。

表9-1　护患关系各阶段的目标与任务

阶段	目标	任务
互动前期	探索自我情感	评估职业优势与弱点明确对精神患者的态度及情感尽可能收集患者资料
开始（介绍）期	建立信任制定干预计划	计划与患者的第一次见面创造信任、接受及和谐的氛围制订协议探索患者的思维、情感及行为确定患者的问题

续 表

阶段	目标	任务
工作期	促进患者改变	与患者一起建立目标 保持任何和谐的氛围 寻找相关压力源 确定可能的支持系统 促进患者对现实的感知和自知力
结束期	评价目标达到 结束治疗性关系	帮助患者增加独立性和责任感 帮助患者增加积极的自我概念 帮助患者建立积极的应对机制 克服抵抗性行为 回顾取得进步和目标达到的情况 做好结束准备 识别及处理分离相关性情感及行为 制订持续护理计划

（三）护患关系的基本模式

美国学者 Seaz 和 Hollender 在《内科学成就》上发表的《医患关系的基本模式》一文中提到了 Seaz-Hollender 医患关系模式。该模式将医（护）患沟通归纳为 3 种类型：主动 – 被动型、指导 – 合作型、共同参与型。这种医（护）患沟通类型划分模式是广泛被医学伦理学与医学社会学界所引用的典型医（护）患关系模式（表 9-2）。

表 9-2　Seaz-Hollender 医（护）患关系模式

医（护）患关系类型	医护地位	患者地位	适用范围	类似关系
主动 – 被动型	主动地位	被动地位	急重症等无意识状态	父母 – 婴儿
指导 – 合作型	指导地位	合作地位	急性病有意识患者	父母 – 青少年
共同参与型	帮助患者	主动参与	慢性病和心理治疗	成人 – 成人

1. 主动 – 被动型　该类型将患者置于被动地位、护理人员处于主动地位的一种模式。在这种模式中，护理人员具有绝对的权威，处于主动支配地位，而患者则完全被动服从护理人员的治疗方案。该模式常用于手术、麻醉等技术，适用于对意识不清、精神障碍、婴幼儿患者等的治疗与照护。而对于一般患者，由于该模式具有单向作用的特点，因此在整个治疗过程中不利于发挥患者的主观能动性。

2. 指导 – 合作型　是目前我国临床工作中最常见的医（护）患模式。该模式是一种通过护理人员主导、患者配合的过渡模式。在该模式下，护理人员的作用占优势，同时又可适当调动患者的主动性。该模式常适用于急诊患者的治疗与照护。一般这类情景发生在患者病情并不严重的情况下，患者神志清醒，有正常的感知能力、感情、意志和行为。由于疼痛或不适，患者处于疾病的痛苦中，因此主动寻求医疗帮助，并乐于配合。其不足之处在于，一旦患者未到达治疗期望值或发生不良并发症，较易引发医（护）患沟通紧张，导致医疗纠纷。

3. 共同参与型　是一种以平等关系为基础的医（护）患沟通模式，医患双方都有共同的诊疗愿望、近似的同等权利，以平等关系为基础，双方积极配合，共同参与。在该模式中，护理人员和患者均为主动者，双方相互依存，作为伙伴共同合作，共同参与让双方都感到满意的活动，以加强医患沟通，促进诊疗过程的有效进行。在慢性病、身心疾病的诊疗及部分心理障碍的心理治疗与药物治疗过程中该模式的应用尤为重要。具体而言，护理人员在照护过程中应重视健康指导，使患者及家属享有知情权，参与照护方案的讨论和决策，以提高患者治疗的依从性并建立良好的医（护）患沟通。

（四）建立良好护患关系的要素

1. 熟悉和掌握患者的情况　①一般情况，包括患者的姓名、年龄、性别、相貌、民族、籍贯、宗教信仰、文化程度、职业、兴趣爱好、个性特征、生活习惯、婚姻家庭情况、经济状况等；②疾病情况，包括患者的精神症状、发病经过、诊断、治疗、护理要点、特殊注意事项等。

2. 尊重和接纳的态度　精神障碍患者的异常行为是疾病的临床表现，就像躯体疾病所具有的相应症状和体征一样，与人品道德无关。许多精神障碍患者不会主动求助，甚至回避和拒绝他人帮助，这使得其疾病难以被发现和得到及时治疗。尊重患者人格应首先做到不歧视患者，不能因为患者的异常表现而轻视患者，甚至愚弄患者，应理解患者。在进行各种治疗和护理前，尽可能先征得患者同意，应向其介绍或说明治疗及护理情况，尊重其知情同意权利，获得患者的合作。

接纳即反映了护士相信患者拥有同自己一样的做人权力和尊严。一位对患者具有接纳态度的护士，会主动理解和关爱患者，对患者的合理需要给予及时满足。若确实无条件解决，应耐心向患者解释，以求患者理解；对患者的精神症状，切忌歧视、讥笑或闲谈议论；对患者的病史、隐私应严格保密。总之，在与患者接触交往的护理活动中，让患者感受到护士对他的尊重和接纳，患者才会尊重和信赖护士，从而促进治疗性护患关系的发展。

3. 良好的自身素质和护理技能　在护患关系中护士起主导作用，具有良好素质的护士对患者的影响力大，在患者心目中威信高，有利于良好护患关系的建立和发展。护士对患者的影响力，由护士自身的言行、仪表、知识、技能形成。因此护士必须意识到自己的作用，努力完善自我，保持良好的心态。在日常护理工作中，护士精神饱满、情绪愉快、仪表整洁、谈吐文雅，会使患者感到愉快、舒适、亲切，护士行动敏捷利索，操作轻柔熟练，患者就会有安全感。此外，护士应具有高度的预见性和敏锐的观察力，掌握疾病的症状及发展规律，及时发现并做好防范及应对措施。

4. 娴熟的沟通技巧　良好的人际沟通是联络医护感情、护患感情及护护感情的纽带，是建立良好护患关系的基石，是护理工作质量的保证。在临床护理工作中，护士应注意保持和蔼的态度，认真倾听患者的感受，通过与患者的沟通建立起良好的护患关系，实施护理措施。沟通能力的具备对精神科护理人员尤其重要，因为精神障碍患者受精神症状的干扰，人际关系冲突和心理问题增加了护患间沟通的困难，这就要求精神科护理人员必须具有熟练的沟通技巧，否则就无法进行有效的护患沟通。

二、精神科的护患沟通

沟通（communication）是通过各种途径将信息从某一个地方、人或设备传递给另一个地方、人或设备。在沟通过程中，信息发送者和接收者双方要共同参与、相互感受，彼此聆听，一起致力于信息的交流。沟通是人类与生俱来的本能，是双方的经验分享、内在思想与感情传达及彼此互动的过程，可使人与人之间建立一层密切的关系，增强彼此的友谊。在精神科护理中，治疗性沟通是有目的地应用语言和非语言沟通技巧，使患者提高自知力、控制症状，最终达到康复的目的。

（一）护患沟通的方式和技巧

沟通有2种方式：语言沟通与非语言沟通。灵活地运用这些沟通技巧能增加护理人员的工作效率。

1. 语言沟通技巧　语言沟通是通过语言符号来实现的，分为口头语言和书面语言。它能准确有效地传递信息，是人类最常用的重要沟通方法。在临床上，收集患者的健康资料，了解患者需求，以及实施护理措施都有赖于语言沟通。语言沟通技巧主要包括以下几个方面。

（1）提问技巧：提问是交谈的基本手段。交谈者能否提出合适的问题是有效交谈的重要环节。一般来说，有2类提问方式：开放式和封闭式。

1）开放式提问：给回答一方以思考判断和发挥的余地，鼓励他说出自己的观点、意见。提问者可从对方的回答中获得较多的信息。如"您有哪些不舒服？您是因为什么原因来看病的？"

2）封闭式提问：将患者的反应限制于特别的信息范畴之内的问题称为封闭式问题。常被人们与是非题联系在一起，如回答"是"或"否"。如"你是否经常吸烟？""你感到你的呼吸比昨天好些，差些，还是基本一样？""你的家族中有心脏病病史吗？""生病使你感到恼怒吗？"封闭式提问常用于收集统计资料、病史采集或获取诊断性信息、为澄清某个问题，适用于互通信息性交流中和会谈结束时，而不宜在治疗中交谈。

（2）重复：在交谈过程中，重复是交流的反馈机制。重复给患者以一种自己的话有人倾听，正在生效之感，加强其自信心。使患者感到自己的话有效果或被理解时，就会感到被鼓励，从而继续讲述，并进一步思考。

（3）倾听：这里所讲的"倾听"，不是指生理功能的听力，而是一种心理功能，是对接收的信息所做积极能动的心理反应。首先要认真，用心去听对方讲话，不受外界干扰。对对方的讲话要作出适当的反应，如应用重复，或语气词或点头表示等。要捕捉每一个有关信息，但不要轻易给对方的话作出判断，同时要避免急于表达自己的观点和意见。在没有听清对方叙述时，要友好地请对方重复。

（4）语音语调：有研究显示，当人们交流时约30%的信息含义是通过语音、语调来传递的，如果一个人传递的语言很美，但说话时的语音语调很生硬，那么语句的含义就大不一样。所以，护士与患者交流时应注重说话的语音语调，一般情况下，柔和的声调表示亲切和友善。

（5）引导话题：除了善于倾听，护士还应及时地对话题进行引导，将简短的语句加入沟通的过程，如"然后呢"，使患者觉得护士对此次交谈很感兴趣，增加了患者与护士沟通的兴趣。对于患者不愿暴露的问题切忌一再追问；对于思维松散的患者应及时给予引导，确定谈话的目标。

（6）阐释：常常用于解答患者的疑问，消除患者心存的问题或疑惑，如诊断依据、治疗反应、病情严重程度、预后等。护士在进行操作时要向患者说明操作原因及目的，同时了解患者的需求，从而帮助患者解决所存在的困惑。在运用阐释技巧时要注意给患者提供接受或拒绝的机会，即让患者作出反应。阐释的基本步骤和方法是：①尽力寻求患者谈话的基本信息；②努力理解患者所表达的信息内容和情感；③将自己理解的观点、意见用简明的语言阐释给对方，尽量使自己的语言水平与对方的语言水平保持接近，避免使用难以理解的语词；④在阐释观点和看法时要用委婉的口气向对方表明你的观点和想法并非绝对正确，对方可以选择接受或拒绝；⑤整个阐释要使对方感受到关切、诚恳、尊重。

（7）支持与理解：患者总是容易对自身的疾病产生过多的担忧和顾虑，或将疾病扩大化而引起不必要的恐惧和不安。安慰性语言是一种对各类患者都有意义的心理支持，它可使新入院的患者消除陌生感，使恐惧的患者获得安全感，使有疑虑的患者产生信任感，使紧张的患者得以松弛，使有孤独感的患者得到温暖。在安慰时，护士运用共情技巧，理解患者的处境，体察患者的心情，并针对不同的患者选用不同的安慰性语言。

2. 非语言沟通技巧　非语言沟通包括除语言之外的所有沟通方法。它可能比语言沟通更能准确地反映个人的内心想法，因为非语言沟通常常是无意识的，人们对其控制较少。在不同文化条件下，同样的面部表情或手势可能具有相反的或不同的意义。由于精神障碍患者不善于用语言表达自己，也很难理解他人的情感，因此对他们来说，非语言沟通尤为重要。下面介绍精神科护理非语言沟通的常用方法与技巧。

（1）语音线索：又称为辅助语言，包括各种非语言的声音信息。例如，谈话停顿或犹豫、语气平淡，或声音发抖等都表示与语言一致或矛盾的声音信息，语气温柔表示对别人关心，而大声叫喊可能出于愤怒或敌意。其他如谈话速度与节奏，无固定意义的声音如笑、叹息、呻吟、紧张性咳嗽等也属于语音线索。这些线索是表达情感的重要途径，对传递信息非常重要。

（2）面部表情：是除了语言以外的主要信息来源。面无表情的注视、震惊的神情、轻蔑的表情、愁眉苦脸、明朗的微笑，以及眨眼、扬眉等都属于面部表情，表达了人们内心深处的情感。例如，抑郁症患者很少会微笑；疼痛患者如果没有服用镇痛药物或接受其他减轻疼痛的对症处理，可能会愁眉苦脸；痴呆患者由于思维紊乱和失去定向力，经常会出现担心害怕的表情。面部表情还能作为其他沟通方式的补充和修饰，有时甚至能代替语言信息。此外，眼神与注视方向也表示了对对方的重视和关注。人的喜、怒、哀、乐都可通过眼神表达出来，如抑郁症患者的眼神是无精打采，躁狂症患者两眼炯炯有神。因此，作为护士在与患者接触时，首先要笑脸相迎，给人一个亲近的感觉和良好的开端，在交流中要平视对方等。

（3）手势：用手指示、轻叩手指、拍手、摩擦手掌、绞手及以手抚胡须等都属于非语言手势，表达了不同的思想与情感，它们可泄露不安、焦虑、担心、权力、热情、渴望、真诚的关心等情感。例如，握紧拳头常表示患者具有敌意或处于愤怒之中。

（4）体势：护士的一举一动都能够体现特定的态度，表达特定的含义。如身体微前倾向对方，表示热情和兴趣；微微起身表示谦恭有礼，身体后仰，显得若无其事和轻漫；侧转身子，表示厌恶和轻视；背朝对方表示不理睬；拂手而去表示拒绝交往。

（5）触摸：这是有较强感情色彩的非语言形式。日常生活中运用比较多的触摸语是握手。握手时要注意一些细节，如应正视对方，面带微笑，握手时力量要适度，避免用力，时间不要太长。触摸有多种形式，采用触摸与环境场合相一致后才有可能获得积极的结果。否则，会引起消极的后果。所以，触摸一定要考虑人的性别、年龄、社会文化、风俗习惯等，避免发生不良反应。例如，病家被告知了悲痛的消息，此时护士将手放在悲痛者的臂上可得到好的反应。相反，对一脸怒气需要发泄的患者，采用这样的触摸往往适得其反，此时让他发泄愤怒比安慰他的效果会更好。

（6）沉默：本身也是一种信息交流，是超越语言力量的一种非语言沟通方式。恰到好处地运用沉默，可以促进沟通。沉默在交谈过程中可以发挥很有价值的作用，产生显著的积极效果；但有时也是消极的，并对沟通起到反作用。问题是应该何时运用？如何运用？一般来说，沉默较少运用于交谈的起始期和结束期，而较多地用于探讨期。在起始期，医护人员和患者努力通过谈话建立一种联系，而过多的沉默将影响这一过程。在交谈的最后阶段，沉默可能暗示交谈停止过早，这种作用恰与有计划的终止背道而驰。在探讨期，医护人员常常运用沉默来为双方提供时间思考他们正在努力探讨的问题。

在效果上，医护人员的沉默是在告诉患者："继续说，我和你都在想这个问题，你还有什么需要说的吗？我愿意听你说。"沉默是让医护人员和患者汇集与整理思绪的有效技巧。虽然双方交谈时出现长时间的停顿会令人不舒服，但短时间的沉默往往是有效交谈的重要组成部分。尽管沉默有积极的作用，但也有一些缺点。在交谈者双方还没有相互充分理解的情况下，沉默将增加紧张度。例如，当双方不清楚对方的沉默究竟想做些什么，沉默可能增加他们的不舒适和焦虑。交谈中太多停顿和沉默，可使患者感到谈话目的不明确或无重点，也可能引起患者无所适从的感觉。

（二）精神科护患沟通的原则

1. 保密　护士与患者及家属的接触时间较多，比其他医务人员更有机会了解患者的生活及疾病。无论是患者主动向护士披露，还是护士无意中发觉的，护士都应当秉承保密原则，不在医疗护理范围之外进行扩散。

2. 尊重　受到精神症状的影响，有些患者无法顺利地进行沟通，有的患者带有暴力倾向。与这些患者沟通时，护士要理解患者的行为，不以批判的态度对待患者，以免阻碍治疗性沟通的进行。

3. 以患者为中心　治疗性关系的建立是以促进患者健康为目的，一切针对患者的临床护理决定和行为，都应当以患者的利益为中心，最大限度地保护患者的利益。因此，要求护理计划是为了满足患者的健康需求而制订。

4. 明确沟通目标　护士在整个治疗性沟通过程中应该制订完整的护理目标，并以目标为导向完成治疗性沟通。

5. 避免过多的自我暴露　为了取得患者的信任，建立信任的护患关系，护士可以适当地进行自我暴露，但不能过多地暴露自我，以免将沟通焦点转移到护士身上。在沟通过程中应鼓励患者进行自我暴露，以增强患者对自身疾病的认识能力及解决问题的能力。

（三）与不同精神症状患者的沟通要点

1. 对妄想患者　护士要启发患者述说，以便了解其病情。交谈时要以听为主，对患者所述之事不做肯定也不予以否定，避免与其争辩，以免成为患者妄想的对象。待患者病情稳定、症状改善时再帮助其认识。

2. 对缄默不语或木僵的患者　护士可以关切地坐在患者身边，让患者充分感受护士对他的理解和重视，切不可认为患者对周围环境无应答而听不到护士的讲话。此类患者往往意识清楚，能感悟周围环境，但不作出反应。

3. 对有攻击行为的患者　护士应避免与患者单独共处一室，避免激惹性言语，避免站在患者正面或背对着患者，尽可能站在患者的两侧。如果发现其有攻击行为，可以迅速握住患者打人的手臂并拍其肩，用坚定而温和的态度劝说，暗示局面已得到控制。

4. 对于有抑郁情绪的患者　护士要诱导患者述说内心的痛苦，多安慰鼓励，使患者回顾快乐的往事，并表示赞同和肯定。

5. 对于癔症的患者　护士切忌在他们面前谈论病情，做任何治疗与护理前应向患者介绍清楚，并获得患者的同意。

6. 对于异性患者　护士的态度要自然，应谨慎、稳重，以免患者把正常的关心当作恋情，产生误会。

（四）护患沟通中的常见障碍

有些沟通方式可能会阻碍护患之间的交流，抑制治疗性沟通，护士应该识别并避免使用这些方式与患者沟通。

1. 给予意见　是指告诉患者什么是应该做的，或应该如何去做。一些患者希望能从专业人员处得到行动的意见。同样，护士也常觉得自身职责是提供带有判断性的意见。这种意见会增强患者的依赖感，并把责任留给护士。如果患者接受了护士的意见，但结果并不理想，患者会反过来责备护士。护士应首先处理患者的情感，如优柔寡断、依赖及恐惧，然后再以适当方式鼓励患者自己解决问题。因此，护理人员要尽量避免使用"你应该……你怎么不……"等告诫，应当采用语气婉转、更容易让患者接受的话，如"你认为我们可以采用哪些方法"等。

2. 反复保证　如"一切都会好的""如果我是你，我不会担心的"之类的保证表明患者没有什么可担心的，因而忽视了患者的情感。没有人能预测或保证一种情况的最终结果，因为在事物发展中有太多变数，如有人情愿保持患者角色，缺少家庭支持，或所患疾病不可逆等。如果患者得到的保证与预期结果不符，他们就会更加气馁，并且不再相信护士，使以后的沟通失去了治疗意义。

3. 同意或不同意　同意或不同意是指认可或反对患者的意见或想法，意味着护士有权利判断患者的意见或想法是"对"或"错"。护士的同意否认了患者改变或修改自己观点的机会；而不同意则意味着患者的观点是错误的，可能会造成患者的自我概念下降，或激起患者的自我防御。如"这是对的，我同意""这是错误的，我不同意"等皆属这类表达。

4. 赞成 / 不赞成　如"我很高兴你这样做""那样做不好，我宁愿你不要……"等赞成或不赞成，意味着护士有权利判断患者的想法或行为是"好"或"坏"，而患者要用行为来取悦护士。那么，护士对患者的接受也就被认为是有条件的接受，这对建立治疗性关系显然不利。

5. 挑战　当护士认为患者的想法或信念不正确或荒谬时，就可能会通过辩论、逻辑的思维或准确的理论向患者挑战。护士的目的可能是想让患者认识到自己想法的错误并改正它。即使护士在争论中获胜，患者也不会承认错误。因为争论常会伤害患者，使其感觉受轻视、自我概念下降。挑战不仅不能改变患者的观点与想法，还可能激起敌意，阻碍治疗性关系的发展。

6. 拒绝　表示不考虑患者的意见，轻视患者的思想及行为。这将使患者因为害怕再次遭到拒绝而停止与护理人员的互动。如护士对患者说"让我们不要讨论……""我不想听到……"等。

7. 过度发问或调查式的提问　过度发问或调查式提问是指对患者持续提问，对其不愿意讨论的话题也要寻求答案。这会使患者感到被利用和不被尊重，而对护士产生抵触。因此，护士应该意识到患者的反应，在其感到不适时应及时停止互动，避免对患者采用调查式发问，如"告诉我在你小时候，你妈妈是如何虐待你的"等。

8. 否定　当护士否定患者的看法或感受时，就为与患者的共同讨论设立了障碍，也避开了帮助患者识别和找出存在的困难。因为护士的否定会让患者体验到不被接受，因而阻碍了患者的表达。如患者说"我活着没有意思。"护士回答："你怎么能说这种丧气的话呢？"这会使患者不愿意再谈下去。

9. 转换主题　转换主题使护士主导了谈话的方向，常发生于当护士想从与患者的讨论中得到某些信息，或避开不想谈论的内容的时候。转换主题会使患者感到护士对其不感兴趣而中断与护士的交流。所以，护士应保持开放的态度来倾听患者的表述，注意患者传递的语言和非语言信息，不要随意转换谈话的主题。

总之，护患关系是精神科护理工作开展的核心，建立在护士与患者治疗性沟通的基础上，护士必须掌握治疗性沟通技巧，使护患关系紧紧围绕着患者的治疗性目标展开。

第二节　精神障碍患者的护理观察与记录

密切观察病情，及时掌握病情变化并书写护理记录，是精神科护理工作的重要内容。护士与患者接触机会最多，从患者的言语、表情、行为和生命体征的观察可以及时发现患者病情的变化，对制订护理计划、有针对性地开展各项护理措施具有重要意义。

一、精神障碍患者的护理观察

患者精神症状的表现通常在很短的时间内是很难完全表露出来的，除了依靠病史，以及各种辅助检查外，还需全面的观察，才能作出明确的判断。

（一）观察的内容

1. 一般情况　患者的仪表、个人卫生情况、衣着和步态，全身有无外伤。个人生活自理能力，饮食、睡眠及排泄，接触是主动还是被动，对医护人员及周围环境的态度，参加病房康复活动的情况等。

2. 精神症状　患者有无自知力，有无意识障碍，有无幻觉、妄想、病态行为如自杀、自伤、伤人等精神症状；情感稳定性和协调性如何，有无思维中断、思维不连贯、破裂性思维和强迫观念，症状有无周期性变化等。

3. 躯体情况　患者的一般健康状况，如体温、脉搏、呼吸、血压等是否正常，有无躯体疾病或症状，有无脱水、水肿、呕吐或外伤等。

4. 治疗情况　患者对治疗的态度如何，治疗效果及药物的不良反应，有无藏药、拒绝治疗的行为等。

5. 心理需求　患者目前的心理状况和心理需求，目前急需解决的问题，以及心理护理的效果评价。

6. 社会功能　患者的学习、工作、人际交往能力，以及生活自理能力等。

7. 环境观察　包括床单位、门窗等基本设施，医疗设施等有无安全隐患，周围环境中有无危险物品，另外还需注意病房环境是否整齐、卫生、安全、舒适。

（二）观察的方法

1. 直接观察法　是护理工作中最重要也是最常用的观察方法。可与患者直接接触，面对面地进行交谈，了解患者的思维内容，也可以启发患者自己诉说，从谈话中可以了解到患者的思维是否正常，答题是否切题，注意力是否集中，情感是否淡漠。还可以通过患者的动作、表情和行为来了解患者的症状，从而进一步了解患者的心理状态。通过直接观察法获得的资料客观、真实、可靠，对制订符合患者自身特点的护理计划非常重要。一般情况下，这种方法适用于意识相对清晰、交谈合作的患者。

2. 间接观察法　是从侧面观察患者独处或与人交往时的精神活动表现。护士可通过患者的亲朋好友、同事及病友了解患者的情况，或通过患者的作品、娱乐活动、日记、绘画及手工作品了解患者的思维内容和病情变化。通过间接观察法获得的资料是直接观察法的补充。这种方法适用于不肯暴露内心活动或思维内容、不合作、情绪激动的患者。

很多精神障碍患者不会主动诉说，护士需要主动地、有意识地去观察患者病情。护士在观察、评估患者的病情时，直接观察法和间接观察法的使用并非是单一的，2 种方法是共同使用、相互补充的。

（三）观察的要求

1. 观察要具有目的性、客观性　护士对病情的观察要有目的性，需要知道哪些信息作为重点观察内容。观察到的内容应该客观记录，不要随意加入自己的猜测，以免误导其他医务人员对患者病情的了解和掌握。

2. 观察要有整体性

（1）对某一患者的整体观察：护士对患者住院期间各个方面的表现都要了解观察，以便对患者有一个全面的整体掌握，并制订相对于患者合适的护理计划。按照整体护理的要求，通过观察法对患者进行充分的评估，要从健康史、躯体情况、心理社会状况等方面进行观察。

（2）对病房所有患者的整体观察：由于精神障碍具有特殊性，患者的行为存在突发性和不可预料性，因此对病房所有患者要进行全面观察，掌握每个患者的主要特点，对于重点患者或特殊患者做到心中有数。

但是对其他患者也不能疏忽，特别是言谈较少的患者，需要更加关注，因为此类患者主诉少，如护士对他们关注少，容易发生意外。

3. 疾病不同阶段的观察

（1）新入院患者：从一般情况、心理情况、躯体情况等进行全面观察。

（2）治疗初期：对于开始治疗的患者重点观察其对治疗的态度、治疗效果和不良反应。

（3）缓解期：主要观察其精神症状及心理状态。

（4）恢复期：一般患者要重点观察症状消失的情况、自知力恢复的程度及出院的态度等。有心理问题的患者重点观察其心理反应与需求。对于平时沉默的患者突然话多兴奋，积极参加活动的患者突然不愿活动等，应及时发现患者与以往的不同，找到原因帮助患者解决问题，预防意外发生。

4. 要在患者不知不觉中观察　在治疗或护理过程中或与其轻松的交谈中，患者的表现比较真实。观察患者行为时也要有技巧，如交谈过程中不要记录，避免他们感到紧张与焦虑。

二、护理记录

护理记录是医疗文件的重要组成部分，能真实地记录患者的病情，便于所有医护人员对患者病情的掌握，为医护人员修改完善的医疗护理方案提供了依据。同时也是作为护理质量检查与工作效果的评估依据，为护理科研提供数据与资料，是患者出院后存档作为医疗文件的重要组成部分，也是医疗纠纷裁定的主要依据。

（一）护理记录的方式与内容

1. 入院护理评估单　入院评估内容包括一般资料、入院原因、疾病诊断、既往疾病史、饮食、睡眠、排泄、自理能力、合作程度，以及自杀、暴力、出走、跌倒等风险的评估。记录方式可采用表格式，一般在 24 小时内完成记录。

2. 护理记录单　护理记录单把护理诊断/问题、护理措施、护理评价融为一体，按照整体护理的要求，记录患者的病情变化。分为一般护理记录单和危重护理记录单：一般护理记录单包括患者的病情、治疗、饮食、睡眠等情况；危重护理记录单以表格居多，记录患者的生命体征、出入量、简要病情和治疗护理要点，通常要求每班记录。

3. 住院护理评估单　护士和患者的接触时间长，可比较细致地观察到患者的情况，特别是患者行为方面的改变，以及人际交往、日常生活、病房内活动能力等，因此护士用评估单具有重要参考价值。如临床上常用《护士用住院患者观察量表》来评估住院成人精神障碍患者和老年痴呆患者的生活、行为和情绪等方面的状况。该量表由 Honigteld 等编制，有 30 项和 80 项两种版本，临床常用的是 30 项版本。

4. 出院护理记录单　一般采用表格填写和叙述法相结合的记录方法。

（1）健康教育评估：是指患者通过接受入院、住院、出院的健康教育后，对良好生活习惯、精神卫生知识、疾病知识，以及对自身疾病的认知情况。

（2）出院指导：对患者出院后的服药、饮食、作息、社会适应、定期随访等进行具体指导。

其他护理记录还包括新入院病例讨论记录、阶段护理记录、请假出院记录、请假出院返院记录、转出入院记录等。

（二）护理记录的要求

护理记录应该客观真实，不可随意杜撰，最好将患者原话记录下来，尽量少用医学术语；及时、准确、具体、简单、清晰地描述患者的病情表现；书写项目齐全，字迹清晰，不可涂改，记录完整后签全名和时间。

第三节　精神障碍患者的组织与管理

一、精神障碍患者的组织

目前，我国精神专科病房的管理模式正逐步向开放式管理发展，由于多数的住院环境还是相对封闭的，精神病患者的住院周期又相对较长，对于患者来说，每个病房既是一个治疗场所，又是一个生活集体。在这样的环境里，病房的组织与管理就显得非常重要，是精神科临床护理工作中的重要环节。因此，良好的患者组织管理对改善医（护）患关系、开展医疗护理工作、保证病区秩序、促进患者康复均具有重要意义。

住院期间，将患者组织起来，由专职康复护士和责任护士组织、指导患者的各项活动，调动他们的主观能动性，有计划地开展工娱疗、康复等活动，组织学习、座谈，宣传遵守住院生活的各项规章制度，不仅能使患者友好相处，病区井然有序，也利于创造良好的治疗护理环境，使各项医疗护理工作得以顺利进行，促进患者在生活自理、社交能力等方面的康复，从而更早回归社会。

患者的组织结构有病区休养员委员会、休养员小组等，休养员委员会设主任、委员，休养员小组设组长和组员。组织的人选是从康复期的患者中挑选有一定组织协调能力或有某方面特长的，并且在患者中有一定影响力和热心为病友服务的患者担任。患者主任在责任护士的带领下协助责任护士负责本病房患者的修养生活和部分康复活动。委员分别负责学习、生活、宣传、文体、工疗等方面的活动。小组长配合委员，关心组内病友，带头和督促小组成员积极参加病区的各项活动；由专职康复护士负责与委员会的干部定期开会、研究、讨论、开展各项活动的安排；负责定期召开小组长会议、全体休养员会议，听取患者的意见；商讨相关康复等事宜，通过患者的各项活动和评优比赛，调动患者的积极性，培养患者的自我管理能力，学会关心集体及其他患者，最终促进患者康复。

二、精神科病房的管理模式

（一）开放式管理

1. 开放式管理的目的及指征　开放式管理主要是为了锻炼和培养稳定期患者的社会适应能力，满足患者的心理需要，调动患者的积极性和主动性，提高患者生活的自信心，促进患者早日康复，帮助患者逐步达到生活自理，适应正常社会环境，早日回归社会。开放式管理主要适应一些神经症、病情稳定、康复期待出院及安心住院、配合治疗并自觉遵守各项规定的患者。

2. 开放式管理的类型

（1）半开放式管理：是指在精神障碍封闭病房住院的患者，在医生和护士充分评估病情后，由医生开具医嘱，在每日常规治疗完成后可以在家属的陪同下外出活动，周末可安排患者由家属陪伴回家，周一返院。医护人员应与患者家属取得联系，得到他们的支持和配合。通过一系列社会交往活动，使患者尽可能不脱离社会，并保持愉快的心情，增强患者生活的自信心，早日回归社会。

（2）全开放式管理：是指开放式病房的管理模式，与封闭式病房的管理相比较有较大的区别。开放式病房的环境是完全开放的，患者多属于自愿接受治疗，生活上和物品管理上也是以自我管理为主。患者有自我管理的权力，在病房规定的时间内，自己可以外出。这种管理方法促进了患者与外界的接触和情感交流，减少了情感和社会功能的衰退，有利于精神康复，有助于家庭社会功能的提高，希望有更多的自由活动。

3. 开放式管理的实施方法

（1）病情评估：精神科门诊医生初步诊断后登记住院，开放病房的医生对准备住院的患者再次进行病情评估，患者是否存在精神症状支配下的冲动出走、伤人、毁物、自杀、自伤的危险。评估后若患者存在上述危险则不适合收住开放式病房，以确保患者住院期间的安全。

（2）知情同意：经医生病情评估后适合入住开放病房的患者，在入院时医生与患者及其家属或监护人签订入院告知书和各种知情协议书，让患者及家属了解住院期间应承担的责任和义务，以提高患者及家属的依从性，从而减少医疗纠纷的发生。

（3）健全管理制度：建立完善的开放式病房各项管理制度是质量安全管理的关键。由于病房的开放式管理，患者住院期间有很大的自主性，给病房的安全管理带来很大困难，因此必须建立一套完整的管理规章制度，主要包括患者作息制度、外出活动制度、探视制度、个人物品保管制度、患者住院期间的权利和义务等。

（4）加强健康宣教和患者行为管理：定期举办针对患者的健康教育讲座，指导患者如何正确面对压力、紧张、恐惧和无助感。教会患者培养多种兴趣爱好、保持乐观情绪、正确处理不良生活事件的技巧，增强患者的自控力；鼓励患者多参加各种娱乐活动和团体心理治疗，对患者存在的不遵医行为（如不按时返院、不规则服药等）给予说服教育或一定的弹性管理，对说服无效或不遵从者建议转入封闭病房，以保证治疗的正常进行及患者的安全。

（二）封闭式管理

1. 封闭式管理的目的及指征　封闭式管理模式的目的是便于观察患者，顺利落实各种治疗和护理，有效防止意外事件的发生。封闭式管理的指征：精神障碍急性期、严重的冲动、伤人、毁物、自杀自伤及病情波动无自知力的患者。

2. 封闭式管理的实施办法

（1）制订相关制度：包括患者作息制度（如进餐时间、睡眠时间、查房时间、服药时间、测量生命体征时间等）、探视制度等。经常向患者宣教各种制度的内容，让患者明确自觉遵守制度是为了维持病房的日常秩序，让患者拥有良好的治疗休养环境，促进患者养成良好的生活习惯，有利于患者的康复。对慢性衰退的患者，应耐心帮助并进行强化训练，督促患者遵守制度。

（2）关爱患者，倡导人性化护理：封闭式护理管理的患者进行集中管理，不能随意出入病房，活动范围受限。患者心理压力较大，往往不安心住院，护士应注重患者的心理感受，关心和帮助患者正确认识疾病，尽可能为他们解决实际问题或满足其合理需求。对有一定特长的患者，发挥其特长，让其认识到自身存在的价值，从中获得愉悦和快乐。

（3）严密观察病情，增强责任心：封闭式病房收治的患者大多数病情较严重，缺乏自知力，存在自伤、自杀、冲动伤人等护理问题，因此，护士在工作中要具有高度的责任心，严密观察病情，防范意外事件的发生。同时，护理过程中要贯彻"以患者为中心"的服务理念，增强护士责任心，改善护士服务技能，提高护理质量，有效降低意外事件的发生率。

（4）开展各种康复活动：可根据患者的病情，结合患者的爱好，在病室或院内安排各种活动。大致可分为学习、技能、娱乐体育3类活动。学习活动包括阅读书籍报刊、观看科普片、宣教健康知识等；技能方面包括日常生活技能、社交技能等；娱乐体育活动包括欣赏音乐、看电影、跳舞、打乒乓球、跳绳等。开展这些活动可以转移患者对症状的关注，稳定情绪，获得信心和希望，提高他们的生活兴趣及住院期间的生活质量，使其安心住院，配合治疗，有利于病房和谐、安定和安全。

（三）精神科病房的安全管理

安全管理是精神科病区管理重中之重，它不但关系到患者的康复，而且与患者的生命安全直接相关。在精神科病区中，由于患者在疾病的影响下往往失去自我防护能力，既不会正确辨认各种危险因素，也不会正确反映躯体的不适，甚至在各种精神症状支配下，容易发生自杀、自伤、伤人、毁物等意外情况，严重时还会危及生命。因此，精神科病区的安全管理对于如何预防意外事件、保证患者安全以及为患者提供一个积极有效的治疗护理环境、促进其社会功能恢复等都有着重要的意义。

1. 环境的安全管理　精神科病区的环境除了考虑美观舒适外，还要考虑安全，室内陈设应简单、方便、适用，色彩宜柔和，墙上无钉子、拉绳等危险物品。定时检查活动室门窗有无松动，玻璃有无破损，在门窗外缘、门后死角等地方有无隐藏危险物品，电源插孔等有无破损等。

2. 危险品的安全管理　病区内的危险物品必须妥善放置，严格管理，如体温计、刀、剪、绳及保护带等必须定量、定点放置，各班需清点并交班。一旦缺少，后及时追查并向科室领导汇报。在病室中如果患者使用剪刀、针线，应在护士的监护下进行。患者在使用医疗器械时，要注意看护，防止损坏和丢失，用完后清点数目放回原处。

3. 患者的安全管理　①加强巡视，随时警惕潜在的不安全因素，凡有患者活动的场所，都应有护士看护、巡视，密切观察每位患者的动态。②熟悉患者病情，重视患者的主诉，对有严重消极、冲动、出走言行的患者及伴有严重躯体疾病者，要安置在重病室内24小时重点监护，谨防意外发生，及时写好护理记录并交班。③加强安全检查，对患者入院、会客假出院返回及外出活动时返回均需做好安全检查，严防危险品带进病区。每周1次对全病区的环境、床单位、患者个体进行安全检查，凡属危险品，均不能带入病区或存留在患者身边。④患者离开病区外出检查时，必须由工作人员护送，并视患者数量配备适量的护送人员。护送途中患者必须在工作人员的视野内，工作人员应前后呼应，特别是在分叉路口、转弯处需设立监督岗位，密切注意患者的动态。患者返回病房时也要及时检查，防止危险品带入。⑤住院期间患者不得随意进入治疗室、办公室、职工更衣室、备餐室等，严防患者擅自取药、藏药及取其他危险品。

4. 患者亲属的管理　做好安全宣教，告知患者家属探望时不可带危险品入病区，接触患者时避免刺激性言语，以免患者受不良刺激后病情反复，甚至发生意外。由于来院探望的亲属人员混杂，单凭入院时的宣教是不够的，有些亲属仍然将危险品带入病区，甚至还帮其他患者购买物品（如打火机、酒、剃须刀），护理人员应反复宣教的同时，对亲属带给患者的物品进行检查，确认无危险品后方可让患者保管。

5. 精神科护士自身安全管理　护理人员也应加强自我防范意识，严格执行病区各项规章制度，做好规范操作。密切观察病情，如患者出现情绪不稳、幻觉妄想症状加重时，应及时报告医师，采取相应措施。对有攻击性行为的患者要注意接触方式，善于诱导患者，必要时遵医嘱采取保护性约束措施。

三、精神障碍患者的分级护理管理

分级护理是指患者住院期间，医护人员根据患者病情和自理生活能力，确定实施不同的护理级别，并根据不同的护理级别制订不同的护理常规及管理方法。精神专科医院根据卫计委分级护理指导原则，结合精神障碍的护理特点，制订适合精神科的分级护理标准。共分为4级，即特级、Ⅰ级、Ⅱ级、Ⅲ级。

（一）特级护理

1. 护理指征　病情危重，随时可能发生病情变化需要进行抢救者。
2. 护理要求　①严密观察病情变化，监测生命体征；②根据医嘱，正确实施治疗、给药措施；③根据医嘱，准确测定出入量；④根据患者病情正确实施基础护理和专科护理，如约束护理、口腔护理、压疮护理及管路护理等．并实施安全措施；⑤保持患者的舒适和功能体位；⑥实施床旁交接班。
3. 管理与活动范围　①实施封闭式管理为主；②患者一切用物由工作人员负责管理；③在重病室内，24小时专人看护。

（二）Ⅰ级护理

1. 护理指征　精神症状不稳定，如严重"三防"患者、木僵、拒食者；伴有躯体疾病需密切观察者；生活完全不能自理且病情不稳定者。
2. 护理要求　①每30分钟巡视一次，观察患者病情变化；②根据患者病情测量生命体征；③根据医嘱正确实施治疗、给药措施；④根据患者病情正确实施基础护理和专科护理，如约束护理、口腔护理、压疮护理及管路护理等，并实施安全措施；⑤实施床旁交接班；⑥提供护理相关的健康指导。
3. 管理与活动范围　①实施封闭式管理为主；②患者一切用物由工作人员负责管理；③在Ⅰ级病室内活动。

（三）Ⅱ级护理

1. 护理指征　病情尚稳定仍需加强观察者；生活部分自理者；病情稳定仍需卧床的患者。
2. 护理要求　①每1小时巡视一次，观察患者病情变化；②根据患者病情测量生命体征；③根据医嘱正确实施治疗、给药措施；④根据患者病情正确实施护理措施和安全措施；⑤组织患者开展各项康复活动；⑥提供相关的健康指导。
3. 管理与活动范围　①实施半开放式管理为主；②患者的个人生活用品自行管理，患者在病区内可自由活动；③患者在工作人员陪护下可参加各种户外活动，或患者经医生同意在家属陪护下在规定时间内可返家休假或院外活动。

（四）Ⅲ级护理

1. 护理指征　生活完全自理、病情稳定者；康复等待出院者。

2. 护理要求　①每2小时巡视一次，观察患者病情变化；②根据患者病情测量生命体征；③根据医嘱正确实施治疗、给药措施；④根据患者病情正确实施护理措施和安全措施；⑤组织患者开展各项康复活动；⑥提供相关的健康指导及出院指导。

3. 管理与活动范围　①实施开放式管理；②一切物品均自行管理；③在规定时间内可独自外出病区散步、活动、购物等；④经办理手续后，每周可自行回家探亲访友，进行社交活动。

第四节　精神科保护性约束护理技能

保护性约束（protection constraints）是指在精神科医疗护理过程中，医护人员针对患者病情的特殊情况，对其紧急实施的一种强制性的最大限度限制其行为活动的医疗保护措施。

一、保护性约束的目的

（1）防止患者过度兴奋、暴力或严重消极行为，保护患者、他人，以及周围环境的安全，帮助患者度过危机状态。

（2）保证患者得到及时的治疗和护理。

二、适应证

（1）存在躁动兴奋、自伤、伤人、毁物、自杀等行为，采用药物或其他治疗措施一时难以控制其症状者。

（2）存在严重外出行为，强行冲门，言语干预无效者。

（3）发作期精神病患者行为紊乱难以管理，对治疗、护理不合作，言语干预无效者。

（4）谵妄状态的躁动患者。

三、约束操作规程

患者入院时，先签署保护性约束知情同意书，以便在紧急情况下使用。凡符合者，必须有医师医嘱方可执行；紧急情况下（如患者出现自伤、伤人行为，甚至危及自身或他人生命时），护士可先执行约束，然后立即报告医师，医师必须在患者被约束后3小时内补开医嘱。患者被约束后，医师应及时告知患者的监护人。一般由2名以上工作人员同时操作为宜，先约束两上肢，视病情而定是否需要再约束两下肢及肩部。

四、评估

（1）评估患者的暴力行为是否危及自身、他人或周围环境的安全。

（2）评估患者的身体状况，如年龄，有无心脏病、高血压，近期有无骨折等状况。

（3）评估环境，约束环境是否相对隔离、安静，不会给其他人造成不良刺激。

五、操作准备

（1）环境准备：环境较为安静、隔离。

（2）物品准备：约束带或约束衣，便于约束的床（铺好橡胶单和中单）和椅子。

（3）护士准备：调整情绪，熟悉约束带使用流程，根据患者情况协调适当的后援护士。

（4）患者准备：分散患者注意力，与其他患者隔离。

六、操作步骤

（1）面对有攻击行为的患者，护士要保持沉默、冷静，用坚定的语气告诉患者暴力行为的危险性和不良后果。

（2）如果患者手上有棍棒、刀、剪刀等危险物品，最好用坚定的语气要求患者放下危险物品；若不成功，应在转移患者注意力后，快速上前夺去其手中的危险物品，其他工作人员迅速用保护用具如棉被或其他物品制止，并迅速约束患者。

（3）对有严重消极自伤、自杀的患者，约束前应做好心理护理，告知患者约束的目的，并尽可能取得他的同意。

七、约束患者护理规范

（1）约束和非约束患者不能放在同一室，防止意外的发生。无条件情况下，患者必须要在工作人员的视野之内。

（2）约束患者前要脱去患者的外衣，铺好橡皮单及中单，并尽可能劝说患者解清大小便。

（3）约束带的固定结松紧要适度，以能伸进1~2横指为宜；约束带固定于床上的结头要隐蔽，以患者看不见、摸不到为宜；约束位置应舒适并尽量处于功能状态。

（4）肩部保护时腋下要填棉垫，肩部必须打固定结，勿使其松动，以免臂丛神经损伤。

（5）15~30分钟巡视一次，注意约束局部的松紧度及肢体的血液循环状况，预防局部肢体循环受阻引起坏死，同时也预防患者解除约束带当作自缢工具。

（6）随时关心患者，做好基础护理，防止压疮发生；对兴奋躁动不安者，定时喂水、喂饭，保证机体正常功能需要量；对拒绝进食、进水者要采取措施，如给予鼻饲或补充液体。

（7）患者入睡后视病情可请示医师，遵医嘱解除约束，并注明解除时间和签名。

（8）长时间约束者，应每2小时松解约束部位，变换肢体位置，防止发生压疮。

（9）对被约束的患者应进行床边交接班，仔细观察约束带的松紧度、患者皮肤颜色及基础护理约束带根数等，交接清楚后交班者方能离开岗位。

（10）做好约束记录，包括原因、时间、约束带数、部位、操作者，以及约束期间患者的病情变化、护理措施的落实情况等。

第五节　躯体疾病所致精神障碍的临床特点

一、概述

（一）概念

躯体疾病所致的精神障碍，是指由于各种躯体疾病影响脑功能所致的精神障碍。由于精神障碍是在原发的躯体疾病基础上产生的，因此可把精神障碍视为躯体疾病全部症状的一个组成部分，故又称为症状性精神病。各种躯体疾病所致的精神障碍临床表现有意识障碍、认知障碍、人格改变、精神病性症状、情感障碍、神经症样症状或以上症状的混合状态。此外，饥饿、疲劳、手术所致的精神障碍也归属于躯体疾病所致的精神障碍范畴。躯体疾病所致精神障碍发病率已高达2.06%。患病率随着年龄的增长呈不断增加趋势，女性多于男性。

（二）躯体疾病所致精神障碍的分类

1. 躯体感染所致精神障碍　由于病毒、细菌及其他微生物引起的全身感染导致的精神障碍。如流行性感冒、肺炎、伤寒、病毒性肝炎、血吸虫病、出血热等疾病所致的精神障碍，无颅内直接感染的证据。精神障碍的发生可能由于致病微生物的毒素直接作用于中枢神经系统，亦可能是感染引起发热、机体代谢障碍导致的脑功能紊乱。

2. 常见器官疾病所致精神障碍　由于心、肝、肺、肾等内脏疾病引起脑功能紊乱而导致的精神障碍。如心源性脑病、肝性脑病、肺性脑病及肾性脑病等。

3. 内分泌疾病所致精神障碍　由于内分泌疾病引起的内分泌功能失调导致的精神障碍，如甲状腺功能异常、肾上腺皮质功能异常、垂体功能异常、性腺功能异常及糖尿病等所致的精神障碍。

4. 营养代谢疾病所致精神障碍　由于代谢障碍及营养不良导致的精神障碍。如烟酸缺乏、维生素

B₁ 缺乏、叶酸缺乏、糖尿病等所致的精神障碍。

5. 风湿性疾病所致精神障碍　包括系统性红斑狼疮、多发性肌炎、皮肌炎、硬皮症、结节性动脉周围炎等所致的精神障碍。

6. 其他　包括肿瘤所致精神障碍、手术后精神障碍、围生期精神障碍等。

（三）躯体疾病所致的精神障碍的共同特点

躯体疾病所致的精神障碍虽然可以因原发病的不同，其精神症状有所差异，但一般都具有以下共同特点。

1. 精神症状的非特异性　即不同的病因可以引起相似的精神障碍，而相同的病因也可以出现不同的精神障碍。

2. 病情严重程度上的平行性　精神障碍与原发性躯体疾病在程度上常呈平行关系，临床表现也随着躯体疾病的严重程度变化而转变，可由一种状态转变为另一种状态。

3. 在疾病的不同阶段可再现一定规律的临床表现　①在躯体疾病的早期和恢复期常出现脑衰弱综合征的表现；②在躯体疾病的急性期和恶化期多以急性脑病综合征为主，尤以谵妄综合征常见；③在躯体疾病的慢性期多见精神病性症状（具有昼轻夜重的特点）或情感障碍的表现，主要表现为类似精神分裂症、抑郁症、躁狂症、焦虑症等精神障碍，但这些表现均继发于躯体疾病。在严重躯体疾病之后或长期昏迷者，多见慢性脑病综合征。

4. 病程及预后　主要取决于原发性躯体疾病的性质、严重程度及处理等。一般持续时间均较短，预后亦较好。少数昏迷时间长者可出现人格改变、痴呆等症状，预后欠佳。

（四）躯体疾病所致精神障碍的诊断

（1）通过病史、躯体和神经系统检查，以及实验室检查发现有躯体疾病的证据。

（2）精神障碍的发生和病程与原发性躯体疾病相关：精神症状的出现与躯体疾病的进展有时间上的联系，一般躯体疾病在先，精神症状发生在其后，可有意识障碍（如谵妄）、遗忘综合征、智能损害、情感障碍（如抑郁或躁狂综合征等）、精神病性症状（如幻觉、妄想，或紧张综合征等）、神经症样症状、人格改变等。

（3）没有精神障碍而由其他原因导致的足够证据（如酒精或滥用药物、应激因素）。

（五）躯体疾病所致精神障碍的治疗

1. 病因治疗　积极治疗原发性躯体疾病，一般在采取相应的病因治疗后其精神障碍可得到缓解。

2. 对症治疗　精神障碍的存在会影响躯体疾病的治疗，而躯体疾病的改善也需要一定的时间，因此，对精神障碍的治疗显得非常必要。但治疗原则与功能性精神疾病不同：①精神药物治疗的剂量宜小，增量宜慢；②应充分考虑药物的不良反应和禁忌证，选用不加重原发性疾病、半衰期短、不良反应较少者；③在精神症状缓解后即停药。

3. 支持治疗　包括保证营养，维持水、电解质和酸碱平衡，促进脑细胞功能恢复，维持血氧分压，改善脑部血液循环。

4. 心理治疗　特别是恢复期的心理治疗如支持性心理治疗、认知治疗等，有利于巩固疗效，促进康复。

二、常见躯体疾病所致精神障碍的临床特点

（一）躯体感染所致精神障碍

躯体感染所致的精神障碍，是指由病毒、细菌、螺旋体、真菌、原虫或其他微生物、寄生虫等所致的脑外全身性感染导致的精神障碍，如流感、肺炎、流行性出血热、狂犬病、破伤风、败血症、伤寒、恶性疟疾、血吸虫病、人类免疫缺陷性病毒（HIV）感染所致的精神障碍等，但不包括颅内直接感染时出现的精神异常。

1. 病因与发病机制　精神障碍的发生是因病毒、细菌等直接侵入机体后，对脑细胞造成直接的损害，如脑缺氧或脑水肿，或因感染引起机体高热、失水，造成水、电解质失衡。加之进食不佳与营养缺乏，机体处于消耗状态，从而影响脑功能活动。

2. 临床表现与分类　急性感染主要表现为急性脑病综合征，以各种意识障碍为主。慢性感染主要表现为类精神分裂症状态、抑郁状态、类躁狂状态，晚期亦可出现人格改变，以及智能障碍等。

（1）流行性感冒所致精神障碍：流行性感冒是流感病毒引起的急性传染性呼吸道疾病。流感病毒对中枢神经系统具有很强的亲和力，易导致精神障碍的发生。前驱期主要表现为头痛、乏力、睡眠障碍等神经症样症状。随着病情的发展，部分高热或重症病例可出现意识朦胧或谵妄状态。恢复期则可见衰弱症状或抑郁状态。本病病程通常较短，一般预后好。

（2）肺炎所致精神障碍：急性肺部感染时常见的精神症状是意识障碍，表现为意识模糊或谵妄，尤其是儿童和老年患者。慢性肺部感染如慢性肺气肿、慢性支气管炎等则常见记忆力减退、健忘、嗜睡等神经症样症状，或易激惹，呈抑郁状态，亦有类躁狂状态等。

（3）流行性出血热所致精神障碍：流行性出血热为一种流行于秋冬季节的急性传染病。以发热、出血为主要表现。临床分为发热期、低血压期、少尿期、多尿期和恢复期。精神症状多出现于低血压期和少尿期，主要表现为意识障碍，可伴有兴奋、躁动不安等，常持续1~2周。同时，患者还可出现神经系统体征，如痉挛发作、锥体束征等。若患者昏迷时间过长，可伴发严重并发症，则预后不良。

（4）疟疾所致精神障碍：以脑型疟疾多见，主要表现为意识障碍，如谵妄、昏睡或昏迷。轻者只表现为定向障碍、思睡、行为紊乱、焦虑不安等。神经系统症状多为抽搐、颈项强直、锥体束征阳性等。

（5）伤寒所致精神障碍：患伤寒时易出现精神障碍，一般发生在伤寒病程的第2~3周，此时出现持续高热，主要出现不同程度的意识障碍，如意识模糊、谵妄或昏迷等。也可见紧张恐惧、兴奋躁动或表情淡漠、反应迟钝，也可出现片断的幻觉和妄想。症状具有波动性，退热后仍有部分患者存在精神症状。

（6）狂犬病所致精神障碍：狂犬病是由狂犬病病毒侵犯中枢神经系统引起的急性传染病。被狂犬或病畜咬伤后，经过潜伏期发病，潜伏期通常为1~3天，一般<3个月，也可长达数年。患者主要表现为高度兴奋、恐惧不安、恐水怕风、流涎、吞咽和呼吸困难，以及进行性瘫痪等表现。随着病情的加重，患者可出现意识障碍。

（7）艾滋病所致精神障碍：艾滋病又称获得性免疫缺陷综合征（AIDS），是由反转录病毒引起，其传播途径主要为血液、性接触及母婴传播等。从被病毒感染到症状出现一般为6个月至5年。起病缓慢潜隐，开始表现为乏力、倦怠、丧失兴趣、性欲减退；以后出现特征性认知障碍和行为障碍，主要有近记忆力障碍、定向障碍、注意障碍、情感淡漠、行为退缩、精神运动性抑制、震颤、共济失调、癫痫发作、偏瘫等；晚期可出现缄默和大小便失禁等。约半数以上的 AIDS 患者发生痴呆，且进展迅速。部分患者在痴呆早期可出现躁狂发作、人格改变，明显痴呆时可伴有幻觉、妄想等精神病性症状。AIDS 患者在整个病程中都可能发生谵妄。

3. 治疗原则　应针对不同病原给予相应抗感染治疗，如抗生素、抗病毒的药物治疗等；对艾滋病患者还可以使用干扰素等药物以纠正免疫缺陷状态。尽快控制精神症状，防止患者过度消耗而衰竭。应给予必要的支持治疗。

（二）常见器官疾病所致精神障碍

内脏器官疾病所致的精神障碍，是指各重要内脏器官如心、肺、肝、肾等严重疾病时所引起的精神障碍。

1. 病因与发病机制　心、肺、肝、肾等重要内脏器官出现严重疾病时可导致脑供血、供氧不足，代谢产物积累，或水、电解质平衡失调，进而继发脑功能紊乱，引起精神障碍。

2. 临床表现与分类

（1）心源性脑病：是指各种心脏疾病如冠心病、风湿性心脏病、先天性心脏病或心内膜炎等引起的缺氧、缺血伴发的精神障碍，又称心脑综合征。主要表现为神经症样脑衰弱状态，或焦虑、恐惧、抑郁状态等，严重病例则可出现程度不等的意识障碍。

（2）肺性脑病：是指各种呼吸系统疾病或神经肌肉疾病引起重度肺功能不全所致的精神障碍，又称肺脑综合征。主要表现为前驱期头痛、耳鸣、不安、淡漠等神经症样症状，随着病情的发展可出现各种意识障碍，从嗜睡、朦胧、谵妄直至昏迷。患者还常伴有神经系统体征，如癫痫发作、扑翼样震颤、锥体束征，以及颅内压增高等表现。

（3）肝性脑病：是指各种严重肝病包括肝癌后期所致的精神障碍，又称肝脑综合征或肝性脑病。急性肝病伴发的精神障碍以意识障碍多见，出现谵妄、嗜睡、昏睡，甚至昏迷，部分患者表现为幻觉、妄想或木僵状态。慢性肝病伴发的精神障碍可表现为人格改变和智能障碍，以及失眠、注意力不集中、记忆力减退、抑郁等。严重病例常伴有神经系统体征，如扑翼样震颤、痉挛发作，以及出现病理性反射等。

（4）肾性脑病：是指由各种原因导致急、慢性肾衰竭，引起尿毒症，进而引起脑功能紊乱所致的精神障碍，又称尿毒症性脑病。早期主要表现为脑衰弱综合征，部分患者还可出现具有被害性质的幻觉、妄想或抑郁状态、类躁狂状态。慢性进行性肾衰竭时，多见记忆减退、智能障碍。肾衰竭严重时，患者主要表现为不同程度的意识障碍，甚至发展为昏迷。神经系统症状可见扑翼样震颤、痉挛发作、瘫痪等。此外，肾透析时还可出现透析性脑病，主要表现为兴奋、精神错乱、昏迷等，还可伴有头痛、恶心、呕吐、痉挛发作等表现。

3. 治疗原则　积极治疗原发病，对症治疗精神症状。其中对意识障碍患者应禁用麻醉剂、催眠剂或酚噻嗪类药物。但对部分兴奋躁动患者，为避免加重躯体疾病，仍可酌情小量使用水合氯醛，或肌内注射氟哌啶醇等药物。在支持治疗中，对心源性脑病患者可静脉滴注丹参，对肝性脑病患者可静脉滴注谷氨酸钠或精氨酸等药物，有助于症状的改善。

（三）内分泌疾病所致精神障碍

本病是指由于内分泌功能亢进或低下所致的精神障碍。临床常见的有甲状腺功能异常所致的精神障碍、垂体功能异常所致的精神障碍、肾上腺皮质功能异常所致的精神障碍，以及性腺功能异常所致的精神障碍等。

1. 病因与发病机制　本病的病因及发病机制尚未完全阐明。研究认为，精神障碍的发生可能与内分泌器官发生病变后引起相应内分泌激素分泌增多或减少，并通过直接或间接作用影响中枢神经系统，使脑功能紊乱而导致精神障碍。此外，还可能与某些诱因及患者的病前性格有关。

2. 临床表现与分类

（1）甲状腺功能异常所致精神障碍

1）甲状腺功能亢进所致精神障碍：是指甲状腺素分泌过多所致的精神障碍。主要表现为神经兴奋性增高、焦虑不安、易激惹、抑郁、烦躁、疲劳、失眠、话多，严重者可出现幻觉和妄想等。患者的躯体症状和体征为心悸、多汗、食欲亢进、体重减轻、肌无力、眼球突出和瞬目减少等。甲状腺危象时则主要表现为意识障碍，可见嗜睡、昏睡、谵妄，甚至昏迷。部分患者可出现神经系统症状，如重症肌无力、周期性瘫痪、舞蹈样动作、帕金森综合征及癫痫样发作等。

2）甲状腺功能减退所致精神障碍：是指甲状腺素分泌不足或缺乏所致的精神障碍。常表现为智力低下、抑郁、注意力不集中等，病情严重时可出现情感淡漠、退缩和痴呆，亦可有幻觉妄想状态。

（2）垂体功能异常所致精神障碍

1）垂体前叶功能亢进所致精神障碍：是指因垂体前叶各种激素分泌过多所致的精神障碍。主要表现为性格改变，以情感不稳为主，早期为急躁、易怒、焦虑，后期则迟钝、寡言、呆板、淡漠等。还可见躁狂、妄想或抑郁状态。严重病例可见痴呆状态，多表现为领悟困难、反应迟钝、思维贫乏，而记忆力减退不明显。神经系统体征常伴有视野缩小、视力模糊、视盘水肿及耳鸣等。

2）垂体前叶功能减退所致精神障碍：是指垂体前叶各种激素分泌不足引起的精神障碍。由分娩大出血引起的原发性垂体前叶功能减退，又称为席汉综合征。早期主要表现为脑衰弱综合征，急性期以意识障碍为主，疾病过程中可见幻觉妄想及抑郁状态、癔症样精神发作，部分患者可逐渐发展为慢性器质性脑病，可出现人格改变等。躯体及神经系统症状与体征常伴有恶心、呕吐、眩晕、晕厥、阴毛和腋毛脱落、乳房和生殖器萎缩、低血糖、痉挛发作、肌阵挛、手足颤动等。

（3）肾上腺皮质功能异常所致精神障碍

1）肾上腺皮质功能亢进所致精神障碍：是指肾上腺皮质功能亢进、皮质醇分泌过多引起的精神障碍，又称库欣综合征。主要表现为抑郁状态，或焦虑性抑郁、妄想性抑郁状态等，发生率可达 60%~80%。此外，还可出现幻觉状态、人格改变，病重时则可见痴呆状态或意识障碍等。躯体及神经系统体征可见四肢肌无力或萎缩、震颤及痉挛发作等。

2）肾上腺皮质功能减退所致精神障碍：是指肾上腺皮质功能减退、皮质激素分泌不足引起的精神障碍，又称爱迪生病。主要表现为情绪不稳定，时而情绪激动、兴高采烈，时而情绪低落、疲乏无力，周期性幻觉妄想状态，部分病例可出现痴呆状态。肾上腺危象发作时可突然发生意识障碍，出现谵妄，甚至昏迷。躯体体征常可见性欲减退、食欲减退、烦渴、月经不调、睡眠障碍等，神经系统体征则可见头痛、眩晕、视力减退、复视、痉挛等。

3. 治疗原则

（1）甲状腺功能亢进所致精神障碍：积极治疗甲状腺功能亢进，对症治疗精神症状，精神药物以小剂量为宜，防止感染及避免精神刺激等。

（2）甲状腺功能低下所致精神障碍：主要应用甲状腺素治疗，慎用麻醉剂、镇静催眠剂，以及各种抗精神病药物，以免诱发昏迷。

（3）垂体前叶功能亢进所致精神障碍：采用深部 X 线照射，同时亦可应用甲睾酮或已烯雌酚治疗；对出现兴奋、躁动及妄想的患者，可小量使用氯丙嗪、奋乃静等抗精神病药物。

（4）垂体前叶功能减退所致精神障碍：以激素替代治疗为主，对精神症状可小量使用奋乃静、丙米嗪、地西泮等。但禁用氯丙嗪，以免引起患者休克或昏迷。

（5）肾上腺皮质功能亢进所致精神障碍：以放疗、化疗和手术治疗为主，对于有精神症状的患者可使用小量抗抑郁、抗精神病药物。

（6）肾上腺皮质功能减退所致精神障碍：以肾上腺皮质激素替代治疗为主。必要时可小量使用抗焦虑、抗抑郁药物，或其他抗精神病药物。但应慎用酚噻嗪类，以免诱发低血糖。

（四）营养代谢性疾病所致精神障碍

本病是指由营养不良、某种维生素缺乏、水及电解质平衡失调、糖尿病等营养代谢性疾病所引起的精神障碍。其包括的病种很多，常见的如烟酸缺乏所致精神障碍、糖尿病所致精神障碍等。

1. 病因与发病机制　烟酸缺乏所致精神障碍是因烟酸（维生素 B_2）缺乏导致垂体细胞、基底神经节，以及脊髓前角细胞等发生广泛性变性而引发精神障碍。糖尿病所致精神障碍则主要因胰岛素分泌不足，以致体内糖、蛋白质、脂肪代谢紊乱，导致酮症酸中毒、非酮症高渗昏迷，以及因动脉硬化、微血管病变导致脑供血不足等因素而引发的精神障碍。

2. 临床表现与分类

（1）烟酸缺乏所致精神障碍：烟酸缺乏症又称糙皮病或陪拉格拉征。早期或轻者主要表现为脑衰弱综合征，如精神萎靡、注意力不集中、易疲劳、健忘等；慢性起病者多有智能障碍，如反应迟钝、理解困难、判断力差、近事遗忘等，严重者可为痴呆状态，期间可见幻觉、妄想、抑郁、焦虑等症状。急性起病者主要表现为急性脑病综合征，以意识障碍为主，常伴有发热、腹泻等。躯体症状常见的有皮炎、腹泻；神经系统则可见眼球震颤、瞳孔改变、锥体束征、癫痫发作等。临床上通常将皮炎、腹泻、痴呆称为烟酸缺乏症——三主征。

（2）糖尿病所致精神障碍：轻者和早期可见脑衰弱综合征表现，如疲倦、无力、失眠等。慢性糖尿病过程中可见抑郁、焦虑或幻觉状态，亦可伴有脑衰弱综合征表现。当血糖急剧升高或病情突然恶化时，则主要表现为急性脑病综合征，常见的有嗜睡、精神错乱、昏迷等。躯体及神经系统体征常伴有多发性神经炎、肌萎缩、腱反射减低。

3. 治疗原则　首先，应给予准确及时的对因治疗，如对烟酸缺乏所致精神障碍可补充大量烟酸，或烟酰胺及 B 族维生素和维生素 C 等；对糖尿病所致精神障碍则以控制糖尿病为主，可口服降糖药及皮下注射或静脉点滴胰岛素等。此外，给予积极的营养支持治疗亦是十分必要的。精神症状无需特别处理。当患者出现意识障碍时，还应特别注意禁用或慎用各种抗精神病药物，以免加重昏迷。糖尿病患者应禁用酚噻嗪类抗精神病药物，以免引起高糖血症而加重疾病。

（五）系统性红斑狼疮所致精神障碍

系统性红斑狼疮（SLE）是一种病因未明、反复发作的结缔组织病，常有多器官受累，包括皮肤、关节、肾脏、血管和中枢神经系统等。有 20%~30% 的患者可伴发精神障碍。

1. 病因与发病机制　精神障碍的出现可能与自体免疫性疾病对心、肝、肾等多系统重要脏器，以及中枢神经系统的广泛性损害，并继发严重并发症而引起的脑功能紊乱有关。此外，可能与大剂量应用激素及急性精神创伤等精神因素有关。

2. 临床表现　系统性红斑狼疮的各个阶段均可伴发精神症状。早期及恢复期主要表现为脑衰弱综合征；严重病例可见各种意识障碍；慢性迁延病例多见于分裂症样状态或抑郁及类躁狂状态等。躯体体征可见受损内脏器官的相应功能障碍，神经系统则可见癫痫发作、偏瘫、失语、眼球震颤、周围神经病等。

3. 治疗原则　主要是对因治疗，可使用肾上腺皮质激素，如泼尼松、地塞米松等，同时还可合并使用免疫抑制剂，如环磷酰胺、硫唑嘌呤等。精神症状可采取对症治疗，使用抗精神病药物和情感稳定剂。注意治疗系统性红斑狼疮的药物也可引起精神障碍。

第六节　躯体疾病所致精神障碍患者的护理

一、护理评估

通过询问、观察、体格检查、实验室及其他辅助检查进行评估，评估内容与脑器质性精神障碍类似，重点是对躯体疾病的严重程度及诱因的评估。

（一）生理评估

1. 既往健康状况　包括患病史（如慢性阻塞性肺病、慢性肝病、糖尿病、慢性肾病等）、家庭史、药物过敏史及诱因（如感染、创伤、劳累、某些药物的不当使用、饮食不当等）。

2. 一般状况　生命体征情况、营养状况、进食情况、排泄和睡眠状况等。

3. 躯体疾病　起病缓急，早期症状的表现，与精神症状之间的关系，发展规律和演变过程等。如躯体感染所致的精神障碍患者，着重收集患者体温变化情况；检查患者有无因不能正常进食和饮水而致体力消耗、营养缺乏和脱水、衰竭、能量供应不足等体征；内脏器官疾病所致的精神障碍，着重收集患者重要内脏器官心、肺、肝、肾等病变影响机体循环、代谢障碍、水与电解质紊乱和酸碱不平衡的生理功能情况等。

4. 自我照顾能力　如进食、沐浴、穿衣、如厕等方面是否需要帮助。

5. 实验室及其他辅助检查　检验、电生理检查、脑电图、CT、MRI 等检查，以帮助判断疾病的性质和严重程度。

（二）心理－社会评估

1. 心理功能　患者的定向力、记忆力、注意力、理解力、判断力等有无障碍及程度。

2. 精神症状　患者的注意力、智能及自知力，有无幻觉、妄想等症状。

3. 社会状况　患者家庭支持系统及经济状况，家庭对疾病的认识及对患者的应对态度、可利用的家庭外资源等。

二、护理诊断／护理问题

1. 体温过高　与躯体感染有关。

2. 营养失调（低于机体需要量）　与发热、摄入不足、感染等有关。

3. 睡眠形态紊乱　与躯体疾病所致的情绪障碍有关。

4. 意识障碍　与躯体疾病引起脑组织缺氧、代谢障碍等所致脑组织损害有关。

5. 有受伤的危险　与定向障碍、幻觉等有关。

6. 有暴力行为的危险　与兴奋、躁动、幻觉等精神症状有关。

7. 生活自理缺陷　与意识障碍或精神障碍、运动障碍等有关。

8. 社会支持缺乏　与家属对疾病知识不了解等有关。

三、护理目标

（1）患者体温恢复正常，营养状况和睡眠状况好转。

（2）患者能增加摄入食物的品种和数量，营养状况好转。

（3）患者意识恢复或意识障碍不继续加重。

（4）患者能够减少或不发生自伤或伤人的事件。

（5）患者维护健康能力提高，能进行良好的自我照顾。

（6）家属能正确看待患者，为患者提供适宜的照顾。

四、护理措施

（一）生活护理

1. 病情观察　加强对患者躯体疾病的观察，包括生命体征、意识状态、缺氧程度等，避免和预防诱发因素，保持呼吸道通畅。

2. 饮食护理　结合原发性疾病，提供易消化、营养丰富的饮食，注意水的摄入，对吞咽困难的患者可通过静脉输液或鼻饲保证患者营养需求。

3. 睡眠护理　创造良好的睡眠环境，改善患者睡眠环境，如保持宁静、舒适、光线适中、空气清新，减少不必要的护理操作及干扰患者的外界因素，指导患者睡前不宜过于兴奋或多次排泄而影响睡眠质量，指导患者采用协助睡眠的辅助方法，密切观察和记录患者睡眠情况和失眠表现。

4. 排泄护理　观察患者的排泄情况，保持二便通畅。对二便失禁患者要更换衣裤；嘱咐尿潴留患者平时要多饮水，排尿困难时，采取诱导排尿或遵医嘱导尿；嘱咐便秘者平时要多食纤维食物，多食蔬菜水果，训练患者排便规律，必要时给予灌肠。

5. 个人卫生护理　做好晨晚间护理，定期沐浴、更衣，保持个人卫生，防止并发症的发生。

（二）心理护理

与患者建立治疗性人际关系，主动发现其身心需要并及时采取措施，尽可能地给予满足。减轻或去除由精神障碍及躯体疾病所致感知改变的相关心理因素。对因注意力分散而感知减弱的患者，应加强对患者的体检和观察，增加询问患者疼痛、不适等感知。因注意力过于集中、感知及思维障碍而夸大或歪曲感知的患者，在护理时应分散其注意力，如安排适当的作业劳动、娱乐活动等。对患者及照顾者进行健康教育和指导，包括相关的精神障碍表现、治疗和护理，患者应如何正确对待疾病，照顾者如何做好患者的心理护理等。

（三）社会支持

指导家属学习和掌握照顾患者的必要知识和技术指导，如识别疾病早期症状，掌握复发先兆；了解患者所服药物的名称、剂量、服药方法及药物常见不良反应的简单处理；帮助患者建立健康生活模式，为其创造恢复健康的良好环境。

五、护理评价

（1）患者躯体状况情况是否好转，睡眠是否充足。

（2）患者能否正常摄入足够的营养，或增加摄入营养物的品种和数量。

（3）患者意识是否恢复，精神症状是否能得控制或缓解。

（4）患者有无出现因冲动行为而导致自伤或伤人的不良后果。

（5）患者维护自我健康的能力有无提高。

（6）家庭社会参与和支持程度有无提高。

第七节　精神分裂患者的护理

精神分裂症患者临床症状复杂、病程迁徙、预后不佳，且患者自知力有不同程度的损害，部分生活不能处理，可能对自己或周围人群造成损害、影响社会秩序等。因此，做好精神分裂症患者的护理十分重要。

一、护理评估

对精神分裂症患者的护理评估重点包括健康史、一般情况、精神检查、心理社会方面等，主要通过交谈、观察、体格检查结合相应的辅助检查进行评估。由于精神分裂症患者对自身疾病缺乏自知力，很难正确反映病史，所以还要通过家属、朋友、同事或护送人收集资料，也可借助于一些心理、社会功能量表进行评估。

（一）健康史

1. 个人史　评估患者成长发育过程如何，包括母孕期健康状况、患者的智力发育、学习成绩、就业情况、婚姻状况等，女性患者还应评估月经史和生育史。

2. 现病史　评估此次发病的时间、表现、有无诱因、对学习工作的影响程度、就医经过、饮食、睡眠、是否服用安眠药等。

3. 既往史　评估有无躯体疾病或物质滥用引发精神病性症状或诱发精神分裂症的可能性；过去是否有过发病；第一次发病的时间和表现、治疗经过、效果如何、是否坚持服药、病后的社会交往能力等。

4. 家族史　评估两系三代有无精神障碍、精神异常和行为异常史，特别是精神病家族史。

（二）生理评估

1. 营养状况　患者的饮食、营养状况，评估有无营养失调。

2. 睡眠状况　患者的睡眠情况，有无入睡困难、早睡、多梦等情况。

3. 排泄状况　患者有无排尿困难、尿失禁、尿潴留、便秘、大便失禁等情况。

4. 自理状况　患者自我照顾及个人卫生情况，如衣服、头发、指甲是否整洁，有无难闻体味，能否自行如厕等。

（三）心理评估

1. 感知　患者有无幻觉、错觉，幻觉的表现形式和内容等。

2. 思维　患者有无思维联想障碍，如思维插入、思维中断、思维云集、思维松散、思维破裂等；有无思维逻辑障碍，如词语新作、逻辑倒错；有无思维内容障碍，如有无妄想，其种类、内容、性质、出现时间、涉及范围是否固定，发展动态有无泛化趋势，内容荒谬或接近现实。

3. 情感情绪　患者的情感反应，有无情感淡漠、情感迟钝、情感反应与周围环境是否相符等。

4. 意志行为　患者的意志是否减退，行为是否被动、退缩；患者的行为与周围环境是否适宜，有无意向倒错，有无违拗等。

5. 病前个性特点与人格　患者病前性格特点如何，是内向还是外向型；兴趣爱好有哪些，学习、工作、生活能力如何。患者有无人格改变、人格衰退、人格解体等表现。

6. 对疾病的认知有无自知力，是否存在不承认自己有病。患者对住院、治疗的依从性如何，是否配合治疗和检查，对医护人员的态度如何。

（四）社会评估

1. 生活事件　患者在近期（半年内）有无重大生活事件发生，如至亲死亡、工作变化、失业、离婚等，患者有什么样的反应等。

2. 应对方式　患者是如何应对挫折和压力的，具体的应对方式有哪些，效果如何。

3. 社会交往能力　患者病前的社会交往能力如何，是否善于与人交往；患者病前对于社会活动是否积极、退缩、回避等。患者人际关系如何，有无特别亲密或异常的关系，包括与家人、男女朋友、同事和同学等。

4. 社会支持系统情况　患者的社会支持系统如何，患病后单位同事、同学、亲属与患者的关系有无改变，家庭成员对患者的关心程度、照顾方式、婚姻状况有无改变等。

5. 经济状况　患者自身的经济状况如何，对医疗费用支出的态度等。

二、护理诊断/护理问题

1. 有冲动、暴力行为的危险（对自己或对他人）　与幻觉、妄想、精神性兴奋、缺乏自知力等有关。

2. 思维过程改变　与思维内容障碍（妄想）、思维逻辑障碍、思维联想障碍等有关。

3. 不合作（特定的）　与幻觉、妄想、自知力缺乏、对药物的不良反应产生恐惧、违拗等有关。

4. 生活自理缺陷　与紧张性木僵，疾病急性期，精神症状丰富，极度焦虑和紧张，精神衰退、生活懒散，自伤、他伤而造成行为不便等因素有关。

5. 睡眠形态紊乱　与环境生疏、警觉性增强、精神病症状干扰等因素有关。

6. 个人对应对无效　与无能应对妄想的内容、对现实问题无奈、难以耐受的药物不良反应等因素有关。

7. 营养失调：低于机体需要　与幻觉、妄想、极度兴奋、躁动，消耗量过大及摄入量不足有关。

8. 医护合作问题　与药物不良反应，如急性肌张力障碍、体位性低血压等有关。

三、护理目标

（1）患者在住院期间能定时、定量进餐，能满足机体代谢的需要，不因抢食而发生意外。

（2）患者身体清洁无异味，并最大限度地形成良好的生活自理模式。

（3）患者的睡眠质量得到改善，能按时入睡，睡眠质量有所提高。

（4）患者的精神病症状逐步得到控制，且日常生活不被精神病症状所困扰，表现出符合自身的社会角色特点，能最大限度地完成社会功能。

（5）患者能有效处理与控制情绪和行为，在住院期间不发生冲动伤人、毁物的现象，能控制攻击行为。

（6）患者对疾病有正确的认识，自知力部分或全部恢复，能主动服药，能描述不配合治疗的不良后果。

四、护理措施

（一）生活护理

1. 饮食护理　确保患者每天营养摄入量。以维持机体的新陈代谢，增强抵抗力和预防疾病。因被害妄想拒食的患者可让其自行选择食物，对有自罪妄想拒食的患者要耐心劝说其进食，并可将饭菜混合后让患者食用；有异食症的患者应在护士看护下进食，尽量限制患者的活动范围，随时观察患者的异常行为；对服用抗精神病药出现锥体外系反应患者，护士应协助进食并密切观察，防止因吞咽困难导致噎食；对于木僵患者在环境无刺激时可自行活动、进食、排便的特点，将饭菜放置于患者伸手可及之处，同时准备好便器，放置于患者视线范围之内，在不引起患者注意的情况下观察患者进食和排便情况。如果患者出现蜡样屈曲症状，护士要随时保证患者肢体处于功能位状态。

2. 睡眠护理　提供良好的睡眠条件，保持环境安静，温度适宜，避免强光刺激。对于新入院的患者因环境陌生而入睡困难，护士应在病房多陪伴，直至其入睡；合理安排患者作息制度，防止睡眠规律倒置，鼓励患者白天尽量多参加集体活动，保证夜间睡眠质量，指导患者睡前不喝浓茶、咖啡等饮料，或使用一些促进睡眠的方法，如深呼吸、放松术等；对严重的睡眠障碍的患者，经诱导无效，可遵医嘱运用镇静催眠药物辅助睡眠，用药后注意患者睡眠的改善情况并做好记录与交班。

3. 个人卫生护理　对于生活懒散、行为退缩的患者，护士需与患者一起制订生活计划，并督促检查其完成情况，必要时协助和指导其生活自理能力，如穿衣、叠被、洗脸、刷牙等。对于木僵或不能完全自理的患者，护士要定时为患者更衣、沐浴，做好口腔护理、皮肤护理、女性患者的经期护理、二便护理。

（二）安全护理

精神分裂症患者由于缺乏对自己行为控制的能力，在精神病症状的支配下，可能发生各种行为障碍。

因此，加强患者的安全管理，采取有效的防范措施，防止意外事件的发生，一直都是护理工作的重要内容。

1. 合理安置患者　将妄想明显、症状活跃、情绪不稳等患者与木僵、痴呆等行为迟缓的患者分开安置；将易激惹与兴奋躁动的患者分开安置；有自伤、自杀、逃跑等行为者，应安置在重症病房，有专人看护，一旦有意外发生，应及时处理。

2. 有冲动行为的患者护理　预防患者冲动行为的发生是非常重要的。做好病房的安全管理工作，提供安静、舒适的环境，患者需在护士的视线下活动；一旦出现冲动行为，护士应保持冷静，沉着、敏捷地给予口头限制，并配合药物控制；如有伤人、毁物等暴力行为，给予保护性约束，病情缓解后及时解除约束；冲动结束后与患者共同评价冲动前后的感觉，并让其说出自己的感受，给予理解和帮助支持。

3. 妄想患者的护理　妄想是精神分裂症患者最常见的思维障碍，在妄想内容的影响下，患者出现自杀、伤人、毁物、拒食、拒服药等情况，应根据妄想的内容，有针对性地处理。如有被害妄想者，护士应耐心劝导，外出有人陪伴；如拒食，可采用集体进餐；如对同病房患者有被害嫌疑时，应及时将患者安置在不同病房；如护士也被牵连进其妄想内容，护士不要过多解释，注意安全，必要时进行调整。有关系妄想者，护士在接触时语言应谨慎，避免在患者看不到却听得到的地方低耳轻语、发出笑声或谈论其病情症状，以免加重其病情。对有自杀倾向的患者，要禁止其在危险场所逗留，禁止单独活动，外出时严格陪伴制度。

4. 不合作患者的护理　对于不合作患者，护士应主动关心、体贴、照顾患者，让其感到自己被重视、接纳；严格执行操作规程，发药到手，看服到口，服后检查口腔、水杯，确保药物到胃，但要注意采取适当的方式，须尊重患者的人格；对拒绝服药的患者，应耐心劝导，必要时采取注射或使用长效制剂。

（三）药物治疗的护理

药物治疗是治疗精神分裂症的主要方法。但药物在治疗精神病症状的同时，又会出现各种不良反应，从而导致患者服药依从性差。患者药物依从性差是疾病复发的重要原因。因此，对于服用抗精神病药物的患者应加强护理，从而提高患者的服药依从性，减少复发。

1. 确保患者服下药物　给药前要熟悉了解患者情况，包括他们的精神病症状和躯体状况等。发药时必须集中注意力，做到准确无误。有些患者往往不能清楚地叙述自己的姓名和床号，护士必须做好"三查八对"，认清患者姓名、床号、面貌后再发药，并看着患者确实将药物吞下后方可离开，防止患者弃药而得不到应有的治疗。此外，要警惕患者藏药累积后吞服自杀。对拒绝服药者，要耐心说服、劝导，尽量取得合作。对劝说无效者，应与医生协商，改用其他给药方式，如肌内注射长效针剂等。

2. 注意观察患者服药效果及不良反应　护理人员要知道给药的目的、药物疗效、常用剂量和可能发生的不良反应，细心观察疗效及药物不良反应，如发现患者有眩晕、心悸、面色苍白、皮疹、黄疸、吞咽困难、意识模糊等，视情况暂缓给药并报告医生，作重点观察和详细交班。

（四）心理护理

1. 与患者建立良好的护患关系　精神分裂症患者意识清晰，智能良好，但无自知力，对住院常持敌视态度，对周围持有怀疑或抵抗态度，对医护人员警觉性高。因此，只有与患者建立良好的患护关系，取得患者信任，才能深入了解病情，顺利完成观察和护理工作。对于患者的精神病症状应予理解接纳，尊重其人格；态度和蔼、耐心、温和、冷静、坦诚，避免谈及敏感话题而激惹患者。

2. 正确运用沟通技巧　护士应掌握与患者接触的技巧，如耐心倾听患者的述说，鼓励其用语言表达内心感受而非冲动行为，并作出行为约定，承诺今后用其方式表达愤怒和激动情绪；与患者交谈时，态度亲切温和，语言具体、简单、明确，给他们足够时间回答问题，严禁训斥、责备及讽刺患者。不与患者争论有关妄想的内容，并且适当提出自己的不同感受，避免一再追问妄想内容的细节。对思维贫乏的患者，护士不要提出过多要求。

（五）社会支持

（1）鼓励患者参加集体活动，淡化不良刺激因素对其的影响，安排合理娱乐活动，转移注意力，缓解其恶劣情绪。

（2）当患者病情缓解后，可与其共同制订生活技能训练、社交技巧训练，以及工作康复训练计划，鼓励患者自理，并参加各项工作娱乐活动，促进患者的社会功能的康复。

（六）预防与健康教育

对恢复期患者及家属做好卫生知识的教育，主要包括以下几个方面。

（1）指导患者和家属掌握有关精神分裂症的基本知识，使其认识到疾病复发的危害，认识药物维持治疗、心理治疗对预防疾病复发防止疾病恶化的重要性。

（2）让患者及家属了解有关药物的知识，对药物的作用、不良反应，告诉患者服用药物应维持的年限及服用时的注意事项。教育患者按时复诊，并在医生的指导下服药，不擅自增药、减药或停药。使患者及家属能识别药物的不良反应，并能采取适当的应急措施。

（3）教育患者及家属识别疾病复发的早期征兆，如睡眠障碍、情绪不稳、生活不能自理、懒散、不能正常完成作业等现象，应及时到医院就诊。

（4）保持良好的生活习惯，避免精神刺激，以及与亲朋好友的交往；引导患者扩大接触面，克服自卑心理，进一步提高生活自理和工作技能，尽早回归社会。

五、护理评价

（1）患者最基本的生理需要是否得到满足。

（2）患者精神症状缓解的情况、自知力恢复的情况。

（3）患者有无意外事件和并发症的发生。

（4）患者基本生活自理能力和社会交往技巧的恢复情况。

（5）患者是否配合治疗、护理，并按时服药。

（6）患者对疾病的看法和对治疗的态度是否改变。

（7）患者及家属对疾病知识是否有所了解。

微信扫码
◆临床科研
◆医学前沿
◆临床资讯
◆临床笔记

第十章

护理安全管理

第一节　护理安全文化的构建

随着社会的进步、经济的发展和法制法规的不断健全，人们的健康、法制、自我保护意识和维权意识不断增强，对护理服务的要求也越来越高，医疗护理纠纷也逐渐增多，护理实践将面临更加复杂的环境。特别是新的《医疗事故处理条例》和《侵权责任法》颁布实施以后，对护理安全管理提出了更高的要求。如何保证护理工作的安全，科学实施护理安全管理，控制护理缺陷和差错事故的发生成为护理管理者面临的重大问题之一。

一、与护理安全文化相关的几个概念

"安全文化"的概念是在 1986 年苏联切尔诺贝利核电站爆炸事故发生后，国际原子能机构在总结事故发生原因时明确提出的，INSAG（国际核安全检查组）认为安全文化是存在于单位和个人中的种种素质和态度的总和，是一种超越一切之上的观念。安全文化是为了人们安全生活和安全生产创造的文化，是安全价值观和安全行为准则的总和，体现为每一个人，每一个单位，每一个群体对安全的态度、思维程度及采取的行为方式。

"医院安全文化"的概念是由 Singer 等于 2003 年首先提出的。医院安全文化就是将文化的所有内涵向以安全为目的的方向推进的一种统一的组织行为，以及医院内所有员工对待医疗安全的共同态度、信仰、价值取向。护理安全文化是医院安全文化的重要组成部分。

护理安全是指在实施护理全过程中患者不发生法律和法定的规章制度允许范围以外的心理、机体结构或功能上的损害、障碍、缺陷或死亡。护理安全管理是护理管理的核心，是护理质量的重要标志之一。

护理安全文化是护理管理中引入的新概念，美国围手术期注册护士协会（AORN）把护理安全文化定义为一个组织具有风险知识、安全第一的工作理念，把差错作为组织改进的机遇，建立差错报告系统及有效的改进机制，即认为如果一个组织缺失护理安全文化，大部分患者的安全将得不到保障。护理安全文化包含 8 个观点 3 种意识。8 个观点为预防为主、安全第一、安全超前、安全是效益、安全是质量、安全也是生产力、风险最小化和安全管理科学化；3 种意识为自我保护意识、风险防范意识、防患于未然的意识，被认为是护理安全文化的精髓。Mustard 认为建立护理安全文化是评价护理质量和识别、预防差错事故的重要手段。因此护理安全文化的建立是确保护理安全的前提和保证，护理安全文化的构建和完善是护理管理者面临的一个重要课题。

二、护理实践中存在的不安全因素

1. 制度不健全或不详尽　护理规章制度是护理安全的基本保证，规章制度不健全或不详尽，使护士在实际工作中无章可循，遇到问题时不知如何应对，往往会对患者的安全构成威胁及护理纠纷的发生。

2. 人力资源不足　充足的护理人员配置是完成护理工作的基本条件，超负荷的工作常使护理人员无法适应多角色的转变，极易出现角色冲突。

3. 护理人员能力与岗位不匹配　护理过失的发生与护士素质和能力有着直接的联系，护士队伍日趋年轻化，工作中缺乏经验，专科知识不扎实，急救操作不熟练，病情观察不仔细，发现问题、处理问题不及时，这些都是造成护理不安全的隐患。

4. 仪器、设备仪器、设备保养或维修不及时，抢救仪器、设备不能及时到位或没有处于备用状态，极易导致护理安全问题的发生。

5. 沟通渠道不通畅　医务人员彼此之间有效的沟通是患者安全工作的重要前提，医护之间缺乏沟通和协调，如病情变化时未及时通知医生、医嘱开立时间与护士执行时间不一致、医生临时口头医嘱过后漏补、病情记录内容出现差异等，都是导致纠纷的隐患。

三、护理安全文化的构建内涵

人类自从有了"护理"这一活动，护理安全就一直贯穿于护理活动的始终，总结后形成了许多安全防范的方法和措施，逐渐构建了护理安全文化，丰富了现代护理内容。护理安全文化的建设，从现代护理现状看，单单关注护士的护理措施与方法是远远不够的，我们还应该关注患者心目中的安全问题（医疗安全、人身安全、生活安全等等）。

1. 改变护理安全的观念　根据安全促进理论，建立新的安全护理的理念，包括：差错将发生在任何系统和部门，没有人能幸免，通过努力寻找、发现系统和部门中的薄弱点；在纠正错误之前，首先找出问题发生的根本原因；纠错不是纠正直接的问题而是纠正整个系统，不把一个问题简单地判断为"人的因素"；简化工作流程，避免出错；对差错者提供帮助。

2. 以护理质量文化促进护理质量改进　护理质量文化的内容分为护理质量文化内层（精神层）、中层（制度层）、外层（物质层）3层，共同构成了护理质量文化的完整体系。内层主要体现在质量价值观、质量意识与理念、质量道德观方面；中层包含质量方针、目标、管理体系、质量法律、法规、标准制度；外层包括护士的质量行为、质量宣传教育、开展质量月活动、院容院貌等。3个层次相互作用，其中内层（精神层）是关键的部分，是护理人员质量价值观和道德观、质量管理理念及质量意识与精神的结合。只有建立持续改进、追求卓越的理念，不断对中层进行完善，使其适应"以人为本，以文化为人"的管理理念，且成为护理人员自觉遵守的行为准则，外层（物质层）才会呈现长久、真实的卓越。

3. 建立共同的安全价值观　构建安全文化体系首先要统一思想，建立共同的安全价值观。护理部利用安全培训班、晨会、安全活动日等深入病房，参加医护人员的安全交流活动，让全体护理人员懂得安全是一切医疗护理工作的基础，它在效率与效益之上，为了安全，必要的牺牲和投入是必需的，也是值得的。安全无小事，护理无小事，因为我们面对的是既神圣又脆弱的生命。共同的安全价值观便于指令性任务的执行，高度的统一行动，在提高工作效率的同时也始终保持着安全意识。

安全文化是安全工作的根本，倡导安全自律遵守。著名经济学家于光远有句名言："国家富强在于经济，经济繁荣在于企业，企业兴旺在于管理，管理优劣在于文化。"营造安全文化氛围，做好护理安全管理工作，首先必须在全体人员中树立护理安全的观念，加强职业道德教育，时刻把患者安危放在首位。建立安全第一的观点，让每位护理人员都明白，在护理的各个环节上都可能存在安全隐患，如果掉以轻心势必危机四伏，给患者带来不可弥补的伤害。树立安全的心理素质、安全的价值观。

护理安全管理是一个系统工程，必须建立起长效管理机制，营造安全文化氛围，使人人达到"我会安全"的理想境界。人的管理重点关键在于管好人、教化人、激励人、塑造人，是所有管理中最重要的环节。管理重点在规范化阶段护士、实习护生、新入院或转科患者、危重患者及疑难病患者的管理。规范化阶段护士、实习护生临床工作经验不足，加之工作环境的刺激性，工作目标的挑战性，学习与工作中的"精神压力"、"紧迫感"，如考试、评比、检查、竞赛、护理质量控制等，心理应激耐受力差，难以适应工作环境，正确指导她们把这些看作是适度的心理应激，是促进学习工作的手段，是人正常功能活动的必要条件，把工作看成是一件快乐的事情对待，就能逐渐树立良好的心理素质。新入院或转科的患者由于发病或病情发生变化等，易产生焦虑或猜疑而导致心理应对不良，危重患者及疑难病患者病情变化快、反复，不易察觉，甚至出现突然死亡等严重问题，一旦碰到患者病情变化，规范化阶段护士及实习护生心理准备不足，就会显得惊慌，易给患者及家属带来不安全感，易引起护理纠纷。护士长要经常提醒她们，利用晨会、床头交接班、科务会上反复讲，天天看，怎么做，如何应对，使她们心理逐渐承受，并以以往血的教训警示患者。

4. 建立系统的护理差错分析方法　对护理差错事件进行登记和分析。原因分析包括组织和管理因素、团队因素、工作任务因素、环境因素、个人因素、患者因素等方面。组织和管理因素包括制度、工作流程、组织结构等；团队因素指交流与合作、沟通等；环境因素包括设备、布局设置等；个人因素包括知识、经验、责任心等；患者因素包括患者的情感状态、理解能力、配合程度等。通过对护理差错事件的原因和性质的系统分析，找出造成护理差错的量化数据，为护理管理者找出关键环节提供理论依据。

5. 实施人性化的处理程序，建立畅通的护理差错报告制度护理工作的复杂、多样、重复等特点使护理人员难免出现这样或那样的差错。这就需要从已发生的事件及错误中分析存在的问题，制定好预防差错发生的策略。同时实施无惩罚性护理不良事件上报制度，改变传统的惩罚性措施，把错误作为一个改进系统、预防不良事件发生的机会，转变过去那种对出现护理安全隐患的个人予以经济处罚、通报批评、延迟晋升等做法，护理差错不纳入当事人及部门领导的绩效考核体系。从过去强调个人行为错误转变为重视对系统内部的分析，这并不是否认问责制，而是因为这样会阻止护理人员对护理安全隐患进行正确的报告，难以实现患者的安全。科室做好自查工作，防范差错事故的发生，出现护理差错时要及时上报，科室或护理部要在例会上对差错事故进行分析，目的是查找原因、吸取教训，避免类似的错误再次发生。护理部定期组织质控小组对上报的差错进行分析讨论，提出解决问题的参考意见，给全院护理人员提供一个分享经验的平台，有效的差错报告体系不仅增加了患者的安全，也为护理管理提供了一个可持续进行的护理质量改进的有效途径。

6. 建立标准化护理工作流程　管理者在制定护理工作流程时，必须有一个指导思想，即简化程序，将所需解决的问题减少到最低程度，在不违反原则的前提下，尽可能使流程简单，既减少差错，又提高工作效率。同时建立、修订护理工作流程时，必须从系统、防御的角度去制定。

7. 护理管理者对安全问题的关注与参与　护理管理者必须树立安全第一的思想，把安全管理作为首要的任务来抓，经常对系统进行重新评估和设计，同时要参与护理安全文化的教育工作，做好护理安全的检查工作。

8. 倡导团队协作精神，加强与合作者及患者的沟通护理工作连续性强，环环相扣，护理人员之间的监督、协助、互补能有效发现、堵截安全漏洞；同时和医院的其他工作人员，尤其是医护双方加强沟通交流，认真听取不同意见，共同做好安全问题的防范，加强医院内各科室的协作与交流，有效防止差错的发生；提倡医护药检一体化，医护人员间的默契配合和高度信任，临床药师的及时指导，电脑医嘱的PASS系统等多方位体现团队协作精神，也更促进了护理安全文化氛围的形成。

9. 患者安全满意度调查　患者对安全的参与更直接有效地满足患者对安全的需求。有文献报道某医院每月进行床边护理满意度调查和出院患者电话回访，其中包含了征求患者对治疗、检查、用药、护理措施等心存疑问的方面，了解患者的需求，让患者参与患者的安全，加强医护患之间的沟通，明确告知患者在治疗护理过程中潜在的危险，在沟通中达成安全共识，使患者放心，家属满意，取得了满意的效果。

通过构建护理安全文化，改变护理安全的观念、促进质量文化的建设、建立健全护理安全管理制度，以及护理风险应急和管理预案、合理调配护理人力资源、加强医护患之间的沟通、开展患者安全满意度调查等，旨在减少护理安全隐患，减少护理差错和纠纷的发生。但护理安全文化的建设是一项长期、持续的工作，是一项系统工程，还需要结合我国具体国情，从多角度、多层面分析护理安全问题，提出针对性预防措施，在护理实践过程中不断总结和发展护理安全文化。

第二节　护理安全管理组织架构、职责

一、目的

为了进一步加强护理安全管理，落实各级护理人员职责和各项护理规章制度，加强护理安全前馈管理，及时发现护理安全隐患并制定落实整改措施。

二、目标

（1）建立护理质量安全管理体系。

（2）加强护理安全制度的建设。

（3）及时发现及纠正护理安全隐患。

（4）杜绝严重差错事故的发生，降低护理缺陷发生率，保障患者安全。

二、护理安全小组架构

护理质量管理与持续改进委员会→护理安全小组→科护理安全小组（3~4名）→病区护理安全员（至少1名）。

四、护理安全小组主要职能

（1）制定临床护理安全考核标准。

（2）制定质控计划及考核内容。

（3）督促指导所在科室护理安全相关制度执行情况，及时发现存在问题并适时提出修改建议。

（4）及时发现本科室护理安全工作过程中的存在问题、安全隐患，并针对护理安全存在问题进行原因分析，提出改进意见并落实整改措施。

（5）协调处理护理制度建设方面的有关工作。

（6）定期组织护理缺陷分析，提出改进建议。

（7）定期修订各项护理应急预案并检查落实情况。

五、工作程序

（1）凡护理部下发的护理安全相关的规章制度，由科护士长及病区护士长逐层宣传及落实，护理安全小组协助做好落实工作及落实情况的反馈。

（2）凡需要责任追究的事项（护理质量及服务缺陷、意外事故等）由所在科室病区、科护士长、护理部及相关安全小组成员负责调查核实并提出处理及整改意见，再由护理部病房管理组及护理部主任讨论决定。

（3）安全小组成员根据工作职能开展工作，针对临床护理安全工作实际所收集和提出的意见和建议由病区－科－护理部逐级提出和汇总讨论，最后交由护理质量管理与持续改进委员会和护理部主任会议讨论决定。

六、工作要求

（1）安全小组成员随时发现及收集有关护理安全制度及护理工作过程中的安全隐患，并及时提出相关整改措施。

（2）安全小组成员每月按《护理安全隐患检查标准》对所管辖病区进行检查，以发现病区安全隐患，并与相关护理管理人员共同分析原因，提出整改措施并进行追踪落实。

（3）每半年逐级组织安全小组成员进行有关安全工作研讨并提出护理安全工作的改进措施。

（4）每月对护理缺陷进行讨论分析、定性并提出整改意见。

第三节　护理不良事件上报系统的构建与管理

确保住院患者安全是临床护理的基本原则，是护理质量管理的核心。目前患者安全问题已经在全世界范围内引起高度重视。美国等国家的实践证明，医疗差错和不良事件报告系统的建立能促进医疗质量和患者安全，达到医疗信息的共享，最终达到减少医疗错误、确保患者安全的目的。在2005年国际医院交流和合作论坛上国内外专家指出，报告系统的建立是最难的，因为有诸多因素阻碍着不良事件的呈报。

中国医院协会在《2007年度患者安全目标》中明确提出"鼓励主动报告医疗不良事件"，体现了"人皆会犯错，犯错应找原因"的管理理念，所以营造鼓励个人报告护理不良事件并能让护士感到舒适的外部环境十分重要。2008年卫健委在《医院管理年活动指南》中也明确要求各卫生机构要鼓励报告医疗不良事件，但是目前还没有建立规范化、制度化的医疗不良事件外部和内部报告系统。

一、与护理不良事件相关的几个概念

护理不良事件是指在护理工作中，不在计划中，未预计到或通常不希望发生的事件。包括患者在住院期间发生的跌倒、用药错误，走失、误吸窒息、烫伤及其他与患者安全相关的非正常的护理意外事件，通常称为护理差错和护理事故。但为准确体现《医疗事故处理条例》的内涵及减少差错或事故这种命名给护理人员造成的心理负担与压力，科学合理对待护理缺陷，所以现以护理不良事件来进行表述。

患者安全是指患者在接受医疗护理过程中避免由于意外而导致的不必要伤害，主要强调降低医疗护理过程中不安全的设计、操作及其行为。

二、护理不良事件分级标准

1. 护理不良事件患者损伤结局分级标准　香港医管局关于不良事件管理办法中不良事件分级标准内容如下：0级事件指在执行前被制止；Ⅰ级事件指事件发生并已执行，但未造成伤害；Ⅱ级事件指轻微伤害，生命体征无改变，需进行临床观察及轻微处理；Ⅲ级事件指中度伤害，部分生命体征有改变，需进一步临床观察及简单处理；Ⅳ级事件指重度伤害，生命体征明显改变，需提升护理级别及紧急处理；Ⅴ级事件指永久性功能丧失；Ⅵ级事件指死亡。

2. 英国患者安全局（National Patient Safety Agency，NPSA）为患者安全性事件的分级　根据NPSA为患者安全性事件的分级定义如下：无表示没有伤害；轻度表示任何需要额外的观察或监护治疗患者安全性事件，以及导致轻度损害；中度表示任何导致适度增加治疗的患者安全性事件，以及结果显著但没有永久性伤害；严重表示任何出现持久性伤害的患者安全事件；死亡表示任何直接导致患者死亡的安全性事件。

三、影响护理不良事件上报的因素分析

1. 护理不良事件上报影响因素的分析　有学者调查结果显示：临床护士护理不良事件上报影响因素中，排序前5位的是担心因个人造成的不良事件影响科室分值、害怕其他人受到影响、担心上报其他同事引起的不良事件影响彼此间关系、担心被患者或家属起诉、担心上报后会受处罚。长期以来，护理差错或事故多以强制性的，至少是非自愿性的形式报告。在医院内部，护理人员的职称晋升、年终评比等通常都与不良事件或过失行为挂钩，一旦发生就一票否决，而且会对自身的名誉造成伤害。在实际操作中，护理不良事件的上报缺乏安全、无责的环境。在护理不良事件发生后，更多的护士首先选择告知护士长或者自己认为可相信的同事，这在一定程度上影响了安全且保密的上报环境。同时，目前国内恶劣的医疗环境，患者对于医院和医务人员的不理解，往往带来严重的过激行为，医疗纠纷的社会处理机制尚不健全，医院对于医疗纠纷的处理一筹莫展，护理人员更加担心不良事件的报告会给医疗纠纷的处理"雪上加霜"，这导致了护理人员更加不愿主动报告医疗不良事件。

2. 人口学资料对护理不良事件上报的影响　学者调查结果显示，大专学历者平均得分高，本科学历者最低。不同学历护士护理不良事件上报影响因素评分比较，差异有统计学意义（P<0.01）。学历高者，对于理论知识掌握相对更全面，对护理安全也有较高的认识。有研究表明，对不良事件的认知程度决定着对一项护理操作是否定义为不良事件的判断能力。护理人员会因为错误的操作没有造成患者的伤害而不上报，他们不认为此类事件是不良事件。而医护人员对于医疗不良事件报告有足够的认知及正向态度是成功报告的关键。中专学历者不良事件上报影响因素平均得分低，可能是因为本院中专护士人数少，一般参加基础护理工作，不良事件发生率较低，从而对是否上报的矛盾也小。不良事件上报影响因素平均得分护师最低，护士最高。10~19 年工龄者平均得分最低，1~9 年工龄者次之，20 年及以上者平均得分最高。不同职称和工龄护士的护理不良事件上报影响因素评分比较，差异有统计学意义（均 P<0.01）。其原因可能是工龄长的护士大多未经过系统的理论学习，第一学历普遍较低，对于不良事件的认知多从临床经验中总结得出。同时，在实际临床工作中，工龄长的护士因为其丰富的临床经验多需负责临床带教任务，若实习护士发生不良事件，带教老师仍需要担当一定的责任，这同样关系个人利益，同时存在对实习护生职业发展的影响，在一定程度上影响了不良事件的上报。10~19 年工龄的平均得分最低，可能是该年龄段护士学历相对提高，经过一定时期的临床工作，具有一定的临床经验，同时科室资深护士对其仍有监督作用，而且该阶段的护士有较多的机会参加各种护理继续教育，对于新理论新知识的掌握较好，对护理安全认识较深，因而对不良事件多能主动告知给护士长或年长护士。1~9 年工龄的护士多为临床新护士，工作经验不足，发生不良事件的概率较大，但是又害怕上报对自己、对科室有影响，害怕受罚影响其职业生涯发展；另一方面，对不良事件的认识相对不足，从而影响其对护理不良事件的主动上报。

四、提高护理不良事件自愿上报的措施

1. 加强护理人员对不良事件的安全认知和医疗法律意识的培养　有学者认为，给予医护人员对不良事件适当的训练和教育可促进报告行为。医护人员若相信报告不良事件可用来预防错误的再发生，就会相信可以透过资讯从中获益，分享学习，进而促进其报告行为。Kohn 等指出，要促进医护人员的认知水平，就必须了解不良事件报告系统的流程、报告的种类、目的及责任，不良事件的定义和报告后的利益。因此，应给予医护人员对不良事件的训练和教育，加强医护人员的认知水平，培养其正确的态度。

2. 加强护理人员业务素质培训　临床实践表明，护士的素质和能力与护理差错、事故的发生往往有着直接的联系，是维护安全护理最重要的基础。因此，加强护士业务素质培训，提高理论知识水平，对提升护理质量非常重要。护理管理者既要做好护士"三基"培训，又要重视对护士专科理论和专科技能的培训，并加强考核，提高护士业务素质，保证工作质量。同时，对于临床带教老师，要加强带教过程中的护理安全意识，避免不良事件发生。

3. 转变管理模式，实行非惩罚报告体制，创造不良事件上报的无惩罚性环境，营造"安全文化"氛围　其核心是避免以问责为主要手段来管理差错事故。应建立一套规范化、制度化的护理不良事件内部和外部报告系统，明确强制报告和自愿报告的范畴，委托专项研究机构负责对医疗不良事件报告系统的执行情况进行督查。一方面让护理人员按照规范程序进行强制报告，对未报告事件的部门或个人进行处罚；另一方面鼓励自愿上报，加强整个系统的保密性，并对报告数据及时进行分析、评价，查找不良事件发生的根本原因，同时提出的改进建议应该针对系统、流程或制度，而不仅针对个人，营造一种安全文化的氛围，把不良事件上报的管理制度提升到文化管理的层次，放弃目前拒绝承认错误、惩罚失败的文化，使医院每位护理人员在正确的安全观念支配下规范自己的行为。

五、护理不良事件上报系统的构建

目前，中国医疗卫生行业中推行已久的是医疗事故报告系统，不良事件报告系统尚处于初步阶段。护理不良事件报告系统有 2 种形式，即强制性报告系统和自愿报告系统。强制性报告系统（Mandatory Reporting Systems，MRS）主要定位于严重的、可以预防的医疗差错和可以确定的不良事件，规定必须报告造成死亡或加重病情最严重的医疗差错。通过分析事件的原因，公开信息以最少的代价解决最大的问题。

　　自愿报告系统（Voluntary Reporting Systems，VRS）是强制性报告系统的补充，鼓励机构或个人自愿报告异常事件，其报告的事件范围较广，主要包括未造成伤害的事件和近似失误，由于不经意或是及时的介入行动，使原本可能导致意外伤害或疾病的事件或情况并未真正发生。医疗事故报告系统的应用，体现了医疗管理者希望在医务人员医疗实践过程将安全提升到最优先地位的一种行为，使患者安全降低至最低值。

　　护理不良事件报告系统可分为外部报告系统和内部报告系统。内部报告系统主要以个人为报告单位，由医院护理主管部门自行管理的报告系统；外部报告系统主要以医院护理主管部门为报告单位，由卫生行政部门或行业组织管理的报告系统。

　　1. 建立护理不良事件的管理机构和信息系统　成立质量控制科负责对不良事件的登记、追踪，并联合护理部对不良事件进行通告和处理。此外医院还在内部网站上建立不良事件报告系统，可以通过该系统进行不良事件网络直报，使质控科和护理部能在第一时间得知不良事件的发生并通知护理风险管理委员会采取相应的预防和补救措施。

　　2. 制作统一的护理不良事件自愿报告系统登记表　借鉴美国等国家的医院异常事件、用药差错和事故报告制度的做法，建立电子版护理不良事件自愿报告系统登记表，采用统一的护理不良事件报告表。记录项目包括：发生日期、时间、地点、患者基本情况、护士基本情况、发生问题的经过、给患者造成的影响、引起护理不良事件的原因、改正措施等。

　　3. 护理不良事件的报告程序　发生不良事件后，护士长立即调查分析事件发生的原因、影响因素及管理等各个环节，并制订改进措施。当事人在医院的内网中填写电子版《护理不良事件报告表》，记录事件发生的具体时间、地点、过程、采取的措施和预防措施等内容后直接网络提交，打印一式2份，签名后1份提交护理部，1份科室留存。根据事件严重程度和调查进展情况，一般要求24~48h内将报告表填写完整后提交护理部（患者发生压疮时，按照压疮处理报告制度执行）。事件重大、情况紧急者应在处理的同时口头上报护理部和质控科。针对科室报告的不良事件，护理部每月组织护理风险管理委员会分析原因，每季度公布分析处理结果，并跟踪处理及改进意见的落实情况，落实情况列入科室护理质量考核和护士长任职考评内容。

　　4. 护理不良事件的报告范围　护理不良事件的发生与护理行为相关，如违反操作规程、相关制度等。护理不良事件的发生造成患者的轻微痛苦但未遗留不良后果，如漏服口服药、做过敏试验后未及时观察结果又重复做；护理不良事件的发生未造成伤害，但根据护理人员的经验认为再次发生同类事件有可能会造成患者伤害，如过敏者管理不到位、标识不全；存在潜在的医疗安全或医疗纠纷事件，如对特殊重点患者未悬挂安全警示标识等。

　　5. 护理不良事件的报告原则　报告者可以报告自己发生的护理不良事件，也可以报告所见他人发生的护理不良事件。报告系统主要采取匿名的形式，对报告人严格保密，自愿报告者应遵循真实、不得故意编造虚假情况、不得诽谤他人，对报告者采取非处罚性、主动报告的原则。主动报告包括：护士主动向护士长报告，总护士长主动向护理部报告。

　　6. 建立"患者安全质量管理"网络　建立护理部主任、总护士长、科护士长三级管理体系。有计划地跟踪检查，以保证每一项措施能够落实到位。制订出"护理安全质量检查表"，每月对全院的各护理单元进行检查，督促措施的落实，纠正偏差，以此保证各项护理安全工作的实施。

　　7. 全体护理人员参与质量安全控制　将科室各项护理质量安全指标分配到个人，内容包括护士仪表、医德医风规范要求、病房管理、特级及一级护理质量、基础护理质量、急救物品、药品、器械管理、消毒隔离管理、护理文书书写管理、用药安全等，结合各岗位工作质量标准，每日进行自查互查。

　　8. 组织学习培训　组织护士学习各项护理质量安全标准，要求护理人员明确掌握本病区质量安全的内容及标准，发现他人或自己存在的质量与安全隐患、护理缺陷主动报告，不徇私情，不隐瞒。

　　9. 自愿报告管理方法　成立三级护理不良事件自愿报告管理系统，由病区–护理部–主管院长逐级上报。发生护理不良事件后护理人员应立即报告护士长，并积极采取措施，将损害降至最低。护士长将每月自愿报告的护理不良事件进行分类、统计、汇总，及时上报至护理部，并在每月的质量安全会议上对各种护理不良事件发生原因进行分析，了解管理制度、工作流程是否存在问题，确定事件的真实原因，提出整改措施，护理部根据全院不良事件发生情况，组织专家进行调查研究，提出建议，并及时反馈给一线临床护理人员，对典型病例在全院点评。点评时不公布科室及当事人姓名，点评的目的主要是为预防此类事件的再次发生。主管院长负责对相关工作制度、流程进行审查。

10. 制定护理不良事件自愿报告处理制度 传统的管理模式在不良事件发生后需逐级上报并进行讨论，还要"确定事故性质，提出讨论意见"，最终按照责任的大小给予个人和科室相应的处罚。这种以惩罚为主的传统的管理模式成为护理人员不敢报告不良事件的主要因素。对医疗不良事件进行开创性研究的美国医学专家 Lucian Leape 教授提出，发生差错后担心被惩罚是当今医疗机构内患者安全促进的唯一最大障碍。同时国外的实践也表明在非惩罚性的环境下，员工更乐于指出系统的缺陷，报告各类意外事件和安全方面的隐患。为此护理管理部门应尽快建立一个非惩罚性的、安全的不良事件报告系统，确保各种不良事件能够迅速、高效地呈报给护理管理部门，便于护理管理人员对事件集中分析，从对系统的纠正方面来揭示需要关注的伤害和伤害发生发展的趋势，为医院护理质量的提高提供最佳指导意见。对自愿报告责任的护士免于处罚，自愿报告人员为消除护理安全隐患提出合理化建议的、对保障护理安全有贡献的还给予奖励。

11. 制订实施管理办法 如下所述。

（1）自查与他查：根据全院统一的《护理质量检查标准》及《患者安全目标》管理的要求，每日进行自查与他查，对检查中存在的问题，潜在的安全风险做到及时记录，及时纠正。

（2）班后小结：要求每位护士在下班前，对自己的工作进行认真审查，针对自己工作中存在的问题，潜在的风险及时记录，确认并改进后签名，第 2 天上班前阅读，以提醒自己及警示他人。

（3）组织讨论：护士长每月对表中记录的护理质量安全问题进行归类总结，每月在护士业务学习会上组织全科护士进行原因分析讨论，并共同提出改进措施。

（4）考核：护理人员绩效考核实施量化考核制，即与季度之星评选挂钩，根据护士工作质量进行考核评分，对主动报告的不良事件，如果在规定的时间内及时阅读并改进的，不扣个人质量分，并适当加分。若护理不良事件由患者或家属指出，或护士长日查中查出，在当事人个人绩效考核成绩中适当扣分。

总之，患者的护理安全是医院管理的核心内容之一。护理管理者应了解护理不良事件上报影响因素和程度，采取相应的措施，应用科学的管理原则和处理方式，建立更完善的不良事件报告系统，为患者创建安全的就医环境，确保患者就医安全。

第四节　护理安全分级

护理安全是指在实施护理的全过程中，患者不发生法律和法定的规章制度允许范围以外的心理、机体结构或功能上的损害、障碍、缺陷或死亡，护理安全是护理管理的重点。

医疗质量与患者安全是全球医疗服务所面临的重大问题，已引起 WHO 和各国的高度重视。护理工作作为医院医疗工作的重要组成部分，护理安全已成为衡量服务质量的重要指标，与患者的身心健康及生命安全息息相关。

在临床中护理工作虽然具有专业性、复杂性及高风险性，但这并不表示护理安全和患者安全不可掌控。有学者指出，30%~50% 的不良事件可以通过预防得以避免。通过对住院患者不安全因素进行预防性评估，用建立护理安全分级的方法帮助医护人员识别高危患者，并采取切实有效的措施，以最大限度减少护理安全隐患，保证患者安全。

一、护理安全分级的由来

分级护理是指根据患者病情的轻、重、缓、急及自理能力评估，给予不同级别的护理。我国的分级护理始于 1956 年，由护理前辈张开秀和黎秀芳所倡导并一直沿用至今，国内医院的分级护理制度也是由此发展而来的。目前，国内医院的护理级别，一般均由医生根据等级护理制度要求，结合患者病情，以医嘱的形式下达，然后护士根据护理等级所对应的临床护理要求，为患者提供相应的护理服务。

受分级护理制度的启发，认为可以对患者现存的安全隐患进行全面、有效地评估，将安全隐患等级按照低、中、高、危档划分，建立护理安全分级，以预防和保证患者在医疗服务中的安全。

护理安全分级是在护理安全的基础上为实现患者安全而制定的分级制度，通过对患者不安全因素的评估、分级，能够使护士对患者可能出现的安全隐患进行防范，防微杜渐，减少和控制护理缺陷和事故的发生。

护理安全分级与分级护理制度的区别为：等级的下达者为护士，而非医生；等级的下达依据是患者的安全隐患，而非患者病情的轻重缓急。例如，对于深昏迷的患者，其病情危重，属于一级或特级护理，但针对其安全隐患的评估，由于其处于昏迷状态，安全隐患主要为压疮的发生，而跌倒、坠床或拔管的危险因素则较低。《2009年度患者安全目标》由中国医院协会在中华人民共和国卫健委医政司指导下制定，具体内容是：严格执行查对制度，提高医务人员对患者身份识别的准确性；提高用药安全；严格执行在特殊情况下医务人员之间有效沟通的程序，做到正确执行医嘱；严格防止手术患者、手术部位及术式发生错误；严格执行手卫生，落实医院感染控制的基本要求；建立临床实验室"危急值"报告制度；防范与减少患者跌倒事件发生；防范与减少患者压疮发生；主动报告医疗安全（不良）事件；鼓励患者参与医疗安全。该文件中患者安全目标的提出也是护理安全分级在临床工作中实施的必要。

二、护理安全分级的制定

1. 重视评估患者自身安全的影响因素 英国著名学者Vincent从制度背景、组织管理因素、临床工作环境、医疗团队因素、医护工作者、任务因素以及患者自身因素7个方面归纳了影响患者安全问题的因素。虽然管理制度、人员、任务等因素是影响患者安全的重要因素，但患者自身因素是患者在特定时间内本身所具有的，不同患者之间存在高度的差异性、多样性和不确定性，且同一因素也可能对患者安全造成多方面的影响。因此，对患者自身影响安全的因素评估对护理临床实践有更直接的指导意义。有调查发现，患者自身存在的危险因素较多，每一种安全问题中患者自身至少存在5项以上的危险因素。因此，重视对患者自身相关安全因素的评估是十分必要的。

2. 筛选常见患者安全问题，为临床护理安全防范提供警示 患者在住院期间可能发生的安全问题多种多样，这无疑增加了护理安全防范工作的难度。有调查结果显示，不同级别医院、不同科室临床常见的安全问题中，排序位居前6位的安全问题基本相同，说明安全问题发生的种类和频率是有规律可循的，常见安全问题的筛出，可为临床护理人员的安全管理及预防工作指明方向，临床护理人员可以针对常见的安全问题，采取针对性强的预防措施，对护理安全防范工作具有指导意义。

3. 筛选患者自身影响因素，为评估患者安全提供依据 目前，临床上使用的有关患者的评估工具不多且涉及问题单一，而现有的护理评估表的评估内容也较少涉及患者安全方面。因此，临床上需要能客观反映患者安全问题的护理评估工具。

有研究表明，不论是护理人员的总体评价结果，还是各级医院、不同科室护理人员的评价结果，剔除在临床工作中已取得较好管理效果或已有明确规章制度可循的护理安全问题，同时结合临床工作经验，排序居前4位的常见安全问题基本均包含周围静脉输液渗出或外渗、跌倒或坠床、意外脱管、压疮。据此，筛选出临床上常见的住院患者安全问题为周围静脉输液渗出或外渗、跌倒或坠床、意外脱管、压疮。

三、护理安全分级的评估

1. 周围静脉输液渗出或外渗的评估 周围静脉输液渗出或外渗患者自身影响因素见表10-1。

表10-1 周围静脉输液渗出或外渗患者自身影响因素

排序	影响因素	得分
1	神经精神情况：躁动、昏迷	1
2	静脉条件：细、弯曲、弹性差、静脉炎等	1

排序	影响因素	得分
3	输注药液：抗肿瘤药物、高渗药物等	1
4	血管穿刺史：长期反复静脉穿刺	1
5	穿刺部位：近关节处血管、指（趾）间细小静脉等	1
6	皮肤状况：不同程度的水肿	1
7	局部感觉功能障碍	1
8	年龄：大于 65 岁或小于 12 岁	1
9	疾病因素：外周血管疾病、糖尿病等	1
10	输液量大、速度快	1
11	输液方式：使用加压、注射泵或输液泵	1

2. 跌倒或坠床高危因素的评估　详见住院患者跌倒坠床评估表（表 10-2）。

表 10-2　住院患者跌倒危险因素评估表

项目	危险因素	评分值（分）
年龄	年龄 > 80 岁	5
	年龄 65~79 岁	4
	年龄 <9 岁	2
跌倒史	跌倒既往史	5
视、听力、平衡功能	眩晕症	5
	步态不稳	5
	视力下降	2
	听力下降	2
	关节疾病	4
	TTA	4
	体位性低血压	4
疾病因素	出血量 > 500mL	4
	血红蛋白 < 6g/L	3
	高血压病	2
	心绞痛	2
	心律失常、心功能不全	2
	老年痴呆	3
神经精神情况	烦躁不安	2
	昏迷	2
	肢体残缺	5
	偏瘫	4
肢体情况	关节变硬、变形、疼痛	4
	肢体肌力下降	4
	移动时需要帮助	4
	使用镇静药	2
	使用利尿、降压药	2
	使用抗抑郁药	2
药物情况	使用降糖药	1
	使用化疗药	1
	使用缓泻剂	1
	使用抗凝药	1

项目	危险因素	评分值（分）
环境因素	路面（不平、积水、有障碍物）	3
	光线昏暗	3
	病床未固定、床摇手未放内	3
	病号服不合身	2
其他症状	身体虚弱	2
	尿频、尿急	1
	皮肤感觉异常	1

3. 意外脱管高危因素的评估　首先对患者进行布卢姆斯瑞镇静评分（Bloomsbury Sedation Score）和格拉斯哥昏迷量表（GCS）评分，使用风险分层工具来确定患者意外脱管的风险程度。C 区域患者故意拔管风险高，B 区域患者处在高敏感区，而 A 区域患者不存在故意拔管的风险。

根据导管的位置、作用及意外脱管后相对的危害性大小，将导管分 I、II、III 类，并将每类导管细分了若干类型。

同一导管对于不同病种，其分类可能不同。如食管癌术后患者，胃管属于 I 类导管，一旦拔除严重影响术后恢复；而对于一般慢性疾病，只需胃管鼻饲肠内营养的患者，胃管就属于 III 类导管。

导管的具体分类需临床各科室针对各自收治的主要病种，加以设置和具体细化。如心脏外科患者其常见导管 I 类包括气管插管、气管切开套管、胸腔、心包及纵隔引流管、心脏临时起搏器、IABP 置管、ECMO 置管等；II 类包括中心静脉导管、PICC 导管、有创血压监测导管等；III 类包括尿管、氧气管、胃及十二指肠营养管、外周静脉导管、鼻温监测管等。

最后根据患者的风险分层和导管类型确定患者意外脱管的安全等级。危险度 1 级（低度危险）指风险度分层位于 A 层，有 II 类、III 类导管的患者；危险度 2 级（中度危险）指风险分层位于 A 层的 I 类导管患者，以及风险度位于 B 层的 III 类导管的患者；危险度 3 级（高度危险）指风险分层位于 C 层的各类导管患者及位于 B 层的 I 类、II 类导管患者。评估时间为患者新入院或转科时；患者意识或病情变化时；患者留置（拔除）导管时。

四、护理安全等级卡片及安全标识的制订

1. 护理安全等级卡片　护理安全等级卡片长 15cm，宽 10cm，分为上下 2 部分，上部分宽 4cm，纵向将卡片上部均分为 3 个色块，绿色、橙色和紫色，分别代表危险度的 1、2、3 级；下部分宽 6cm 为白色底板，用以注明患者的一般信息，包括姓名、性别、年龄、住院号、入院诊断及日期等。此卡片将悬挂于患者床头醒目位置，便于识别，分级护理卡片挂于床尾。

2. 护理安全标识　将 4 种安全问题分别制成相应的标识，标识为等边三角形，边长 3cm，黄底，内画黑色图案，图案均能明显代表此 4 种意外情况。经评估筛选出有安全隐患的患者，根据各项安全问题的等级不同，分别将其标识贴于等级卡片的相应位置。如患者经评估其意外脱管危险度为 3 级，跌倒或坠床和压疮危险度为 2 级，将代表意外脱管的标识贴于等级卡的紫色区域，将代表跌倒或坠床和压疮的 2 张标识贴于橙色区域。

五、护理安全分级的临床应用建议

对评定出的高危患者，护理人员应给予足够的重视，加强巡视、观察并根据其自身特点为其制订相应的护理措施。护士在为患者制订护理措施时，不应只注意危险度级别，还应关注危险度级别较高的原因。同一危险度级别，因患者自身情况不同，其护理措施也会不同。如同为跌倒、坠床危险度 3 级的患者，在评估中其主要问题为意识障碍、躁动的，护理人员就应给患者加设床档，进行适当约束，必要时遵医嘱给予镇静剂。而对于肢体功能障碍的患者，护理人员就应将患者安置在宽敞、空间较大的病房，将患者的日常生活用品放置在随手可取的位置，为患者提供助步器，如患者如厕可提供便器等，最大限度地

预防不良事件的发生。在为患者制订护理措施时，应结合患者的自身特点，提供切实有效的个性化护理。

在临床上应用护理安全分级，可使患者和家属明白其目前的状态、危险度级别及需要家属配合的内容，以减少和避免意外发生后所引起的纠纷，也让患者了解自身的身体状况，预知自己的危险性，提高自我管理能力，及时寻找和接受援助。将护理安全等级卡片贴于患者床头作为警示标志，也便于医护人员、部分患者、家属辨识并知道该患者存在的主要安全问题，必要时给予协助、保护并采取相应的护理干预。

第五节　患者参与患者安全

患者和居民参与能够反映一个国家对医疗质量的重视程度，对医疗质量管理的发展也具有明确的指示作用。患者参与对于推动患者安全运动具有十分重要的意义，美国国家患者安全目标联合会将患者参与其照护过程作为保障患者安全的策略，中国医院协会也将鼓励患者参与医疗安全作为保障患者安全的目标之一。在卫健委颁发的《2011年版医院评审标准实施细则》中将患者参与列为保证患者安全的一项重要内容。在当前我国医药卫生体制五项改革公立医院改革中，提高患者满意度是公立医院改革的重要内容。而患者满意度的提高与患者参与安全管理有高度正相关关系。尽管患者参与在医院管理中的重要作用已得到医院管理人员的广泛认可，但长期以来患者更多是医疗服务的被动接受者，其在医院质量与安全管理中的重要作用没有得到足够的重视。

一、患者参与在医院管理中的重要性

患者参与可以表现到医院工作中的各个环节，对医院管理、诊疗过程、环境、安全以及院感等多方面都会产生重要影响。患者参与其参与者可以包括除外医院现职员工外的所有人员，而鉴于中国文化的特点，患者参与也包括了患者家属这一重要部分。在患者参与管理中安全管理是最重要的内容。

1. 患者参与医院安全管理　医院设置患者安全管理委员会是实现患者参与医院管理的主要途径。通过邀请患者或家属等来参加医疗安全相关组织，能够实现3方面作用。首先，患者参与医院规章制度的制定，从患者角度提出的建议使制度更好地代表了患者的利益；其次，患者提供对医院各部门的监督和评价有助于质量的改进与提高。最后，患者还可以参与医疗纠纷的解决。因为患者安全委员会的委员来自患者群体，他们会站在患者的角度用患者习惯的语言沟通，较易为患者及家属所接受。他们互相沟通后再进行院方的协调，会收到更好的效果。此外，目前较为管理者接受的患者满意度调查也是患者参与的重要形式。

2. 患者参与诊疗过程　患者参与的重要作用在医院诊疗过程中的各个方面都得到了证实。患者配合医生详细如实描述症状及病情，能够有助于医生的正确诊断。患者参与用药安全中，通过告知住院患者药物使用管理方法，并在给药过程中，鼓励患者说出他们所观察到的药物类型、剂量、给药方式及服药反应的改变，能够为加强住院患者用药安全发挥重要作用。而患者掌握所用药物安全方面的信息，会加强其服药依从性，一定程度上减少药物滥用，降低医药比例。而通过执行患者参与的术前核对，不仅增加了医患双方的沟通，更减少了手术部位错误的发生。有研究表明，在研究药品的不良反应时，由患者自我报告得出的药物不良反应的发生率要远远高于医生的观察数据。例如，在关于治疗肿瘤药物的不良反应中，采用患者自我报告方法，药物不良反应虚弱、食欲下降、恶心呕吐、腹泻、便秘等症状的发生率分别为明显高于医生研究观察到的结果。同样，患者参与给药过程的查对更是解决查对错误的有效方法。另外，患者参与在降低医院感染率方面也得到了学术界的一致认可。不良事件的报告由患者参与后上报率会有所增加，同时患者参与更好地保证了患者的知情权利。

3. 患者参与患者安全　患者参与患者安全是世界患者安全联盟倡导的6个行动纲领之一，旨在代表患者的心声，建立患者和患者安全倡导者、医疗服务消费者与提供者共同参与的国际网络。强调患者积极参与一切相关工作，在推动患者安全运动中发挥重要作用。2004年10月，WHO启动世界患者安全联盟。基于改善全球患者安全的核心原则，联盟正式提出"患者参与患者安全"（Patients for Patient Safety，PPS）等6个行动计划。患者参与患者安全自提出后即得到了医院管理者的普遍认可。中国医师协会提出的2007年度患者安全目标中，第8个重点目标就是鼓励患者参与医疗安全。

二、患者参与的有效实施方法

尽管患者参与对医院的质量与安全具有重要意义，且多数患者对参与临床决策持积极态度，但目前的研究表明患者参与并不乐观。在一项调查研究中，95% 的患者希望了解与疾病相关的医学信息，其中有 60% 的患者希望从医生处了解疾病治疗的信息，而仅有 46.2% 的患者达到目的，因此要采取有效方法来保证患者的参与。

1. 构建医院安全文化氛围　医院的安全文化氛围是实现患者参与的保障。构建医院的安全文化最重要的是工作人员将保证患者安全作为工作的第一目标，要求医院职工每个人都要参与到患者安全中去，其中领导者的态度极其重要。领导通过建立相关规章制度及自身的榜样作用来保证员工和患者最大程度的参与。构建安全文化要求医务人员改变追求完美、不犯错误的观点，代之的是注重以安全为目标的系统设计，创造一个使人不容易犯错误的环境。现代的观点也认为，人是有缺点的，是人就会犯错误，不论他们受到多好的训练，医务人员也不例外。只有医务人员接受自己可能犯错误的事实，才能真正执行预防错误发生的系统设计，也才能报告自己的错误以警示其他同业人员。构建安全文化要注重实现医院安全文化的 3 个支住，即信任、改进和报告。建立一个相互信任的环境，包括管理人员与一线工作人员之间，医生与护士及各个专业之间，医务人员与患者之间的相互信任；建立相互信任的关系后，还需要医院提供医院各专业的平等发展、平等对话的机会，如医生、患者、护士、相关检验、功能科的技术人员、药剂师等之间平等，才能保证各专业人员都能够从专业角度对存在的问题提出改进方法。也只有实现了信任和改进，才能够实现报告的通畅性，才能把保证患者安全的质量管理真正落到实处。

2. 注重健康团队的工作模式　尽管患者参与被认为是防止医疗差错事故发生的重要方法，但在临床上实患者参与并不是一个简单的事情，需要整个健康团队成员的努力。随着医学的发展，医院分工越来越精细。疾病的康复需要医生、护士、营养、康复、检验人员、病理、药剂、影像、功能科、外送等多个部门的有效服务和患者的主动配合才能实现。疾病的诊断与治疗不仅需要专业的精深也需要知识的广博。这样复杂的系统中，健康团队的工作模式不仅需要各专业具有很强的合作意识，还需要有专业来提供联络、组织的功能，而这个专业需要广博的知识和密切接触患者的特点，也许护理专业将是这个功能的最佳实现者。

3. 重视健康教育，促进患者在医疗护理过程中的角色转变　患者较低的健康知识水平是患者参与的主要障碍，因此重视患者及其家属的健康教育是保证患者参与的必备条件，同时还可以通过健康教育来促进患者或家属转变其在治疗过程的角色，因此健康教育的内容应主要包括以下 2 个部分：通过讲解疾病知识、治疗、护理的相关知识等，使患者及家属掌握健康知识从而得到参与的能力，同时也提高了其自身管理健康的能力及全民的健康素养；通过灌输"患者安全是每一个人的责任"，拉近公众的期待或认知与医疗服务提供者间的认知差距。使患者或家属从认为诊断和治疗是医务人员的事、自己只是消极接受者的角色转变为主动参与诊断治疗中、是疾病治疗过程中的重要一员的角色。将患者参与医疗活动过程中的责任进行宣教，如患者要提高准确的信息、完整填写健康史和调查问卷、监督医护人员工作、遵从医嘱并提问等来保证患者有效地参与。

4. 医护人员转变观念，支持患者参与　研究表明患者参与的意愿很高，相反医生对患者参与持有否定的态度，因此医务人员应转变观念支持患者的参与。医务人员要本着永远把患者安全、患者权益放在第一位的观点才能够真正欢迎患者的参与与监督。同时，鉴于治疗中患者家属的重要性，患者参与一部分是代表了患者家属的参与。医生认为存在的困难是对患者沟通缺乏时间，另外由于治疗中的个体差异使治疗结果存在不确定性而难以沟通。

5. 转变对待不良事件的态度及处理方法　不良事件上报对提高医院安全的效果得到了专家的一致认可。不良事件上报不仅有助于通过深入分析不良事件的产生原因来避免其发生，还对其他可能发生相似事件的工作人员提出预警。但目前不良事件的报告率要远远低于发生率，其原因不仅与医务人员、科室管理人员对不良事件上报的观念没有转变有关，也与分析不良事件时主要从责任人角度来分析以及处理时主要以采取惩罚责任人的处理方法有关，而没有从系统上来找原因。在不良事件发生后，系统的原因不可忽视。口服药的机器摆药系统就是一个案例，通过使用计算机系统来摆药而将护士手工摆药的错误发生率降为零。此外，医院计算机系统的使用也大大减少了护士手抄医嘱的错误。因此，管理部门在不良事件的发生后能够从系统上找原因，更便于整个组织的进步；而各个部门担负自己的责任，更便于错误根源的解决。只有转变对待不良事件的态度，才能使医务人员真正欢迎患者参与到自己工作每一个环节。不过，不良事件的分析与处理也要避免从一个极端走向另一个极端，个人在错误中的责任也一定要重视，惩罚也仍是纠正错误习惯的一个重要手段，另外，患者、家属等对待不良事件的态度也是决定患者参与的因素之一。频发的暴力事件及医闹等问题使医护人员很难真诚地欢迎患者参与。

患者参与是保证医院质量与安全的重要方法，是我国医院第二评审周期中医院评审的一项重要内容，在今年医药体制改革步入深水区、公立医院改革进一步深入的形式下，患者参与医疗安全管理不仅仅是提高医疗质量，也是有效维护患者合法权益、营造和谐医院的有效举措。但在实际工作中，患者参与仍然没有被医务人员广泛认可和采纳，需要管理者采取多种方法保证患者参与到各项工作中，以发挥其重要作用。

微信扫码
◆临床科研
◆医学前沿
◆临床资讯
◆临床笔记

参考文献

［1］王洁，陆秀珍．骨科疾病护理实践手册．北京：清华大学出版社，2015.

［2］胡敏，朱京慈．康复护理技术．北京：人民卫生出版社，2014.

［3］潘瑞红．专科护理技术操作规范．武汉：华中科技大学出版社，2016.

［4］屈红，秦爱玲，杜明娟．专科护理常规．北京：科学出版社，2016.

［5］黄素梅，张燕京．外科护理学．北京：中国医药科技出版社，2013.

［6］于为民．肾内科疾病诊疗路径．北京：军事医学科学出版社，2014.

［7］蔡金辉．肾内科临床护理思维与实践．北京：人民卫生出版社，2013.

［8］申文江，朱广迎．临床医疗护理常规．北京：中国医药科技出版社，2013.

［9］尹安春，史铁英．内科疾病临床护理路径．北京：人民卫生出版社，2014.

［10］黄人健，李秀华．现代护理学高级教程．北京：人民军医出版社，2014.

［11］王琼莲，龙海碧．妇产科护理学．镇江：江苏大学出版社，2015.

［12］唐少兰，杨建芬．外科护理．北京：科学出版社，2015.

［13］尤黎明，吴瑛．内科护理学．北京：人民卫生出版社，2006.

［14］李建民，孙玉倩．外科护理学．第2版．北京：清华大学出版社，2013.

［15］陈朔晖，徐红贞．儿科护理技术操作及风险防范．杭州：浙江大学出版社，2014.

［16］史良俊，朱鹏云．儿科护理学．第2版．西安：第四军医大学出版社，2012.

［17］王卫平．儿科学．第8版．北京：人民卫生出版社，2013.

［18］谭文绮，马梅，陈芬．妇产科护理技术．武汉：华中科技大学出版社，2011.

［19］党世民．外科护理学．北京：人民卫生出版社，2011.

［20］钟华，江乙．内科护理．第3版．北京：科学出版社，2015.

［21］陈月琴．外科护理学．北京：人民军医出版社，2012.

［22］郭爱敏．成人护理．北京：人民卫生出版社，2012.

［23］司丽云，张忠霞，王作艳，等．实用临床医学护理学．北京：知识产权出版社，2013.

［24］叶文琴，王筱慧，张玲娟．现代临床内科护理学．北京：人民军医出版社，2009.

［25］姜安丽．新编护理学基础．第2版．北京：人民卫生出版社，2013.

［26］张美琴．护理专业技术实训．北京：人民卫生出版社，2008.